住院医师规范化培训

放 射 影 像

技能实训宝典

张 林 孟红秀 许 昌 主编

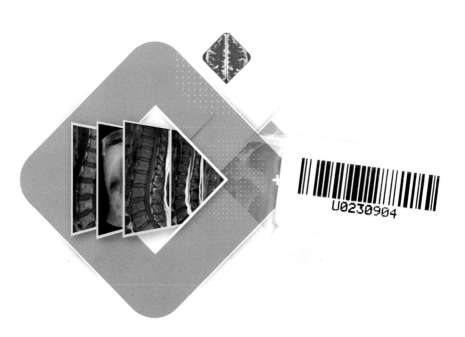

U0230904

化学工业出版社
·北 京·

内容简介

本书参照住院医师规范化培训大纲中对放射影像技能考核的要求，系统、简明地介绍了160多种疾病的临床、病理及X线、CT、MRI的影像特征。每一种疾病配有一个或多个典型影像案例，首先给出典型病例的临床情况和影像检查图像，然后提出与这些病例相关的病理、临床、影像知识等问题，再对这些病例的影像特征、影像诊断、鉴别诊断、病理及临床进行具体的分析和解答。该书内容丰富实用，病例多且代表性强，图片清晰，可作为住院医师规范化培训辅助教材和考试参考图书，也可作为影像医师、临床医师和医学生学习放射影像知识的参考书。

图书在版编目（CIP）数据

住院医师规范化培训放射影像技能实训宝典/张林，孟红秀，许昌主编. —北京：化学工业出版社，2021.7
ISBN 978-7-122-39060-8

Ⅰ.①住… Ⅱ.①张…②孟…③许… Ⅲ.①影像诊断-岗位培训-教材 Ⅳ.①R445

中国版本图书馆CIP数据核字（2021）第080948号

责任编辑：赵兰江 文字编辑：李 媛
责任校对：宋 玮 装帧设计：张 辉

出版发行：化学工业出版社（北京市东城区青年湖南街13号 邮政编码100011）
印 装：中煤（北京）印务有限公司
710mm×1000mm 1/16 印张19¾ 字数385千字 2021年9月北京第1版第1次印刷

购书咨询：010-64518888 售后服务：010-64518899
网 址：http://www.cip.com.cn
凡购买本书，如有缺损质量问题，本社销售中心负责调换。

定 价：79.00元 版权所有 违者必究

编写人员名单

主　编　张　林　孟红秀　许　昌

副主编　董立杰　崔运福　杲霄源　董景敏　马振滨

编　者　刘宇佳　张贝贝　唐翔宇　郭淑栋　刘海荣　邹雪雪

　　　　　陈　亮　田春梅　杨　宇　张　林　孟红秀　许　昌

　　　　　董立杰　崔运福　杲霄源　董景敏　马振滨　丁孝民

　　　　　陶　原　康　芳

前言

住院医师规范化培训是指医学专业毕业生在完成医学基础教育之后，在经过省级及以上卫生行政部门（含中医药管理部门，下同）认定的培养基地，以住院医师的身份，接受以提高临床能力为主的系统性、规范化培训。住院医师规范化培训是临床医师培养所特有的和必经的教育阶段，对于提高医疗质量、确保医疗安全具有不可替代的重要意义。培训目标是为各级医疗机构培养具有良好的职业道德、扎实的医学理论知识和临床诊疗技能，能独立诊治常见病、多发病的合格医师。

根据《住院医师规范化培训内容与标准（试行）》放射科培训细则要求，重点考核住院医师对多发病、常见病的独立诊断能力；综合评估住院医师综合应用医学知识诊断疾病的能力、临床基本技能和操作的掌握情况、人际沟通和交流能力等。采用客观结构式多站考核方式，对考生进行医患沟通及临床技能、病例分析及书写报告（心胸影像诊断、腹盆部影像诊断、神经头颈影像诊断、肌肉骨关节影像诊断）等考核。医患沟通及临床技能方面，重点考核医疗过程中医师的医德医风、依法行医、相关临床知识、相关检查选择、适应证判断等。病例分析及书写报告方面，要求考生根据所给一组病例影像资料（包括X线、CT或MRI），进行影像学描述、诊断和鉴别诊断，回答问题及进行相关最新进展的论述。

本书由滨州医学院附属医院张林教授组织本单位相关专家编写。编者具有丰富的临床经验和教学经验，熟悉放射科规范化培训的具体要求。编者根据《住院医师规范化培训内容与标准（试行）》放射科培训细则要求进行编写，本书涵盖各个系统常见病、多发病影像诊断与鉴别诊断。选用资料均来源于临床实际典型病例，图片清晰，每种疾病包括X线、CT、MRI、ECT等影像学表现。通过发散性、启发式思维方式，对每个病例进行影像学表现的描述、诊断疾病和鉴别诊断，以回答问题的方式对相关影像最新进展进行了论述。

本书供广大放射专业规范化培训医师和本专业及相关专业本科生、研究生及临床医师使用。

由于编者水平所限，书中不足之处在所难免，望广大读者批评指正。

编者

目录

第一部分　头颈和中枢神经系统

硬膜外血肿

【临床与病理】

硬膜外血肿常由颅脑外伤引起，多伴有颅骨骨折，好发于外力直接作用的部位，额、颞、顶部多见。硬脑膜动静脉、静脉窦或颅骨板障静脉破裂，血肿积聚于颅骨内板和硬脑膜之间而易形成，以脑膜中动脉损伤最常见。血肿多呈梭形（双凸透镜形），一般不超过颅缝。硬膜外血肿发生部位多种多样，临床表现也各不相同，昏迷-清醒-再昏迷过程为硬膜外血肿最具特征的临床表现，也可发生颅内高压甚至出现脑疝。

【CT表现】

血肿位于颅骨内板下，呈梭形或双凸形，边缘锐利，密度较均匀，血肿一般不超过颅缝。急性期血肿呈高密度影，亚急性期及慢性期血肿密度逐渐减低；多伴有颅骨骨折。

【MRI表现】

血肿信号强度变化与血肿的时间和设备的磁场场强有关。超急性期，T1WI呈等或稍低信号，T2WI呈等信号；急性期及亚急性期T1WI、T2WI均呈高信号；慢性期T2WI-flair呈低信号。

【实例分析】

1. 现病史

（1）患者1，男，55岁，撞伤头部2天，伴头晕、头痛，病理征（−）。

（2）患者2，男，47岁，头部外伤20天后复查。

2. 行CT、MRI检查

患者1见下图。

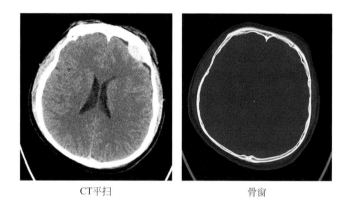

CT平扫　　　　　　　　　骨窗

患者2见下图。

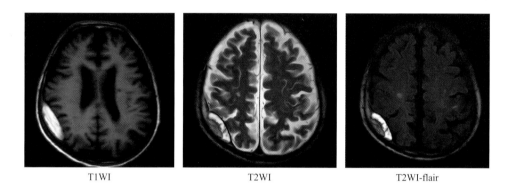

T1WI　　　　　　　　T2WI　　　　　　　　T2WI-flair

3．问题

（1）两位患者诊断为何病？描述该病的影像学表现。

（2）该病的鉴别诊断有哪些？

4．参考答案

（1）患者1，诊断为急性硬膜外血肿。①CT：左侧额骨骨皮质不连续，可见线样低密度影；左侧额部见双凸透镜形高密度影，周边见条状低密度影，邻近结构受压。中线结构居中。患者2，诊断为亚急性硬膜外血肿。②MRI：右侧顶骨内板下见梭形异常信号影，T1WI呈高信号，T2WI及T2WI-flair以高信号为主，内部呈等信号，邻近结构受压。中线结构未见明显移位。

（2）鉴别诊断　①硬膜下血肿：血肿呈新月形，范围较广，可跨越颅缝。②肿瘤：硬膜外血肿有明确的外伤史，且多伴有骨折表现，结合病史可与肿瘤相鉴别。

硬膜下血肿

【临床与病理】

硬膜下血肿常为减速性头外伤所致，无颅骨骨折或骨折仅位于暴力部位。血肿好发于额颞部，多数来源于静脉、小动脉或桥静脉破裂出血。血肿积聚于硬脑膜与蛛网膜之间，形状多呈新月形或半月形。急性期硬膜下血肿症状重，多数为持续性昏迷，且进行性加重，很少有中间清醒期，临床症状出现较早；亚急性期血肿的临床症状晚于急性期；慢性期血肿至少3周以上开始出现临床症状。

【CT表现】

急性期血肿呈新月形或半月形高密度影，边界欠清，常伴有脑挫裂伤，脑水肿和占位效应均明显。亚急性期血肿逐渐变为等密度，有时表现为上部是等低密度，下部是高密度。慢性期由于血肿内渗透压逐渐升高，液体不断渗入，故血肿体积增大。此时血肿逐渐变为双凸形或梭形，呈稍高、等、低或混杂密度，高密度影为新鲜出血所致。

【MRI表现】

硬膜下血肿的MRI表现随期龄而表现各异。急性期血肿T1WI呈等信号，T2WI呈低信号。亚急性期T1WI及T2WI均可呈高信号。随时间推移，正铁血红蛋白变为血红素，T1WI信号低于亚急性期，但仍高于脑脊液信号，T2WI仍呈高信号。

【实例分析】

1. 现病史　患者，女，22岁，高处坠落伤及头部25天，病理征（−）。
2. 行CT、MRI检查　见下图。

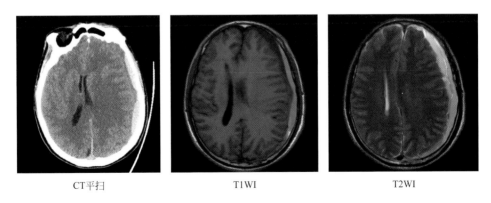

CT平扫　　　　　　　T1WI　　　　　　　T2WI

3. 问题

（1）请描述该病的影像学表现，并做出诊断。

（2）该病应与哪些疾病相鉴别？

4．参考答案

（1）①CT：左侧额顶颞部颅骨内板下见新月形高密度影，边界较清楚，左侧额顶颞叶及脑沟、裂受压，左侧侧脑室略受压，中线结构向右移位。②MRI：左侧额顶颞部颅骨内板下见新月形异常信号影，T1WI呈稍高信号，T2WI呈欠均匀高信号，推压邻近结构，左侧侧脑室受压，中线结构右移。该病诊断为慢性硬膜下血肿。

（2）鉴别诊断 ①硬膜外血肿：血肿呈双凸透镜形，范围较局限，血肿一般不超过颅缝。②蛛网膜下腔扩大：无占位效应，脑回无受压。③硬膜下积液：CT表现为颅骨内板下新月形低密度影，类似于脑脊液样密度影，MRI表现为脑脊液样信号影，应与慢性硬膜下血肿相鉴别。

脑挫裂伤

【临床与病理】

脑挫裂伤是颅脑外伤所致的脑组织器质性损伤，包括脑挫伤和脑裂伤两种。两者多同时发生，故称脑挫裂伤。

临床表现有头痛、恶心、呕吐和意识障碍，常伴有蛛网膜下腔出血。

病理改变：早期脑组织以出血、水肿、坏死为主要变化。镜下可见神经细胞变性消失、髓鞘崩解脱失、星形细胞变性等。中期逐渐出现修复性病理变化。坏死区组织液化，逐渐由瘢痕组织填充。镜下可见小病灶由胶质细胞增生修复，大病灶由肉芽组织修复。晚期小病灶由瘢痕修复，大病灶偶尔形成囊腔；相邻脑组织萎缩；脑膜增厚与脑粘连。

【CT表现】

脑挫裂伤CT表现为混杂密度，水肿区为片状低密度，其内见斑点状或小片状高密度影，为出血灶。病变伴有占位效应，边界不清。病情较重时脑水肿及脑内血肿范围广泛。

【MRI表现】

①损伤区局部水肿：水肿区大小不一，形态不一，边缘模糊，白质区明显。数周后，部分可以恢复至正常脑组织信号，部分发展为脑脊液信号，提示脑组织软化。②散在点片状出血：位于水肿区内，形态常不规则，有些可融合为较大血肿，根据出血时间不同，出血灶T1WI可呈低、等、高信号，呈高信号是典型表现。3～7天开始吸收，1～2个月完全吸收或遗有坏死液化区。③蛛网膜下腔出血：较重的脑挫裂伤常合并有蛛网膜下腔出血，表现为大脑纵裂池、脑池T1WI信号增高。数天后T1WI高信号即减低、消失。④占位及萎缩表现：脑挫裂伤范围越大，水肿范围越大，占位效应越明显。同侧脑室受压；中线结构向健侧移位；重者出现脑疝征象。水肿高峰期过后，占位效应逐渐减轻，后期可出现脑萎缩征象。⑤合并症：脑内血肿、皮下血肿等。

【实例分析】

1. 现病史　患者，男，38岁，高处坠落伤及头部致昏迷、意识障碍6小时，脑膜刺激征（＋），颈阻（＋），病理征（－）。

2. 行CT、MRI检查　见下图。

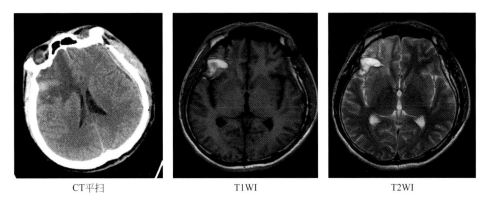

CT平扫　　　　　　　　　T1WI　　　　　　　　　T2WI

3. 问题

（1）根据以上影像学表现应诊断为何种疾病？诊断依据有哪些？

（2）该病的鉴别诊断有哪些？

4. 参考答案

（1）诊断为脑挫裂伤。诊断依据：有外伤史；意识障碍严重，时间较长；CT平扫右侧额叶见不规则片状低密度影，其内见条片状高密度出血灶，右侧脑室前角轻度受压；MRI显示右侧额叶见片状T1WI、T2WI高信号影，周围见水肿信号影环绕，邻近脑沟变浅。

（2）鉴别诊断　①脑梗死：好发于中老年人，常伴有糖尿病、高血脂；病变部位与梗塞血管有关，最常见于大脑中动脉，范围较大；CT表现中急性期无阳性发现，吸收期脑内坏死组织清除形成囊腔；MRS显示乳酸峰明显增高。②出血性脑梗死：常见于老年人，常伴有动脉硬化；突发三偏征等神经功能障碍体征；梗死部位最常见于大脑中动脉；多在24小时后出现；梗死区呈楔形或扇形低密度影。

蛛网膜下腔出血

【临床与病理】

蛛网膜下腔出血是由颅内血管破裂，血液进入蛛网膜下腔所致。分为外伤性和自发性，自发性中以颅内动脉瘤（51%）、高血压动脉硬化（15%）和颅内动静脉畸形（6%）最多见。可发生于任何年龄，成人多见，其中30～40岁年龄组发病率最高。

病理改变：无菌性脑膜炎是由氧合血红蛋白在脑脊液中引起。脑血管痉挛使脑组织水肿，重者发生梗死、软化。痉挛的发生可能与化学刺激产生的血管收缩因子或机械刺激等有关。脑积水急性期过后形成正压性脑积水，慢性期由于阻塞蛛网膜颗粒所致。

临床表现为三联征：剧烈头痛、脑膜刺激征、血性脑脊液。

【CT表现】

直接征象：脑沟、脑池密度增高，出血量大时呈铸型。大脑前动脉破裂，血液多积聚于视交叉池、侧裂池前部；大脑中动脉及颈内动脉破裂，血液多积聚于一侧的外侧裂池附近；椎基底动脉破裂，血液主要积聚于脚间池和环池。

间接征象：脑积水、脑水肿、脑梗死、脑内血肿、脑室内出血、脑疝等。

【MRI表现】

蛛网膜下腔出血急性期T1WI呈比脑脊液稍高的信号影，T2WI信号影稍低于脑脊液，但敏感性不及CT。亚急性期蛛网膜下腔内出现局灶性T1WI高信号影。慢性期含铁血黄素沉积，T2WI呈低信号，具有特征性。

【实例分析】

1．现病史　患者，女，63岁，突发剧烈头痛、恶心、呕吐，昏迷3小时，查体示颈部抵抗，巴宾斯基征（巴氏征）（+），克尼格征（Kerning征）（+），腰穿示血性脑脊液。

2．行CT检查　见下图。

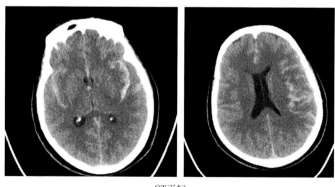

CT平扫

3．问题

（1）该病诊断为何种疾病？诊断依据是什么？

（2）该病首选的影像学检查是什么？

（3）该病的鉴别诊断有哪些？

4．参考答案

（1）该病诊断为蛛网膜下腔出血。诊断依据：患者有头痛、脑膜刺激征及血性脑脊液三联征；CT上可见左侧外侧裂池及额叶部分脑沟内密度增高。

（2）首选影像学检查为CT平扫。

（3）鉴别诊断 ①假性SAH：如缺血缺氧性脑病、弥漫性脑水肿，有类似蛛网膜下腔出血临床表现，CT表现可见脑实质密度减低、脑膜及脑血管密度相对较高。②脑膜炎：增强检查明显强化，实验室脑脊液检查可确诊。③癌性脑膜炎：有原发肿瘤史，脑脊液细胞学可检出癌细胞。

脑 动 脉 瘤

【临床与病理】

脑动脉瘤（颅内动脉瘤）是指颅内动脉的局灶性异常扩大，可发生于任何年龄，50%以上患者于40岁以后发病，女性略多于男性。绝大多数动脉瘤以蒂与载瘤动脉相连。镜下见动脉中层在动脉瘤颈处突然中止或逐渐消失，弹力层中纤维大多断裂，瘤壁主要由不同厚度的胶原纤维将内膜与外膜相连，较大的动脉瘤壁内可见较厚的玻璃样变并可见钙化斑、附壁血栓。

动脉瘤未破裂时常无显著临床症状，部分病例可有癫痫、头痛、脑神经压迫症状以及由于血栓形成引起的脑缺血或梗死症状。

【CT 表现】

无血栓动脉瘤，平扫表现为边缘较清楚的圆形稍高密度区，增强检查呈明显均匀强化。部分血栓性动脉瘤，平扫有血流的部分密度稍高，血栓部分为等密度，增强检查血流部分和瘤壁强化，血栓无强化，呈"靶征"。完全血栓性动脉瘤，平扫呈等密度灶，可有弧形或斑点状钙化，增强扫描仅有囊壁环状强化，其内血栓不强化。CT血管造影（CTA）显示动脉管腔可见局限性膨隆。

【MRI 表现】

无血栓动脉瘤，T1WI、T2WI均为无信号或低信号。较大的动脉瘤由于瘤内血流速度不一，血流快的部位出现流空效应，血流慢的部位T1WI呈等低信号，T2WI呈高信号。血栓性动脉瘤，MRI可呈高、低、等或混杂信号。钙化位于周边，流空位于中央，前者信号稍高于后者。磁共振血管成像（MRA）检查可见与载瘤动脉相连的瘤状突起。

【实例分析】

1. 现病史 患者，男，64岁，突发头痛6小时。血压：199/94mmHg。

2. 行CT检查 见下图。

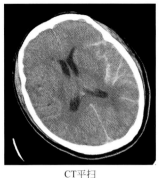
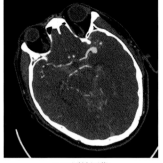
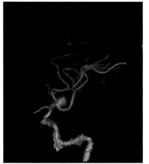

CT平扫　　　　　　　　　CTA原始图像　　　　　　　　CTA-3D重建图像

3．问题

（1）描述以上影像学表现，并做出诊断。

（2）哪些疾病应与其鉴别？

4．参考答案

（1）影像学表现　①CT平扫：左侧纵裂池、环池、左侧外侧裂及部分脑沟密度增高。②CTA：原始图像显示左侧大脑中动脉M1段见一边缘清楚的高密度影，相应部位管腔略扩张。③CTA-3D：左侧大脑中动脉M1段末端分叉处见丘样凸起，宽基底相连。诊断为大脑中动脉M1段动脉瘤。

（2）鉴别诊断　囊状动脉瘤位于颅后窝时要与脑膜瘤、听神经瘤鉴别；位于鞍旁时要与垂体瘤、颅咽管瘤、脑膜瘤等鉴别；位于脑内时要与胶质瘤、转移瘤等鉴别。根据MRI动脉瘤所见流空效应及血栓形成征象，结合增强前后影像学表现并结合临床，常能鉴别。

脑　梗　死

【临床与病理】

脑梗死多见于45～70岁的中老年人，是一种缺血性脑血管疾病，分为缺血性脑梗死、出血性脑梗死及腔隙性脑梗死。病理表现为脑部血液循环障碍，引起细胞缺血、缺氧，导致脑组织局部缺血性坏死或软化。

临床表现取决于梗死区域的脑功能，常导致偏身性感觉运动障碍、失语等。梗死范围较大时可引发脑疝。

【CT表现】

1．缺血性脑梗死

（1）急性期　CT表现可无阳性发现，平扫也可有如下发现：①大脑中动脉或颈内动脉等较大动脉某一段由于栓塞或血栓形成而密度增高，称为动脉致密征。②大脑中动脉闭塞的早期出现脑岛，最外囊和屏状核的灰白质界面丧失，即岛带征。③豆状核轮廓模糊或密度减低。梗死24小时后，CT表现为边界欠清的低密度区，密度可不均匀，其部位及范围与闭塞血管的供血区一致，同时累及皮髓质，呈类三角形或扇形。

（2）亚急性期　梗死区的密度进一步下降，边界更加清晰。同侧脑室受压，中线结构向健侧移位。1周左右，皮质侧支循环建立，部分病例皮质呈等密度，低密度仅限于髓质，形状不规则。2～3周，梗死灶密度相对增高而呈等密度，称为"模糊效应"。

（3）慢性期　坏死组织清除形成囊腔。平扫可见边界较清楚的类脑脊液密度区，灰质外层仍保持原形，其下方呈软化灶改变。梗死区邻近可见脑沟增宽，脑室、脑池扩大，继发性改变还可见中线结构向患侧移位。由于血脑屏障破坏、新生毛细血管和血液过度灌注，三期增强扫描可见脑回状、条状、环状或结节状强化，偶尔为均匀强化。

2．出血性脑梗死

CT表现为梗死区内见高密度出血影。

3．腔隙性脑梗死

平扫可见边界清楚的类圆形、斑片状低密度灶，直径在10～15mm，无明显占位表现，可多发。4周左右形成脑脊液样低密度软化灶，同时出现病灶附近脑室扩大，脑沟、脑池增宽等局部萎缩性变化。梗死3天至1个月，增强扫描可发生均一或不规则斑片状强化，第2～3周最明显。

【MRI表现】

1．缺血性脑梗死

梗死6小时之内，由于细胞毒性水肿，DWI出现高信号；此后发生血管源性水肿、细胞死亡、髓鞘脱失、血脑屏障破坏，T1、T2弛豫时间延长。梗死1天后至第一周末，水肿进一步加重，占位效应更明显。梗死区仍呈T1WI低信号，T2WI高信号。但随时间延长，由于水肿区蛋白含量升高，T1WI信号逐渐升高。有时可见流空效应消失。脑梗死后期，小病灶无明显表现，主要表现为局灶性脑萎缩；大病灶形成软化灶，T1WI、T2WI呈类似脑脊液信号。

2．腔隙性脑梗死

梗死区呈T1WI低信号，T2WI高信号，无占位效应。MRI对腔隙性脑梗死的诊断比CT更敏感，能发现CT上难以显示的小病灶（＜8mm），尤其是DWI检查更有利于早期腔隙性脑梗死的诊断。

【实例分析】

1．现病史　患者，女，65岁，右侧肢体无力1天，伴言语混乱，既往有高血压病史，查体示舌右偏。

2．行CT、MRI检查　见下图。

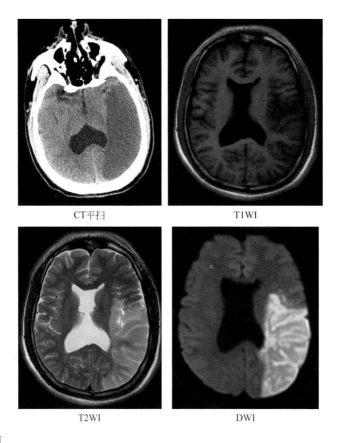

CT平扫	T1WI
T2WI	DWI

3．问题

（1）请描述该病影像学表现，并做出诊断。

（2）该病的鉴别诊断有哪些？

4．参考答案

（1）影像学表现　CT见左侧额顶颞枕叶大片状低密度影，边界较清；MRI可见病灶T1WI呈低信号，T2WI及DWI呈高信号，邻近脑组织未见明显受压改变。诊断为缺血性脑梗死。

（2）鉴别诊断　①脑肿瘤：形态不规则，白质受累为主，占位效应明显，DWI无特征性高信号，增强检查无脑回样强化。②脑挫伤：有外伤史，常见于受伤部位或对冲部位。③脑炎：有发热或其他前驱症状，常见于双侧颞叶；若形成脑脓肿，DWI可呈高信号，弥散系数（ADC）呈低信号，增强检查呈环形强化。

脑　出　血

【临床与病理】

脑出血是指非外伤性脑实质内的自发性出血，绝大多数是由于高血压引起小动脉硬化的血管破裂，也称高血压性脑出血。出血部位常见于基底核、大脑半球、脑干及小脑等。

病理表现：超急性期血肿主要含有氧合血红蛋白。急性期血凝块形成，红细胞明显脱水、萎缩，棘突红细胞形成，氧合血红蛋白逐渐变为脱氧血红蛋白。亚急性期红细胞内的脱氧血红蛋白转变为正铁血红蛋白。晚期红细胞皱缩、溶解，正铁血红蛋白释放到细胞外，血肿周围巨噬细胞沉积。慢性期反应性星形细胞增生，巨噬细胞内含有铁蛋白和含铁血黄素；坏死组织被清除，缺损部分由胶质细胞和胶原纤维形成瘢痕。

临床表现：剧烈头痛、头昏、恶心、呕吐，并逐渐出现一侧肢体无力、意识障碍等。

【CT 表现】

（1）不同时期血肿的密度不一，高密度向低密度演变　急性期血肿呈边界清楚的肾形、类圆形或不规则形高密度影。吸收期血肿高密度影向心性收缩，边缘模糊，逐渐变为等密度或低密度，血肿体积逐渐缩小，小血肿可以完全吸收。囊腔形成期血肿完全吸收，形成边缘清晰的低密度囊腔，伴不同程度的脑萎缩。

（2）水肿及占位效应　脑出血后第2天血肿周围出现水肿带，由血肿和水肿引起周围脑组织的占位效应——脑室受压变形、移位，中线结构向对侧移位。第7天水肿达到高峰，占位效应以第2周最明显，严重时形成脑疝。吸收期水肿逐渐消退，1个月后消失。囊腔形成期水肿消失，无占位效应。血液进入蛛网膜下腔，脑池（沟）、脑室表现为稍高密度。

【MRI 表现】

①超急性期：血肿内含有氧合血红蛋白和类似血液的蛋白溶液，T1WI呈等信号，T2WI呈高信号。出血3小时后可出现灶周水肿，甚至明显的占位效应。②急性期：氧合血红蛋白变为脱氧血红蛋白，T1WI为等或略低信号，T2WI为低信号。③亚急性期：脱氧血红蛋白逐渐变为正铁血红蛋白，T1WI、T2WI均为周边环形高信号、中心等低信号；随着红细胞溶解，出现游离正铁血红蛋白，T1WI、T2WI均为高信号。④慢性期：正铁血红蛋白变为含铁血黄素，T1WI、T2WI均表现为高信号，血肿周围包绕低信号环；血肿充分吸收，均表现为斑点样不均匀略低或低信号；软化灶形成，T1WI为低信号，T2WI为高信号，周边环绕低信号影。

【实例分析】

1．现病史　患者，男，51岁，言语不清伴右侧肢体麻木无力3小时。

2．行CT、MRI检查　见下图。

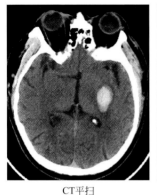 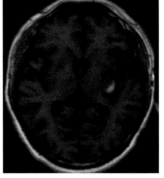 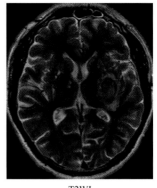

| CT平扫 | T1WI | T2WI |

3．问题

（1）请描述该病的影像学表现，并做出诊断。

（2）该病应与哪些疾病相鉴别？

4．参考答案

（1）影像学表现　①CT：左侧基底节-放射冠区见团片状高密度影，周围见窄条状低密度影环绕。②MRI：左侧基底节-放射冠区见肾形异常信号，呈高低混杂信号，T1WI以低信号为主，内部见少许高信号，T2WI呈高信号，周围见水肿信号影。诊断为亚急性期脑出血。

（2）鉴别诊断　①动脉瘤破裂脑出血：多为蛛网膜下腔出血，脑内出血少见。②动静脉畸形脑出血：出血部位常可见异常流空血管影。③脑内肿瘤的继发性出血：脑内可见肿瘤实性部分，增强有强化。

脑动静脉畸形

【临床与病理】

脑动静脉畸形可发生于颅内任何部位，常见于大脑中动脉分布区的脑皮质，亦可发生于侧脑室、硬脑膜、软脑膜、脑干和小脑。病变中畸形血管粗细不等，呈团块状，其中有的血管极度扩张、扭曲，管壁极薄；有的血管较细小，有时可见动脉与静脉直接相通。血管团内有些血管壁仅有一层内皮细胞，容易破裂出血。血管区内夹杂的和其相邻的脑组织，常有神经元变性和神经胶质细胞增生，而继发脑萎缩。有些部位还可能伴有脑水肿、梗死、钙化和出血。

临床表现有出血、头痛和癫痫。此外尚可见颅压增高征象、颅内血管杂音、突眼、精神症状和脑神经症状等。

【CT表现】

平扫呈形态不规则的高、等、低混杂密度病灶，边界不清。病变内可见等或高密度的点、线状血管影，高密度钙化，血管间等密度的脑质或低密度软化灶。

周围无水肿和占位表现，常有萎缩改变。病灶较小时可呈阴性表现。破裂形成的血肿大多位置表浅，形状不规则，也可破入脑室或蛛网膜下腔。增强扫描：病变区呈点、线状明显迂曲强化的血管影，可见血管团及粗大的引流静脉。CTA可直观显示畸形血管团、供血动脉及引流静脉。

【MRI表现】

脑动静脉畸形在T1WI、T2WI均表现为低或无信号；脑动静脉畸形的回流静脉由于血流缓慢，T1WI为低信号，T2WI为高信号；供血动脉表现为低或无信号。病变区内常可见新鲜或陈旧的局灶性出血信号，周围脑组织萎缩，其中T2WI高信号多为脑组织退变或胶质增生。MRA可直接显示动静脉畸形的供血动脉、异常血管团、引流静脉及静脉窦。

【实例分析】

1. 现病史　患者，女，69岁，头痛2天。
2. 行CTA、MRI检查　见下图。

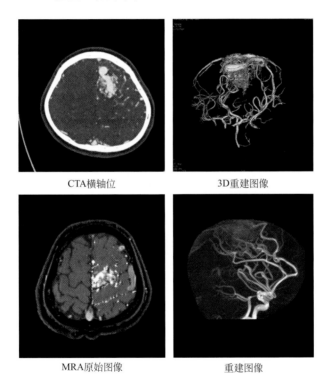

CTA横轴位　　　　　　　　　3D重建图像

MRA原始图像　　　　　　　　重建图像

3. 问题
（1）请描述该病的影像学表现，并做出诊断。
（2）应与哪些疾病鉴别，要点有哪些？
（3）诊断该病的金标准是什么？

4. 参考答案

（1）影像学表现 ①CTA原始图像显示：左侧大脑前动脉走形区及左侧额顶叶见多发结节状高密度影。②CTA-3D和MRA显示：左侧大脑前动脉走形区见团块状异常血管团，供养动脉起自左侧大脑前动脉A2、A3段，引流静脉增粗、迂曲。诊断为脑动静脉畸形。

（2）鉴别诊断 ①海绵状血管瘤：脑动静脉畸形DSA和CTA检查可见增粗扭曲的静脉血管影，可与海绵状血管瘤鉴别；海绵状血管瘤无含铁血黄素环。②Sturge-Weber综合征：CT平扫可见脑回状的钙化影。

（3）金标准 减影血管造影（DSA）。

脑 脓 肿

【临床与病理】

脑脓肿是由化脓性细菌进入颅内脑实质所引起的，幕上多见，颞叶居多，占幕上40%，也可见于额、顶、枕叶，小脑少见。常见的致病菌为金黄色葡萄球菌、链球菌和肺炎球菌等，以金黄色葡萄球菌最多见。感染途径包括：邻近感染向颅内蔓延（60%～70%）；血源性感染（25%）；外伤、手术后直接感染（10%）；隐源性感染。

病理表现：急性脑炎期，灰质血运丰富，炎症易在白质发生，表现为脑白质区水肿、白细胞渗出、点状出血（小血管栓塞和破裂）和小软化灶形成。化脓期，局限性坏死液化区扩大融合为脓腔，内可见分隔。脓腔周围有不规则的炎性肉芽组织，相邻区胶质增生，水肿开始减轻。包膜形成期，包膜常在1～2周初步形成，4～8周形成良好，但也有6～12个月仍无包膜者。脓肿壁内层为炎症细胞带，中层为肉芽和纤维组织，外层是神经胶质层。脓腔可呈液态、干酪或凝块状。脓肿破溃外溢，可形成多房脓肿。

临床表现：初期患者除原发感染症状外，一般均有全身感染症状。包膜形成后，上述症状好转或消失，可逐渐出现颅压增高和局部定位征，或因脑疝形成或脓肿破溃导致病情突然恶化。

【CT表现】

早期平扫为边界模糊的低密度区，与组织坏死液化、周围组织水肿有关，占位效应不明显。增强多为斑片或脑回样强化，大脑半球脓肿中约50%病例有对侧脑室扩大的表现，小脑半球脓肿可出现对侧脑室及三脑室扩大。第4～14天可为结节或环形强化，可见气体。环形强化与血脑屏障受损、充血水肿及脓肿壁形成有关。多发脑脓肿多为圆形、类圆形薄壁环状强化或结节状强化。

【MRI表现】

急性脑炎期，T1WI为低信号，T2WI为高信号，占位效应明显。化脓期和包膜形成期，脓腔和周围水肿T1WI呈低信号，T2WI呈高信号；脓肿壁T1WI呈等信号，T2WI呈等或低信号。增强扫描，脓肿壁显著强化，脓腔不强化。脓肿壁一般无结节，多房脓肿可形成壁结节假象。DWI检查，脓腔内为黏稠脓液，限制了水分子扩散而呈显著高信号。

【实例分析】

1. 现病史　患者，男，43岁，间断发热2月余，最高体温39℃，白细胞8.67×10^9/L，中性粒细胞86.3%，血红蛋白63g/L，血小板33×10^9/L。

2. 行MRI检查　见下图。

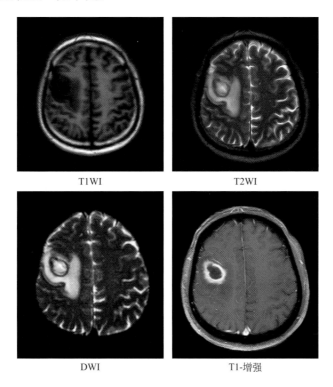

T1WI　　　　　　　　　T2WI

DWI　　　　　　　　　T1-增强

3. 问题

（1）该病诊断为何病？诊断依据是什么？

（2）哪些疾病应与其鉴别？

4. 参考答案

（1）诊断为脑脓肿。诊断依据：患者发热，白细胞计数增高；MRI显示右侧额叶环形异常信号影，T1WI呈低信号，环壁呈稍高信号，T2WI呈高信号，环壁呈低信号，DWI明显高信号，病变周围见片状水肿信号带，增强检查环壁明显均匀强化，中央及外周水肿未见强化。

（2）鉴别诊断　①脑囊虫：脑脓肿多为单发，病灶周围为指状水肿。脑囊虫为多发，周围水肿相对较轻，补体结合试验阳性。②结核性脑炎：结核杆菌感染多伴有脑积水、脑梗死、血沉加快、脑池密度增加，结核性脓肿壁较厚，可有明显强化，常伴脑膜炎及结核瘤。后期可出现结节状钙化。成人少见。③脑转移瘤：脑转移瘤平扫多呈高密度影，增强后显著强化，且多发。肿瘤中央低密度区较脓液密度高，且壁厚、内外缘不规则，可见有壁结节，周围有水肿占位效应明显。多发的转移瘤常位于皮层及皮层下，壁厚且不规则，水肿为"手掌形"。④陈旧性血肿：增强扫描可为较厚的环形强化，壁不规则，水肿较轻。⑤脑淋巴瘤：淋巴瘤强化明显，常位于脑室周围及基底节区，壁欠完整，周围水肿密度更低，较规则。

化脓性脑膜炎

【临床与病理】

化脓性脑膜炎是化脓性细菌感染软脑膜和蛛网膜所致的炎性病变，常合并蛛网膜下腔积脓，累及室管膜可并发室管膜炎。常见的细菌有脑膜炎奈瑟菌、肺炎链球菌、流感杆菌等。感染途径主要为血行播散，其次为邻近感染、外伤或医源性等直接污染。

病理表现：早期软脑膜及大脑表面血管扩张充血，炎症沿蛛网膜下腔扩展，脓性渗出物覆盖脑表面，常见于脑沟、脑池及颅底各部，亦可累及脑室。病程后期，脑膜粘连、增厚，形成（阻塞性或者交通性）脑积水，也可能压迫脑神经。部分病例合并动脉炎（形成小的脑梗死灶）、静脉窦血栓、硬膜下积脓、脑室积脓或脑脓肿。

临床表现：主要有头痛、精神异常、发热和脑膜刺激征，重者昏迷。

【CT表现】

平扫，早期可无异常发现。随病情逐渐发展，可表现为脑沟、脑池密度增高。脑回之间界限模糊。并发脑炎时可见局限性或弥漫性低密度区。增强检查可见脑表面呈细条状或脑回状的强化。病变累及脑室则脑室壁呈条带状强化或脑室内出现分隔。其他表现如脑积水、硬膜下脓肿、硬膜外脓肿、室管膜或脑表面钙化。

【MRI表现】

T1WI可见蛛网膜下腔变形，信号增高；T2WI可见蛛网膜下腔高信号。增强检查可见蛛网膜下腔不规则强化。室管膜炎严重时，T2WI可见脑室周围脑白质内带状高信号区围绕，脓性碎片在脑室内积聚使脑室内T1WI信号增高。

【实例分析】

1. 现病史　患者，女，15岁，发热伴头痛4天，期间意识障碍、躯干及四肢可见出血点。脑脊液呈米汤样，脑压升高，白血病升高，多核细胞为主，细菌培养为阳性。

2. 行MRI检查　见下图。

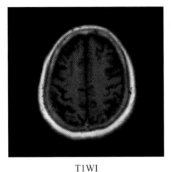
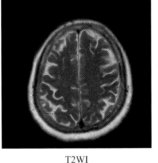
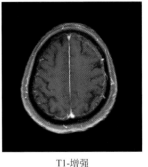

| T1WI | T2WI | T1-增强 |

3．问题

（1）请描述该病的影像学表现，并做出诊断。

（2）该病的鉴别诊断有哪些，鉴别要点有哪些？

4．参考答案

（1）影像学表现　MRI可见病变位于左侧额叶，呈T1WI低信号、T2WI高信号，相应区域脑沟增宽。增强后见该区域脑膜呈结节样强化，沿脑沟分布。诊断为细菌性脑膜炎。

（2）鉴别诊断　①硬脑膜炎：其强化方式为连续的粗线样强化或局部增厚的结节样强化，沿颅骨内侧面、大脑镰、小脑幕分布，不延伸至脑沟，不累及基底池。②癌性脑膜炎：影像学上与其他脑膜炎表现类似，根据病史及脑脊液检查，可发现癌性脑膜炎，脑脊液细胞学检查常有阳性发现。

病毒性脑炎

【临床与病理】

病毒性脑炎是由各种病毒引起的一组以精神和意识障碍为突出表现的中枢神经系统感染性疾病。病变以脑实质受累为主。病理学上，病毒性脑炎主要是病毒对脑实质细胞的损害，病毒通过血-脑脊液屏障侵入中枢神经系统，导致脑组织的局限性或弥漫性水肿、神经细胞变性坏死、胶质细胞增生、脑膜或脑实质的炎症细胞浸润，病毒感染诱发下产生的变态反应可致急性脱髓鞘脑炎。流行性乙型脑炎、疱疹病毒性脑炎等病死率高，易致后遗症；肠道病毒所致脑炎病死率低，一般无后遗症。

临床表现为发热、头痛、呕吐、意识障碍、惊厥，并可出现脑神经麻痹、肢体瘫痪和精神症状以及脑膜刺激征和巴宾斯基征阳性等。

【CT表现】

病毒性脑炎病灶区多呈低密度影，常见于双侧额、顶、颞、岛叶及基底节-丘脑区，亦可累及脑干及小脑。早期病变以侵犯灰质为主，表现为脑组织弥漫性肿胀；急性脱髓鞘性脑炎主要位于皮层下及侧脑室周围的白质；晚期出现脑软化、脑萎缩改变，可有钙化。

【MRI 表现】

病变区T1WI呈低信号，T2WI呈高信号；炎症渗出液内蛋白含量较多时，T1WI呈稍低或等信号；磁共振成像液体衰减反转恢复序列（FLAIR）可以显示脑室内（旁）、灰质区的小病灶；当出现细胞毒性水肿时，DWI呈异常高信号；增强检查病变区实质内见弥漫或脑回样强化，但强化程度低于软脑膜。

【实例分析】

1．现病史　患者，男，64岁，头痛伴发热12天，反应迟钝5天。
2．行MRI检查　见下图。

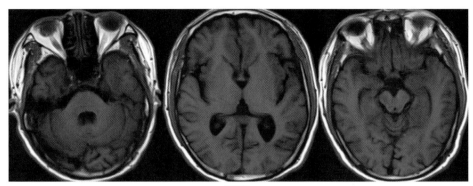

T1WI

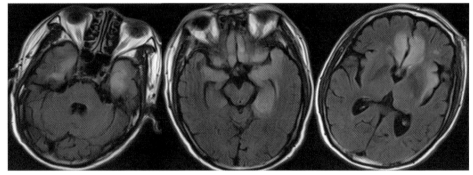

T2WI

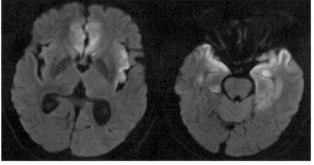

DWI

3．问题

（1）请描述该病的影像学表现，并做出诊断。

（2）哪些疾病应与其鉴别？

4．参考答案

（1）影像学表现　MRI可见双侧额颞叶、岛叶及海马区肿胀，相应区域T1WI呈稍低信号，T2WI及DWI呈高信号。病变主要累及灰质，相应脑沟、裂、池变浅。诊断为病毒性脑炎。

（2）鉴别诊断　①多发硬化：临床症状多具有缓解、复发或临床缓慢进展的特征，急性期增强扫描，可见病灶有强化。②脑梗死：多年龄偏大，起病急，病灶范围与血管分布范围一致。③脑转移瘤。常有原发肿瘤病史，且病灶内多可见瘤结节。

多发性硬化

【临床与病理】

多发性硬化是一种以中枢神经系统白质炎症性脱髓鞘病变为主要特点的免疫介导性疾病，脑、脊髓和视神经均可受累，好发于中青年女性。

病理表现：早期髓鞘崩解，小胶质细胞增生为泡沫细胞，血管周围淋巴细胞、浆细胞浸润，轴索保存。中期崩解产物被吞噬细胞清除，形成坏死灶，轴索消失。晚期病灶区有胶质细胞增生，周围网状与胶原纤维增殖，形成灰色斑块。

临床表现：缓解与复发交替，常有癫痫、感觉或运动障碍以及精神症状等。

【CT表现】

急性期平扫可见脑白质区低密度灶，多位于侧脑室周边，单发或多发，大小不等；增强呈斑点、片状或环状强化。激素治疗后，因血脑屏障功能恢复而不强化。稳定期平扫为低密度，病灶多缩小改变；增强病变可无强化。恢复期平扫脑白质见多发软化灶，边界清楚。

【MRI表现】

病灶主要位于侧脑室周围以及深部脑白质，脑干以大脑脚为多。病灶大小不一，大者有占位效应。病灶于T1WI呈低信号，T2WI呈高信号。活动期病灶呈现明显增强。病变具有特征性表现，病灶垂直于侧脑室壁排列，这是因为病灶源于深部白质静脉周围。

【实例分析】

1．现病史　患者，女，16岁，进行性四肢麻木5个月，加重伴头晕半个月。双侧凝视性眼震，左眼球外展受限，双侧巴氏征（＋）。

2．行MRI检查　见下图。

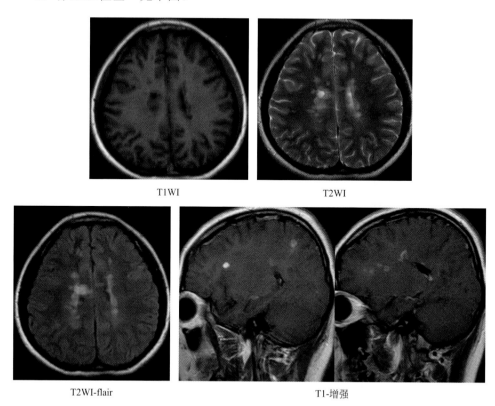

T1WI　　　　　　　　　　T2WI

T2WI-flair　　　　　　　　T1-增强

3．问题

（1）请描述该病的影像学表现，并做出诊断。

（2）该病应与哪些疾病鉴别？

4．参考答案

（1）MRI可见中脑偏左侧、左侧小脑半球、双侧放射冠-半卵圆中心、双侧额叶及右侧顶叶多发斑片状异常信号影，T1WI呈低信号，T2WI及T2WI-flair呈高信号，部分病变垂直于侧脑室，呈"直角脱髓鞘征"。增强检查大部分病变呈结节状或环状强化。诊断为多发性硬化。

（2）鉴别诊断　①脑白质疏松症：多无多发性硬化症的临床表现，病灶一般不强化。此外，脑白质疏松症常伴发腔隙性脑梗死与脑萎缩。②血管炎性病变：血管炎的脑室周围白质变化常比外围白质变化轻，可见皮质病灶或局限性萎缩。③急性散在性脑脊髓炎：一般急性发作，脑灰质受侵犯机会多，全部病灶增强情况相仿。

视神经脊髓炎

【临床与病理】

视神经脊髓炎是一种脱髓鞘疾病，以视神经和脊髓损害为主，也可累及脑组织。视神经脊髓炎起病急、症状重、预后差，女性多见，大多表现为反复发作。病理表现为多个脊髓节段内广泛脱髓鞘，可见空洞、坏死和轴突破坏。血液中水通道蛋白4（AQP4）抗体（NMO-IgG）多为阳性，是诊断视神经脊髓炎较为特异性的指标。

【CT表现】

CT诊断价值不高。

【MRI表现】

急性期脊髓病灶多表现为脊髓肿胀增粗，病灶T1WI为低信号，T2WI为高信号，增强扫描有显著强化，部分可见点状、线样或环形强化。慢性期病灶缩小，周围水肿的吸收导致脊髓逐渐萎缩、变细，可伴有空洞形成。视神经病灶T1WI呈等或略低信号，T2WI、FLAIR呈稍高信号。急性期可见视神经增粗，慢性期可见视神经萎缩，形成双轨征。

【实例分析】

1. 现病史　患者，女，29岁，间断头痛、发热15天，双眼视物模糊3天。
2. 行MRI检查　见下图。

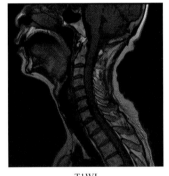

T1WI

T2WI

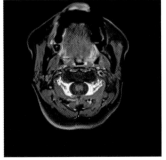

T1-增强 横轴位

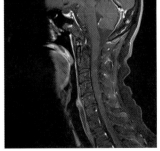

T1-增强 矢状位

3. 问题
（1）请描述该病的影像学表现，并做出诊断。

（2）该病应与哪些疾病鉴别？

4．参考答案

（1）MRI 可见 $C_3 \sim C_5$ 椎体水平颈髓内有异常信号影，病变呈条状，T1WI 低信号，T2WI 高信号，增强扫描呈不规则形明显强化。诊断为视神经脊髓炎。

（2）鉴别诊断 ①多发性硬化：可发生于任何节段，早期常累及颈髓，病变范围不等，一般局限于 2 个椎体平面。T1WI 呈等或稍低信号，T2WI 呈高信号，增强扫描呈不规则条状、片状强化。行头颅 MRI 扫描，脑内亦可见斑片状异常信号。②急性脱髓鞘脑炎：有发热病史；多见于皮层下及侧脑室周围脑白质区，一般不侵犯视神经，增强检查无强化。

脑 膜 瘤

【临床与病理】

脑膜瘤源于蛛网膜粒帽细胞，与硬脑膜相连，属颅内脑外肿瘤，可发生于颅内任何部位，好发部位与蛛网膜粒的分布一致，典型的部位按发生的频率依次是矢状窦旁、大脑镰、脑凸面、嗅沟、鞍结节、蝶骨嵴、海绵窦、小脑幕、桥小脑角等。多为单发，偶为多发。肿瘤有包膜，质坚韧，可有钙化，罕有囊变、坏死和出血。肿瘤生长缓慢，血供丰富，供血动脉多来自脑膜中动脉或颈内动脉的脑膜支。除间变者外，一般不浸润脑实质。脑膜瘤因多紧邻颅骨，易引起颅骨增厚、破坏或变薄。临床上因肿瘤生长缓慢、病程长，颅压增高症状与局限性体征出现较晚，程度较轻。大脑凸面脑膜瘤常有癫痫发作，位于功能区的脑膜瘤可有不同程度的神经功能障碍。

【CT 表现】

（1）平扫呈圆形或椭圆形的均匀等密度或稍高密度，2% ～ 3% 可见瘤内或瘤旁囊变、坏死低密度区，20% ～ 25% 伴钙化，部分呈砂粒样。

（2）周围可有低密度水肿或积液。

（3）邻近骨增生或破坏。

（4）增强扫描，90% 以上肿瘤呈显著均匀强化，可见"脑膜尾征"。

【MRI 表现】

脑膜瘤 T1WI 多数为等信号，少数为低信号；T2WI 可表现为高信号、等信号或低信号。肿瘤内信号不均匀，表现为颗粒状、斑点状，有时呈轮辐状，这与肿瘤内血管、钙化、囊变、沙砾体和肿瘤内纤维分隔有关。瘤周水肿 T1WI 为低信号，T2WI 为高信号，钙化表现为无信号。T1WI 瘤周可见低信号环，介于肿瘤与水肿之间，称为肿瘤包膜。增强检查，肿瘤明显强化，约 60% 的肿瘤临近脑膜发生鼠尾状强化，称为"硬膜尾征"。

【实例分析】

1. 现病史 患者，男，56岁，发作性左侧肢体抽搐2月余，右侧口角歪斜。
2. 行CT、MRI检查 见下图。

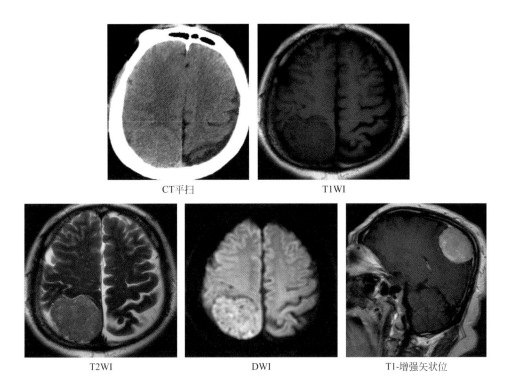

CT平扫　　　　　　　　　　　T1WI

T2WI　　　　　　　　DWI　　　　　　　T1-增强矢状位

3. 问题
（1）请描述该病的影像学表现，并做出诊断。
（2）该病应与哪些疾病鉴别？
4. 参考答案

（1）①CT：右顶部颅骨内板下可见类圆形等密度影，边缘较清晰。②MRI：右侧顶部颅骨内板下方见团块状异常信号影，T1WI、T2WI呈稍低信号，DWI呈稍高信号，邻近脑质受压。增强检查病变呈明显不均匀强化，以宽基底与硬脑膜相连，可见"脑膜尾征"。诊断为脑膜瘤。

（2）鉴别诊断 与相应部位的常见肿瘤鉴别，如鞍区脑膜瘤需与垂体瘤鉴别，垂体瘤从鞍内向鞍上生长，密度欠均匀，出血、坏死及囊变较常见。中颅窝脑膜瘤需与三叉神经鞘瘤鉴别，而后颅窝脑膜瘤需与听神经瘤鉴别，大脑凸面的脑膜瘤需与星形细胞瘤鉴别。星形细胞瘤，其强化程度不如脑膜瘤明显，密度（信号）不均匀，具有脑内肿瘤的特点。

胶质瘤（低级别）/星形细胞瘤

【临床与病理】

星形细胞瘤分为实性、囊实性和囊性，其中囊实性最常见。实性者瘤体呈暗红色，鱼肉样，质脆软，无包膜或有由胶质组织形成的包膜样结构；囊实性者瘤体呈灰红色或灰黄色，边界清，无明显包膜，质地较硬，囊变部分将瘤体推向一侧形成壁结节。

临床表现：小脑肿瘤由于继发第四脑室梗阻导致脑积水，可表现出头痛、恶心、呕吐、共济失调等；视觉通路的星形细胞瘤可导致视觉损害和下丘脑功能障碍。

【CT表现】

平扫呈较均匀低或等密度，多呈圆形或椭圆形，边界不清。10%～20%有钙化，出血、囊变罕见。瘤周水肿较轻或无。增强扫描，肿瘤一般不强化或轻度强化。

【MRI表现】

星形细胞肿瘤由于细胞内外水分增多，表现为T1WI呈低信号，T2WI呈高信号。低级别星形细胞肿瘤信号强度较均匀，瘤周水肿较轻，增强检查可有轻度强化，瘤体与周围水肿可借此区分。

【实例分析】

1．现病史　患者，女，15岁，头痛、头晕、呕吐半年，走路不稳1个月，加重1周。

2．行MRI检查　见下图。

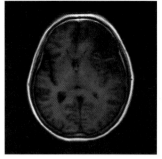 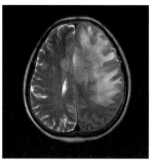 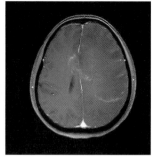

| T1WI | T2WI | T1-增强 |

3．问题

（1）请描述该疾病的影像学表现，并做出诊断。

（2）该病应与哪些疾病鉴别？

4．参考答案

（1）MRI可见左侧额顶叶不规则异常信号影，边界欠清，T1WI呈低信号，T2WI呈高信号，相应区域脑质略受压，中心结构略移位。增强检查，病变未见明显强化。诊断为低级别胶质瘤。

（2）鉴别诊断　①急性脑梗死：急性起病，病变范围多与脑血管供血范围一致。②脑炎：有感染病史，病灶周围水肿明显；增强扫描呈斑片状强化。

胶质瘤（高级别）/胶质母细胞瘤

【临床与病理】

胶质母细胞瘤是成人常见的侵袭程度很高的颅内肿瘤，常见于幕上白质区、额叶、颞叶、顶叶、枕叶、脑干及小脑，最常见于儿童。胶质母细胞瘤分化不良，呈弥漫浸润性生长，形态不规整，边界不清，易发生大片坏死和出血。

临床表现多样，如癫痫、局灶性神经功能缺失、颅内高压、精神异常等。

【CT表现】

平扫呈边界不清的混合密度病灶，周围等密度，中心低密度，可有出血，钙化罕见，周围有中重度水肿。少数可为多发性，可随脑脊液种植转移。增强扫描呈边界清楚的不均匀强化、环状或花边状不规则强化。

【MRI表现】

高级别胶质瘤T1WI呈以低信号为主的混杂信号，间以更低或高信号，体现了瘤内坏死或出血；T2WI呈不均匀高信号。肿瘤和水肿之间可见低信号环绕，此为瘤周的神经胶质增生。增强检查见斑块状、线条状、花环状或结节状强化，坏死或出血区不强化。

【实例分析】

1. 现病史　患者，男，65岁，右侧肢体僵硬麻木1个月，加重10天。
2. 行MRI检查　见下图。

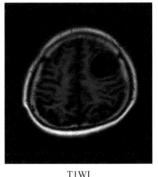 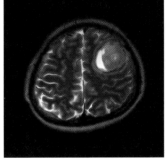 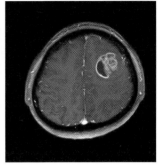

T1WI　　　　　　　　　　T2WI　　　　　　　　　　T1-增强

3．问题

（1）请描述该病的影像学表现，并做出诊断。

（2）该病应与哪些疾病鉴别？

4．参考答案

（1）左侧额叶见一类圆形异常信号影，T1WI上呈等、低信号，T2WI上呈高、低混杂信号，瘤周可见水肿。增强检查病变呈明显的不均匀、花环状强化，中心坏死囊变区未见强化。诊断为高级别胶质瘤。

（2）鉴别诊断　①脑脓肿：常有其他部位感染史，有发热史，脑脊液检查异常，MRI增强可见环形强化，囊壁厚薄均匀，DWI可见囊液弥散受限，MRS显示丁二酸盐和特殊氨基酸。②血管畸形：占位效应轻微，常合并出血，SWI有助于发现隐匿血管畸形。③转移瘤：常有原发肿瘤史，MRI见灰白质交界区多发强化结节，较小而水肿广泛。

脑 转 移 瘤

【临床与病理】

肿瘤发生脑转移的概率由多到少依次为肺癌、乳腺癌、胃癌、结肠癌、肾癌、甲状腺癌等。转移部位以幕上多见，常为多发，多位于皮髓质交界区。大体观，肿瘤与正常脑组织分界清楚，肿瘤中心常发生坏死、囊变和出血，少数肿瘤内可见钙化。肿瘤周围水肿明显；血供多数较丰富；转移途径以血行最多见，亦可直接侵犯或经脑脊液循环种植转移。

临床表现主要有头痛、恶心、呕吐、共济失调、视盘水肿等。有时表现极似脑卒中，极少数患者表现为痴呆。5%～12%患者无神经系统症状。

【CT表现】

多表现为皮髓质交界区的低密度或等密度影。肺癌、乳腺癌、肾癌、结肠癌的转移多呈低密度影；淋巴瘤及黑色素瘤常表现为高密度或等密度影。转移瘤出血常见于肾癌、乳腺癌、黑色素瘤和绒毛膜上皮癌。转移瘤钙化常见于骨、软骨肉瘤。瘤周水肿多明显。由于水肿多为血管源性，多累及白质，较少累及灰质，表现为指状分布。骨窗可显示邻近颅骨受累。增强扫描，大多数转移瘤血供丰富，且肿瘤无血-脑屏障，强化多明显；呈块状、结节状或环形强化。脑膜病变为等密度局灶性肿块。

【MRI表现】

脑转移瘤T1WI呈低信号，T2WI呈高信号。通常肿瘤周围水肿广泛，占位效应明显。增强后，肿瘤明显强化，形态多种多样，如结节状、环状，偶见内部不规则小结节。来自结肠癌、骨肉瘤、黑色素瘤的脑转移瘤在T2WI上表现为低信号或等信号。

【实例分析】

1．现病史　患者，男，66岁，进行性视力下降伴乏力、反应力下降2个月。实验室检查：癌胚抗原245.70ng/ml，非小细胞肺癌抗原4.64ng/ml。

2．行CT、MRI检查　见下图。

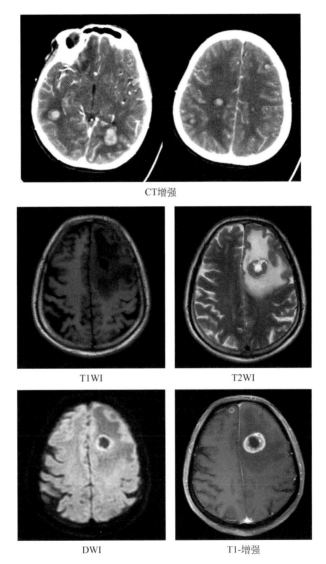

CT增强

T1WI　　　　　　　　　　　　T2WI

DWI　　　　　　　　　　　　T1-增强

3．问题

（1）请描述该疾病的影像学表现，并做出诊断。

（2）该病应与哪些疾病鉴别？

4．参考答案

（1）CT增强可见脑内多发环形强化影，中心密度较低，周围见片状低密度水肿区。MRI可见脑内多发大小不等类圆形T1WI等低信号，T2WI高信号为主，其周围见较大片状水肿区，DWI呈高信号；增强扫描呈明显环状强化。诊断为脑转移瘤。

（2）鉴别诊断　①多发性胶质母细胞瘤：病灶大多数较大，边界不清，坏死多见。②多发性脑脓肿：脑脓肿多呈环状、较均匀、薄壁强化，灶周水肿较轻，常有感染病史，通过治疗随访可见病灶好转或消失。③原发性淋巴瘤：一般MRI可见T2WI呈等或低信号，很少坏死。④脑囊虫病：多有疫区居住史或不洁饮食史，可单发或多发，囊内可见点状高密度结节，多发时结节小、水肿较轻，增强检查囊壁和囊内头节仅轻度或无强化。

颅 咽 管 瘤

【临床与病理】

关于颅咽管瘤的组织发生，普遍认为其源于颅咽管退化过程中的残留上皮细胞，而化生学说则认为颅咽管瘤是由垂体腺细胞的鳞状上皮化生而来。颅咽管瘤可发生于鼻咽后壁、蝶窦、鞍内、鞍上至第三脑室前部，以鞍上多见。肿瘤小者如蚕豆，大者如鹅卵石。肿瘤大多数为囊性或部分囊性。囊壁光滑，厚薄不等。囊腔呈单房或多房状，囊液为黄褐色并漂浮胆固醇结晶。少数肿瘤为实性，较小、质硬，与周围粘连较紧。肿瘤主要由复层扁平上皮细胞构成，部分上皮细胞近似牙釉质瘤细胞。

临床表现：儿童以发育障碍、颅压增高为主；成人以视力障碍、视野障碍、精神异常及垂体功能低下为主。

【CT表现】

平扫肿瘤为囊性或部分囊性，少数也可完全呈实性。形态多是圆形或类圆形，少数为分叶状。囊性部分常呈脑脊液样低密度，若含较多的胆固醇则呈极低密度，或因囊内含有较多的钙或角蛋白而接近等密度或稍高密度。实质部分多呈等密度。囊性部分多呈蛋壳状钙化，实体部分常呈点状或不规则钙化。蛋壳状钙化常是颅咽管瘤的特征性表现。扫描肿瘤实性部分可呈均匀或不均匀强化，囊壁亦可出现强化。

【MRI表现】

颅咽管瘤T1WI表现为高、等、低或混杂信号，与病灶内的蛋白质、胆固醇、正铁血红蛋白、钙质的含量多少有关；T2WI以高信号为主，钙化可为低信号。实性肿瘤，T1WI呈等信号，T2WI呈高信号。增强检查，实质部分呈均匀或不均匀强化，囊壁呈壳状强化。

【实例分析】

1．现病史　患者，男，12岁，头痛、视力下降1年，加重2个月。
2．行CT、MRI检查　见下图。

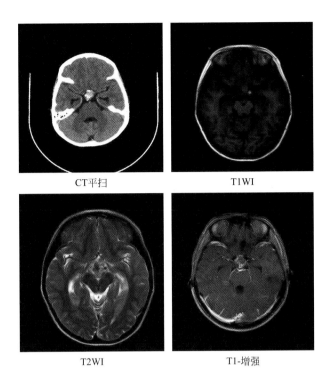

CT平扫   T1WI

T2WI   T1-增强

3．问题

（1）请描述该病的影像学表现，并做出诊断。

（2）该病应与哪些疾病鉴别？

4．参考答案

（1）CT平扫　鞍上见团块状等高密度灶，边界较清。MRI可见鞍区类圆形异常信号影，T1WI呈高低混杂信号，T2WI呈高信号，中央呈低信号。增强检查呈明显不均匀强化。诊断为颅咽管瘤。

（2）鉴别诊断　①垂体腺瘤：多见于15岁以后，一般无颅内高压症状，视力障碍多见；瘤体多突破鞍膈向上生长，典型者可出现"束腰征"。②鞍结节脑膜瘤：是较为常见的鞍上肿瘤，多偏一侧生长。以鞍结节部位的骨质改变为主，累及前床突和蝶骨小翼，增强检查可见"脑膜尾征"。③鞍区动脉瘤：CT平扫为等密度或稍高密度，可见蛋壳样强化，与颅咽管瘤相似，但强化明显。CTA检查可显示肿瘤与血管的关系。

垂体微腺瘤

【临床与病理】

垂体微腺瘤是指直径在10mm以内的垂体腺瘤。发病原因可能与遗传因素、物理因素、化学因素有关。临床表现主要为头晕、头痛、月经紊乱、停经、泌乳、肥胖；亦可引起视力障碍、视野障碍、垂体卒中等。

【CT表现】

平扫可见鞍底局限性下陷或局限性骨质吸收。动态增强扫描，早期微腺瘤强化程度低于邻近正常垂体组织，而呈局限性低密度区，形状规则或不规则；后期，病变强化程度等于/高于正常垂体。

【MRI表现】

垂体微腺瘤T1WI呈低信号，多位于垂体一侧，出血时呈高信号。T2WI呈高信号或等信号。增强检查，肿瘤呈渐进性强化。

【实例分析】

1. 现病史　患者，女，56岁，实验室检查，垂体泌乳素高。
2. 行MRI检查　见下图。

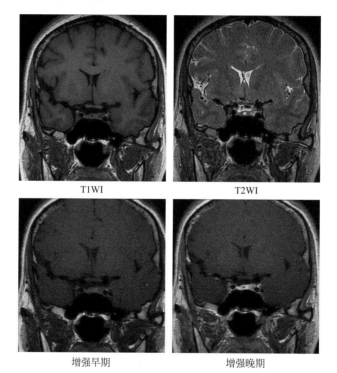

T1WI　　　　　　　　　　T2WI

增强早期　　　　　　　　增强晚期

3. 问题

（1）请描述该疾病的影像学表现，并做出诊断。

（2）该病应与哪些疾病鉴别？

4. 参考答案

（1）垂体左侧见斑片状异常信号影，T1WI呈低信号，T2WI呈高信号，垂体左上缘略膨隆，垂体柄未见偏移。增强检查呈延迟强化。诊断为垂体微腺瘤。

（2）鉴别诊断：与垂体大腺瘤鉴别，大腺瘤直径大于1cm，多有压迫症状，垂体常显示不清。

垂体大腺瘤

【临床与病理】

垂体大腺瘤是指直径大于10mm的垂体腺瘤。

临床表现：①垂体瘤压迫周围组织结构引起的症状，如压迫视交叉导致偏盲、压迫三脑室导致脑积水，出现颅内高压症状；②功能性腺瘤分泌过多激素导致内分泌亢进症。

【CT表现】

CT可见蝶鞍扩大和鞍底下陷；通过鞍膈向上生长时，由于受到鞍膈的限制而形成对称的切迹称为"束腰征"或"8"字征；向鞍上生长使鞍上池闭塞，视交叉受压上移；向鞍旁生长使颈内动脉海绵窦段推移向外，甚至闭塞海绵窦，包裹颈内动脉；向下生长可侵犯蝶窦和斜坡的骨质。

【MRI表现】

T1WI、T2WI显示鞍内肿瘤向鞍上生长，冠状位呈葫芦状，称束腰征。肿瘤信号强度与脑灰质相似或略低。垂体多显示不清。瘤内坏死、囊变，T1WI略高于脑脊液；瘤内出血，T1WI为高信号。视交叉常受压变扁和上移，鞍上池亦受压、变形甚至闭塞。

【实例分析】

1. 现病史 患者，男，64岁，头痛5天，查体示鞍区占位。
2. 行MRI检查 见下图。

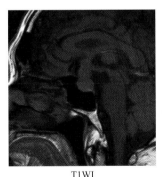 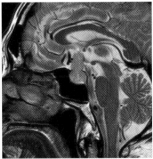 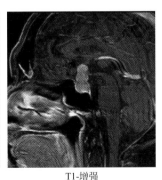

T1WI　　　　　　　　　　T2WI　　　　　　　　　　T1-增强

3. 问题
（1）请描述该病的影像学表现并做出诊断。
（2）该病应与哪些疾病鉴别？
4. 参考答案
（1）MRI检查 鞍区一团块状异常信号影，T1WI呈等信号，T2WI呈稍高信号，边界较清，向鞍上生长，呈"束腰征"改变，并凸向双侧海绵窦区，相应区域蝶鞍扩大，鞍底下陷。增强检查病灶明显强化。诊断为垂体大腺瘤。

（2）鉴别诊断 ①颅咽管瘤：颅咽管瘤常见于儿童及青少年，位于鞍上，常表现为囊实性病变，成分复杂，常见钙化，增强扫描呈多环状不规则强化。蝶鞍不扩大，有时能看到受压的垂体，这一特征为其鉴别要点。②脑膜瘤：主要与鞍旁脑膜瘤相鉴别。鞍旁脑膜瘤常见包绕同侧颈内动脉的海绵窦段并使其狭窄，而垂体腺瘤侵犯鞍旁常引起颈内动脉海绵窦段推压外移。鞍旁脑膜瘤常沿脑膜向周围扩展，可见脑膜尾征。当肿瘤内出现钙化或邻近骨质硬化时应考虑到脑膜瘤。

垂体胶样囊肿

【临床与病理】

垂体胶样囊肿为先天性疾病，起源于垂体 Rathke 囊的良性上皮性囊肿，又称 Rathke 囊肿。垂体胶样囊肿的壁被覆单层立方纤毛柱状上皮，内含黏液，囊液为清亮无色，也可为含胆固醇结晶的棕色或胶冻样液体。临床表现主要为头痛、垂体内分泌功能障碍、视功能障碍。

【CT表现】

CT表现为均匀的低密度或等密度影，或相对于脑实质轻微的高密度，可有或无强化，强化常为环形。

【MRI表现】

MRI通常表现为界限清楚的囊性病变，囊内信号均匀，可有或无囊壁强化。囊内为类脑脊液液体，肿瘤呈T1WI低信号，T2WI高信号；囊内为类黏液物质，肿瘤呈T1WI高信号，T2WI等信号；囊内出血，肿瘤呈T1WI高信号，T2WI高信号。囊内小结节表现为T1WI高信号，T2WI低信号，结节通常不强化，是诊断垂体胶样囊肿的特异性征象。

【实例分析】

1. 现病史 患者，女，37岁，CT查体示鞍内占位。
2. 行MRI检查 见下图。

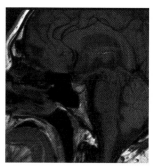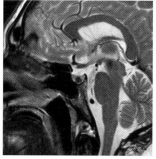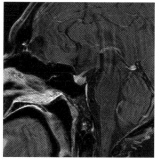

T1WI　　　　　　　　　　　T2WI　　　　　　　　　　　T1-增强

3．问题

（1）请描述该病的影像学表现并做出诊断。

（2）该病应与哪些疾病鉴别？

4．参考答案

（1）垂体内见一小类圆形异常信号影，T1WI呈高信号，T2WI呈低信号，增强检查未见明显强化。诊断为垂体胶样囊肿。

（2）鉴别诊断　①垂体大腺瘤伴卒中：病灶位于鞍内或鞍上，呈"雪人征"，T1WI可见片状高信号影，增强检查病变明显强化。②囊性颅咽管瘤：儿童多见，常见于鞍上，形态可不规则，呈分叶状，囊内信号不均匀，增强检查可见囊壁强化。③垂体脓肿：鞍区为囊性病变，垂体柄增粗，增强检查呈环形强化。患者多有尿崩症、发热及白细胞增高表现。④囊性垂体瘤，囊壁较厚，增强检查较Rathke囊肿强化明显。⑤表皮样囊肿：多呈匍行形生长，位于鞍上，沿邻近蛛网膜下腔塑形性生长，多无强化，DWI呈高信号。⑥鞍区蛛网膜囊肿：MRI见囊液与脑脊液信号基本一致，壁薄无强化。

室 管 膜 瘤

【临床与病理】

室管膜瘤为起源于室管膜细胞的肿瘤，少见。发病高峰年龄为 1 ～ 5 岁，但也可见于成人。可发生于脑室系统的任何部位，以第四脑室最为多见。幕上室管膜肿瘤约半数位于脑实质内。

肿瘤大体形态呈结节状或分叶状，肿瘤的形状常随它所在空间的形状而变化。肿瘤膨胀性生长，界限较清楚；亦可浸润生长，界限不清楚。肿瘤可有玻璃样变、出血、坏死和囊变，偶可形成大囊。可因肿瘤细胞脱落或手术种植而发生转移。

临床表现常有头痛、恶心、呕吐、共济失调和眼球震颤等。室管膜肿瘤并无特异性的临床表现，癫痫和颅内高压征象常出现，脑室内的肿瘤缺乏定位体征。

【CT表现】

肿瘤多位于脑室系统内，以第四脑室为多，呈结节状或分叶状。CT平扫为等密度或稍高密度，其内可见散在低密度囊变区和高密度钙化。增强扫描，80%肿瘤发生不均匀性强化。脑室内肿瘤无瘤周水肿，脑实质内肿瘤则有轻度瘤周水肿。

【MRI表现】

室管膜瘤在T1WI为低或等信号，T2WI多为高信号。肿瘤常有囊变。增强扫描室管膜瘤多有明显强化。当发生室管膜下转移时，侧脑室周边部可见局灶条状异常强化。当第四脑室内室管膜瘤较大时，可使脑干前移，小脑蚓部及小脑幕上移；第三脑室内室管膜瘤易致梗阻性脑积水；侧脑室的室管膜瘤多位于室间孔附近，常引起单侧或双侧脑积水。

【实例分析】

1．现病史　患者，男，6岁，头痛、恶心1年余。
2．行MRI检查　见下图。

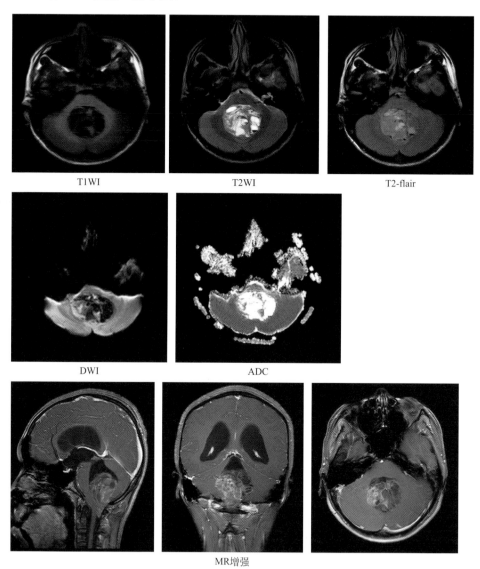

T1WI　　　　　　　　T2WI　　　　　　　　T2-flair

DWI　　　　　　　　ADC

MR增强

3．问题
（1）请描述该病的影像学表现并做出诊断。
（2）本病易与哪些疾病相混淆？鉴别要点是什么？
（3）该病的特征性表现是什么？
4．参考答案

（1）MRI表现：第四脑室见不规则异常信号灶，T1WI以低信号为主；T2WI以高信号为主，其内信号欠均匀，可见T1WI、T2WI等信号分隔影，边界较清。T2-flair呈高信号；未见明显扩散受限征象。增强检查病变强化欠均匀，病灶实性部分及分隔区呈明显强化，囊变区未见强化；伴有幕上脑室积水。诊断为第四脑室内室管膜瘤。

（2）发生于脑室内的室管膜瘤需与胶样囊肿、脉络膜乳头状瘤、脑膜瘤等鉴别。①胶样囊肿：胶样囊肿位于第三脑室前部、室间孔部位，T1WI为等信号或略高信号，T2WI多为高信号。边缘光滑，无明显强化。②脉络膜乳头状瘤：脉络膜乳头状瘤常发生于10岁以下儿童，可致交通性脑积水，T1WI为低信号，有时与脑脊液信号难鉴别，呈明显均匀强化。③脑膜瘤：好发于侧脑室三角区，呈圆形、类圆形或分叶状，T1WI为等、低信号，T2WI多为等、高信号，有均匀强化。

（3）小儿及青少年好发；多位于第四脑室；肿瘤有明显强化；常有脑积水。

脉络丛乳头状瘤

【临床与病理】

脉络丛乳头状瘤又称脉络丛上皮瘤或脉络丛腺瘤，是颅内相对少见的起源于脑室内脉络丛上皮细胞或脑室壁胶质细胞缓慢生长的良性神经外胚层肿瘤。其病因目前尚不清楚，男女比例报道不一，发病年龄8月到66岁不等，其中85%发生于10岁以下儿童，0.5%发生于成人，其发病部位与年龄有一定关系，儿童好发于侧脑室三角区，成人则好发于第四脑室。其主要临床症状多为由脑积水引起的颅高压症状，表现为头晕、头痛，少数合并恶心、呕吐，第四脑室区的病变可引起小脑症状，表现为眩晕、行走不稳等，桥小脑角（CPA）区的病变可引起神经症状。

【CT表现】

第四脑室区的脉络丛乳头状瘤呈桑椹状、分叶状或菜花状肿块，边缘呈结节状或乳头状，瘤体可沿第四脑室、侧孔及枕骨大孔塑形性生长，与室管膜瘤的"浇筑样"生长类似。CT平扫表现为等或稍高密度分叶状肿块，边缘凹凸不平，部分合并钙化，囊变致密度不均，边界尚清，增强扫描呈明显强化。

【MRI表现】

T1WI呈等或稍低信号，部分见囊状、条状更低信号，T2WI以稍高信号为主，见囊状更高信号及条状、点状低信号致信号混杂，T2-flair呈高信号，信号不均可能是由于瘤体病理结构及合并钙化、囊变导致；DWI均表现为低信号，可能与瘤细胞呈乳头状排列且不够紧密有关，这也间接反映了缓慢生长是良性肿瘤的特点；增强瘤体均呈明显强化，瘤体内可见桑椹状、细小颗粒状低强化区，这是脉络丛乳头状瘤的另一特征性表现。

【实例分析】

1. 现病史　患者男，15岁，头痛2年余。
2. 行MRI检查　见下图。

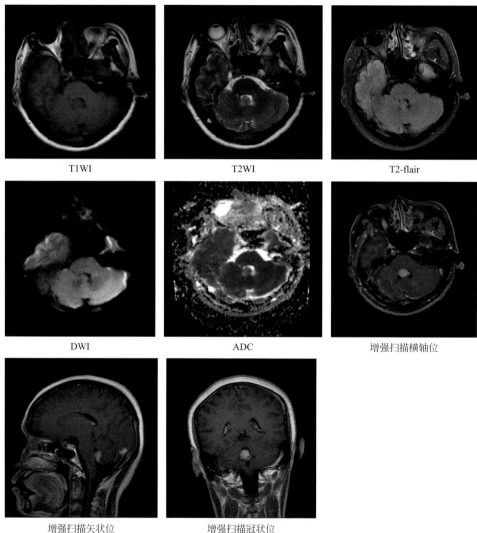

T1WI　　　　　　　　　　T2WI　　　　　　　　　T2-flair

DWI　　　　　　　　　　ADC　　　　　　　　　增强扫描横轴位

增强扫描矢状位　　　　　　　增强扫描冠状位

3. 问题

（1）请描述该病的影像学表现并做出诊断。

（2）本病易与哪些疾病相混淆？鉴别要点是什么？

4. 参考答案

（1）MRI表现：第四脑室内见类圆形异常信号灶，T1WI、T2WI均为等信号，其内信号均匀，边界清。T2-flair呈等信号；未见明显扩散受限征象。增强检查病变呈均匀明显强化。诊断为第四脑室脉络丛乳头状瘤。

（2）脉络丛乳头状瘤的鉴别诊断及诊断要点　①脑室内脑膜瘤：肿瘤轮廓光

滑规整，多伴有囊变，不伴有交通性脑积水或阻塞远端脑积水可资区别；脑膜瘤MRI主要表现为T1WI、T2WI等信号。②室管膜瘤：儿童好发于幕下第四脑室，成人则好发于侧脑室，增强后扫描强化程度远不如脉络丛乳头状瘤明显，且肿块内常合并出血、钙化、囊变、坏死。③室管膜下巨细胞星形细胞瘤：星形细胞瘤可起源于透明隔腔、胼胝体等脑室旁结构，病灶边界多不清，易侵及室旁脑实质，当侵犯脑实质时有明显水肿。④中枢神经细胞瘤：肿瘤好发于青壮年人；好发于侧脑室前2/3处近孟氏孔区或透明隔腔，常占据一侧脑室，而向双侧脑室生长，这在脑室内肿瘤鉴别诊断时是非常重要的。其另外一个特征是常表现为附着于透明中隔腔，有时以宽基底连接，有时以细基底相连。同时多伴有结节性硬化，临床可有结节性硬化的三联症。⑤转移瘤：多见于老年人，可同时有脑实质转移灶存在，需同时结合有无原发病灶以鉴别诊断。

血管母细胞瘤

【临床与病理】

血管母细胞瘤又称血管网状细胞瘤、成血管细胞瘤，起源于血管内皮细胞的胚胎细胞残余组织，为血管丰富的良性肿瘤。多见于成人，尤其是20～45岁的青壮年，发病部位依次为小脑半球、蚓部、延髓、第四脑室底，偶见于脑干、脑桥小脑脚，幕上更少见。肿瘤单发多见，亦可多发。临床症状和体征无特异性，与病变发生部位有关，可有头痛、头晕、恶心、呕吐、走路不稳、共济失调、耳鸣、视力下降等症状。

血管母细胞瘤根据其肿瘤有无囊变分为囊实性血管母细胞瘤和实性血管母细胞瘤，其中以囊实性血管母细胞瘤多见。囊实性血管母细胞瘤大体呈灰褐色或灰白色，与周围组织界限清楚，囊腔内含黄褐色透明液体，瘤结节靠近一侧囊壁，质地硬，血供丰富。实性血管母细胞瘤质韧，结节团块状，呈暗红色。在显微镜下，肿瘤主要由两种结构组成，一种是由毛细血管构成的血管和血窦，另一种是毛细血管网之间排列的大量富含脂质的间质细胞。毛细血管管壁内由扁平内皮细胞组成，细胞核呈较短梭形，细胞质染色淡，外周细胞增生。间质细胞呈泡沫状或空泡状，细胞质含丰富类脂质，呈片状或巢状排列。

【CT表现】

囊实性血管母细胞瘤CT平扫多为囊性团块影，呈低密度影，比脑脊液密度略高，囊内多伴有单个或多个瘤结节，瘤结节多呈等密度与高密度影，增强后瘤结节明显强化，可出现一条或数条条索状高密度血管影。实性血管母细胞瘤多呈等密度影，略高于灰质密度影，或混杂密度影，增强后多呈明显均匀强化。肿瘤较大时，可引起第四脑室闭塞及阻塞性脑积水。

【MRI表现】

囊实性血管母细胞瘤，囊液 T1WI 呈低信号，T2WI 呈高信号，瘤结节 T1WI

呈略低信号，T2WI呈略高信号，囊壁 T1WI、T2WI 相均呈等信号。增强后囊结节多呈明显强化，囊壁不强化。有的在病灶或周围可出现迂曲的蛇形血管流空影，为大的供血动脉或引流静脉。壁结节多位于皮质侧。实性血管母细胞瘤 T1WI多呈等信号，T2WI呈等信号或高信号，增强扫描时，肿瘤呈明显均匀强化。

【实例分析】

1. 现病史　患者，女，25岁，头晕数年，近年来发现走路不稳1月余。自述平时无明显不适。查体未见阳性发现。

2. 行MRI检查　见下图。

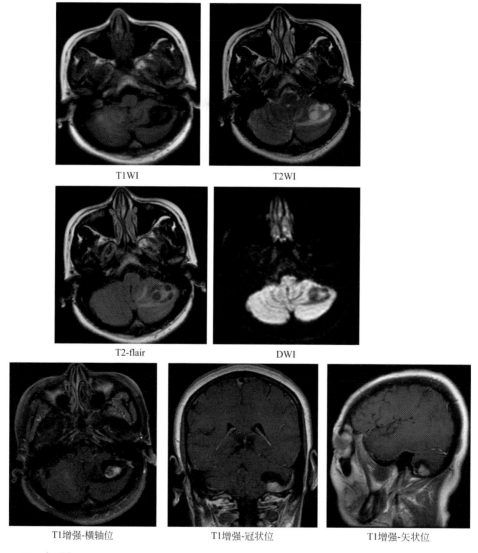

3. 问题

（1）请描述该病的影像学表现并做出诊断。

（2）根据影像学表现，该病可分为几个类型？

（3）大囊小结节型的特征性表现是什么？

（4）大囊小结节型易与哪些疾病相混淆？鉴别要点是什么？

4．参考答案

（1）MRI表现：左侧小脑半球囊实性肿块，囊性部分呈水样信号，实性部分T1WI呈等信号、T2WI及T2-flair呈稍高信号，信号强度低于囊性部分，边界清晰，无明显占位效应；增强检查病灶实性部分呈明显较均匀强化，囊壁呈结节状强化，呈大囊小结节的形态。诊断为血管母细胞瘤。

（2）根据影像学表现，可分为3种类型：大囊小结节型、单纯囊型、实质肿块型。其中以大囊小结节型最为多见。

（3）大囊小结节型病变的主要特征：结节在CT及MRI增强扫描时均有明显强化，囊壁不强化或轻度强化。

（4）大囊小结节型病变的鉴别诊断　①毛细胞型星形细胞瘤：生长缓慢，多见于儿童或年轻成人，小脑及第三脑室周围区域最多见，临床表现缺乏特异性。典型表现为小脑蚓部或大脑半球囊实性占位性病变，实性部分为等密度，壁结节明显强化，壁结节常位于深部实质侧。②节细胞胶质瘤：由神经元与神经胶质细胞混合构成的新肿瘤多于儿童及青少年发病，多见于颞叶，目前为难治性癫痫的首位肿瘤性病变，肿瘤分为囊性及囊实性两种类型，实性部分T1呈等或低信号，T2呈等或稍高信号；囊性部分T1呈低信号，T2呈高信号，增强扫描囊壁可见强化，壁结节明显强化。③多形性黄色星形细胞瘤：儿童多见，多位于幕上皮层，颞叶多见，伴有邻近脑膜的增强，出现脑膜尾征。壁结节多位于软脑膜层面。

髓母细胞瘤

【临床与病理】

髓母细胞瘤属于胚胎性肿瘤，占颅内神经上皮肿瘤的4%～8%，占原发颅内肿瘤的2%～7%。可发生在任何年龄，其中75%在15岁以内，4～8岁为发病高峰，男女比例为（2～3）∶1。

髓母细胞瘤是一种恶性肿瘤，主要发生在小脑蚓部，容易侵及第四脑室。成年人易发生在小脑半球。肿瘤生长迅速。临床常见躯体平衡障碍、共济运动差、颅内高压症状。

髓母细胞瘤一般认为起源于后髓帆室管膜增殖中心的原始细胞。肿瘤无包膜，切面呈鱼肉状，无明显坏死、出血、钙化，囊变可见。镜下肿瘤为细胞排列非常致密，呈菊花团状，主要由小圆细胞组成，包浆少，核大且浓染，间质中有纤维组织，血供不丰富。如瘤细胞侵入软脑膜，可在蛛网膜下腔脑脊液中广泛播散转移。

【CT表现】

CT可见肿瘤常位于小脑蚓部，边界清楚。平扫见肿瘤大多数为略高密度，少数为等密度，低密度少见。46%的肿瘤周围水肿。增强扫描，肿瘤常呈均匀显著强化。

【MRI表现】

肿瘤多位于小脑蚓部，呈类圆形，边界清楚，第四脑室受压变形或消失，并向前上移位可使脑干前移，常伴幕上梗阻性脑积水。髓母细胞瘤在T1WI为低信号，T2WI多为等或高信号，边缘清楚，内部可见低信号的囊变灶；MRI增强检查，髓母细胞瘤多有明显强化，部分可见中等强化表现，MRI增强扫描可显示沿脑脊液种植的转移灶，表现为脑膜增厚与增强小结节；相比于CT增强扫描，MRI增强扫描观察髓母细胞瘤沿脑脊髓液通道进行转移较为明显，同时这种转移表现也可作为临床鉴别诊断的影像学依据。

【实例分析】

1．现病史　患者男，4岁，头痛、走路不稳1月。
2．行MRI检查　见下图。

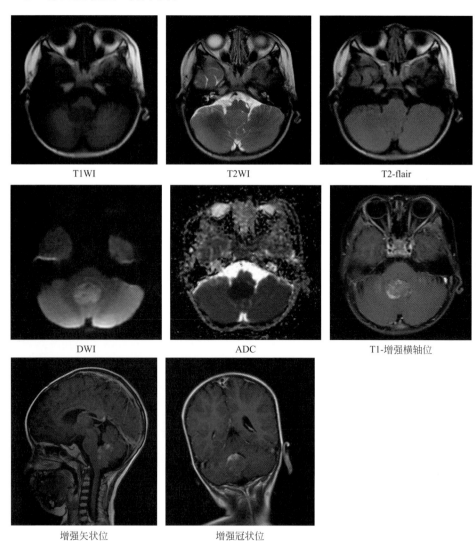

T1WI　　　　　　　　　T2WI　　　　　　　　T2-flair

DWI　　　　　　　　　　ADC　　　　　　　T1-增强横轴位

增强矢状位　　　　　　　增强冠状位

3．问题

（1）请描述该病的影像学表现并做出诊断。

（2）本病易与哪些疾病相混淆？鉴别要点是什么？

（3）本病有什么特征性表现？

4．参考答案

（1）MRI 表现：小脑蚓部不规则异常信号灶，T1WI 呈等信号，T2WI 呈等或稍高信号，其内信号尚均匀，边界尚清。flair 呈等信号；DWI 信号增高，ADC 信号减低。增强检查病变强化欠均匀，呈明显强化。诊断为小脑蚓部髓母细胞瘤。

（2）本病易与以下疾病相混淆。

① 室管膜瘤：髓母细胞瘤起源于小脑蚓部，使四脑室受压变形或消失；而室管膜瘤起源于脑室内，使第四脑室扩大，肿瘤后方可见残留的第四脑室腔隙。

② 小脑星形细胞瘤：小脑星形细胞瘤多见于儿童，位于小脑半球，多呈囊性，增强检查后呈环形强化。髓母细胞瘤少数位于小脑半球，呈实性，而坏死囊变少见，增强检查后呈均匀强化。

（3）儿童髓母细胞瘤主要发生于小脑蚓部，容易突入第四脑室；成人主要发生在小脑半球，肿瘤浸润性生长，囊变、出血及钙化少见。有明显强化，易出现脑脊液转移。

颅内皮样囊肿

【临床与病理】

颅内皮样囊肿是起源于外胚层的先天性肿瘤，临床较为少见，是胚胎发育时期神经闭合成为神经管时，将皮肤组织带入颅内的结果，约占颅内原发肿瘤的 0.2%，内含皮肤成分，包括毛囊、皮脂腺和汗腺，多发生在脑中线附近，好发部位依次为小脑中线、鞍上池和前颅窝。

颅内皮样囊肿多见于青少年，男性多于女性。其无特征性临床表现，由于肿瘤生长缓慢，早期常无明显症状，随着肿瘤生长，肿瘤常因本身引起的局灶症状或因占位效应引起的颅高压症状而被发现，当肿瘤堵塞脑脊液循环时，亦可因脑积水起病。头痛、癫痫与呕吐为颅内皮样囊肿最常见临床症状。

【CT 表现】

CT 平扫多表现为边界较规则的圆形、类圆形低密度影，囊壁可有钙化，一般无瘤周水肿，增强扫描无强化。尚有少数病例报道囊肿 CT 平扫为高密度，考虑为合并钙化等原因所致，但该类囊肿一般无瘤周水肿，可与脑膜瘤鉴别。

【MRI 表现】

MRI 扫描时囊壁 T1WI 及 T2WI 一般呈低信号，囊内容物 T1WI 一般呈高信号，在T2WI上信号多变，与肿瘤内容物成分有关。DWI囊内容物一般为高信号，增强扫描时病灶内无强化，而囊壁可有或无强化，这可能与囊内成分刺激囊壁引起轻度化学性炎症反应有关。

【实例分析】

1．现病史　患者，男，18岁，头痛1周。

2．行CT及MRI检查　见下图。

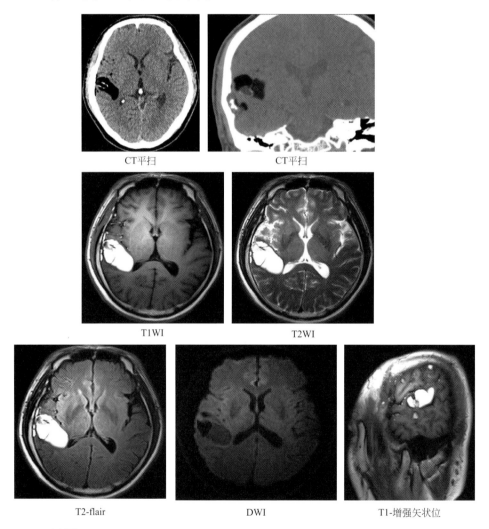

CT平扫　　　　　　　　　　　CT平扫

T1WI　　　　　　　　　　　　T2WI

T2-flair　　　　　　DWI　　　　　　T1-增强矢状位

3．问题

（1）请描述该病的影像学表现并做出诊断。

（2）该病的好发部位及病理学特征是什么？

（3）本病易与哪些疾病相混淆？鉴别要点是什么？

4．参考答案

（1）CT表现：右侧颞叶不规则肿块，呈混杂密度，其内可见钙化、脂肪及囊性成分，以脂肪成分为主；占位效应不明显；邻近颅骨内板骨质吸收变薄。MRI表现：右侧颞叶不规则异常信号，信号不均匀，T1WI及T2WI大部分呈高信号，信号与皮下脂肪信号一致，相应区域DWI呈低信号，局部可见条状及斑片状T1WI及T2WI低或无信号，病灶内亦可见囊性成分，T1WI呈低信号，T2WI呈高信号，T2-flair呈低信号。诊断为右侧颞叶区皮样囊肿。

（2）颅内皮样囊肿好发于中线及中线旁，最常见于颅内后前颅窝及鞍旁。皮样囊肿内含有毛发、皮脂腺、汗腺，是起源于胚胎早期的外胚层，是在妊娠3～5周时外胚层表面与神经管分离不全，而包埋于神经管内，出生后则形成的胚胎类肿瘤，含脂肪成分较表皮样囊肿多。

（3）常见鉴别诊断　①表皮样囊肿：常发生于桥小脑角区及鞍区，有"见缝就钻"的特点，形状多不规则。CT平扫呈均匀或不均匀低密度，增强扫描时病灶不强化，偶见边缘轻度强化。MRI平扫T1WI绝大部分为均匀低信号，少数由于瘤体内含液态胆固醇或出血而呈高信号，T2WI呈高信号。增强检查T1WI不强化或轻微强化。②畸胎瘤：CT扫描为混杂信号，其内可有钙化，T1WI和T2WI均为混杂信号，增强T1WI为不规则强化。③蛛网膜囊肿：其内为均匀一致脑脊液，CT为均匀低密度，MRI上信号均匀一致，T1WI为低信号，T2WI为高信号，病变无强化。

颅内表皮样囊肿

【临床与病理】

颅内表皮样囊肿是一种颅内良性肿瘤，因肿瘤质地柔软，外观呈乳白色，形似珍珠，也称为珍珠瘤。占颅内原发性肿瘤0.2 %～1.8%。分为先天性和后天性两种，以先天性多见。表皮样囊肿多见于脑外蛛网膜下腔，以桥小脑角区最常见，其次为鞍上、松果体区，发生于脑室者相对少见。

临床症状、临床体征通常与肿瘤部位具有相关性，脑桥小脑角区肿瘤的首发症状通常为三叉神经痛；颅中窝肿瘤通常是三叉神经受损症状；大脑半球区肿瘤往往出现癫痫、轻度偏瘫；小脑半球区肿瘤往往出现共济失调症状；鞍区肿瘤通常出现缓慢的进展性视力减退症状。

【CT表现】

表皮样囊肿的CT表现多为低密度，呈均匀或不均匀性，CT值为0～15HU，囊肿具有较为清晰的边缘。存在扁平型和团块型两种形态，其中扁平型表现为无规则性，肿瘤顺着蛛网下腔进行蔓延，往往呈现"见缝就钻"的特点；团块型通常处在硬膜外，属于球形，其密度比较混杂；肿瘤有可能存在钙化情况，但通常并不多见，通常处在囊壁上，也可能是在囊内。当患者出现脑桥小脑角池、环池、四叠体池区肿瘤时，极有可能会导致脑干出现受压、变形情况；增强扫描，患者病灶无强化显现，偶然会出现边缘轻度弧形增强情况。

【MRI表现】

典型表皮样囊肿常见MRI表现为分叶状或不规则囊性肿块，边界清晰，呈"钻缝样生长"，病灶信号多不均匀，在T1WI上显示低信号，T2WI为高信号，T2-flair通常不是完全无信号，囊内可见絮状稍高信号，DWI呈高信号，在与颅内其他囊性病变的鉴别上具有重要参考价值；增强扫描通常无强化。位于第四脑室的表皮样囊肿，体积较大者可致第四脑室扩张，并出现梗阻性脑积水。

【实例分析】

1. 现病史　患者男，46岁，轻度头痛，无明显特异性临床症状，来院查体发现。

2. 行CT及MRI检查　见下图。

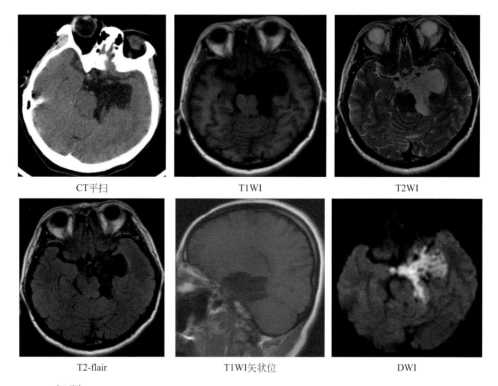

| CT平扫 | T1WI | T2WI |
| T2-flair | T1WI矢状位 | DWI |

3. 问题

（1）请描述该病的影像学表现并做出诊断。

（2）该病的病理学及影像学特征是什么？

（3）位于第四脑室的表皮样囊肿易与哪些疾病相混淆？鉴别要点是什么？

4. 参考答案

（1）CT 平扫示环池偏前及左侧、鞍上池、左侧外侧裂区不规则低密度灶，呈"钻缝样生长"，边界清晰。MRI 表现为环池偏前及左侧、鞍上池、左侧外侧裂区见不规则异常信号灶，呈"钻缝样生长"，T1WI 呈低信号，T2WI 呈高信号，T2-flair 见絮状稍高信号影；DWI 呈明显高信号。诊断为环池表皮样囊肿。

（2）①病理学特征：表皮样囊肿由内层层状鳞状上皮和外层纤维囊构成，肿瘤质地柔软，有包膜，囊液因含有胆固醇及角蛋白，呈白色的蜡样结构，由于其外形呈颗粒状，又称"珍珠瘤"。肿瘤内不含皮肤附件，如毛发、汗腺等。②影像学特征：钻缝样生长，包绕血管神经；循邻近脑沟、裂、池塑形性生长。

（3）第四脑室表皮样囊肿的主要鉴别诊断　①血管母细胞瘤：后颅窝较常见的肿瘤，常发生于中线旁小脑半球，分为大囊小结节型、单纯囊型和实性肿块型，单纯囊型者少见，可能是由于附壁结节很小而不能显示，瘤周可见长 T2 水肿信号，第四脑室受压改变，磁共振增强扫描多方位观察或加扫增强，3D T1 快速扰相梯度回波（fast spoiled gradient echo，FSPGR）序列有助于鉴别诊断。②室管膜囊肿：侧脑室较第四脑室常见，通常表现为 T1WI 低信号，T2WI 高信号，T2-flair 呈等或低信号，DWI 低信号，增强扫描无强化。③皮样囊肿：脑室内皮样囊肿多见于第四脑室，但发病率较表皮样囊肿低，内可含脂肪、毛发、牙齿等成分，T1WI 及 T2WI 呈高、低混杂信号，DWI 低信号，结合 CT 有助于区别，增强扫描无强化。

颅内蛛网膜囊肿

【临床与病理】

颅内蛛网膜囊肿是脑脊液在脑外异常的局限性积聚，分原发性与继发性两种，前者系蛛网膜先天发育异常所致，小儿多见；后者多由外伤、感染、手术等原因所致，少数脑肿瘤也可合并蛛网膜囊肿，可发生于任何年龄，中青年多见。

蛛网膜囊肿的囊壁多由透明而富有弹性的薄膜组成，囊内充满脑脊液。原发性蛛网膜囊肿多属蛛网膜内囊肿，囊肿与蛛网膜下腔不相通，好发于侧裂池、大脑半球凸面，极少发生于脑室内。继发性蛛网膜囊肿其囊腔多与蛛网膜下腔之间有狭窄的通道相连，囊腔实际上是蛛网膜下腔的局部扩大，多见于鞍上池、枕大池、侧裂池和四叠体池等。临床上部分患者无任何症状、体征，部分患者可出现与其他颅内占位性病变相似的表现，如轻瘫、癫痫发作等。

【CT 表现】

CT 平扫时蛛网膜囊肿表现为局部脑裂或脑池扩大，囊肿内容物与脑脊液密度完全一致，囊肿较大时可造成局部颅骨变薄、膨隆，局部脑组织推压移位，甚至脑萎缩。脑池造影 CT 扫描既可勾画出囊肿的范围，亦可显示囊肿是否与蛛网膜下腔相通。

【MRI表现】

MRI检查蛛网膜囊肿表现为T1WI呈低信号，T2WI呈高信号，DWI呈低信号，与脑脊液信号完全一致，但当囊液内蛋白和脂类成分较高时，其信号均可稍高于正常脑脊液，增强扫描无强化，增强前后均无法显示囊肿壁。

【实例分析】

1. 现病史　患者女，34岁，无明显临床症状，查体发现。
2. 行MRI检查　见下图。

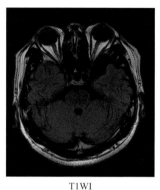 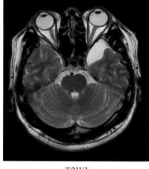 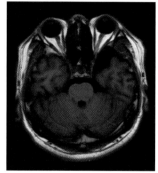

| T1WI | T2WI | T2-flair |

3. 问题
（1）请描述该病的影像学表现并做出诊断。
（2）本病易与哪些疾病相混淆？鉴别要点是什么？
（3）本病的常见临床表现是什么？
4. 参考答案
（1）MRI表现：左侧颞部见不规则T1WI低信号、T2WI高信号病变，其内信号均匀，边界清。T2-flair呈低信号；周围脑实质受压移位。诊断为左侧颞部蛛网膜囊肿。

（2）鞍上池的蛛网膜囊肿需与第三脑室扩大相鉴别，后颅窝蛛网膜囊肿需与后颅窝肿瘤如血管网状细胞瘤、表皮样囊肿相鉴别。据各自的信号特点及增强特点，鉴别不难。

（3）蛛网膜囊肿是脑脊液在脑外异常的局限性聚集，可分为原发性与继发性两种。临床上部分病人无任何症状，部分病人可有轻瘫、癫痫发作等。

脉络膜裂囊肿

【临床与病理】

脉络膜裂的概念是人体胚胎发育过程中颈内动脉分支，携软脑膜伸入侧脑室下角参与脉络丛生成时所形成的裂隙。其内有脉络膜前动脉、脉络膜后外动脉及其分支走行，还含有少量脑脊液。位于海马回与下丘脑之间，内侧通于环池，外侧为侧脑室下角，前面是海马沟及杏仁体，后部与海马沟交通，此区域可称为脉络膜裂区。

脉络膜裂囊肿属神经上皮性囊肿，发生于脉络膜裂内，临床上不常见。其发病原因尚不明确，目前认为在胎儿发育时期，沿脉络膜裂形成原始脉络膜丛时可能发生异常，神经外胚层及软脑膜残留在脉络膜裂的任何一处形成脉络膜裂囊肿，该囊肿可见于任何年龄，无明显性别差异。脉络膜裂囊肿多无明显的临床症状及体征，多为影像学偶然发现。

【CT表现】

CT表现为脉络膜裂处圆形、卵圆形低密度灶，边界光滑清楚，密度均匀，与脑脊液密度相仿，CT值为0～20HU。占位效应不明显，周围无水肿及其他异常密度影，单侧单发多见，双侧发病较少见，右侧较左侧多见，增强扫描病灶无强化。

【MRI表现】

MRI轴位显示病灶为圆形、卵圆形，T1WI像为低信号，T2WI像为高信号，T2-flair序列上为低信号，在各个扫描序列中，完全与脑脊液信号同步。病灶周围脑实质无异常，灶周无水肿，边缘光滑、锐利。增强后无强化。冠状位可清楚地显示囊肿位于脉络膜裂内。

【实例分析】

1. 现病史　患者男，45岁，来院查体发现。
2. 行MRI检查　见下图。

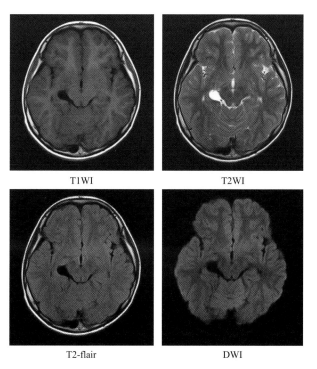

T1WI　　　　　　　　　　T2WI

T2-flair　　　　　　　　　DWI

3．问题

（1）请描述该病的影像学表现并做出诊断。

（2）该病的诊断标准是什么？

（3）本病易与哪些疾病相混淆？鉴别要点是什么？

4．参考答案

（1）MRI表现：环池右侧类圆形异常信号影，T1WI呈低信号、T2WI呈高信号影，其内信号均匀，边界较清。T2-flair呈低信号，DWI未见明显高信号影。诊断为环池右侧脉络膜裂囊肿。

（2）脉络膜裂囊肿的诊断标准　①MR显示脉络膜裂处典型的囊肿性病变，内部信号均匀且与脑脊液信号一致，无囊壁结节及软组织肿块，无水肿，增强检查时无强化；②囊肿与临床表现无关；③复查时囊肿无变化。

（3）该病需要鉴别的病变有如下几种。①蛛网膜囊肿：蛛网膜囊肿好发于颞叶前部及外侧裂部位，邻近颅骨者，可见颅骨变薄，呈均匀一致脑脊液密度或信号，形态可以依邻近结构不同而多样。②脑内软化灶：脉络膜裂囊肿曾经多被误诊为基底节区软化灶，误诊原因主要是对该病的认识不全；从部位上来看，前者位置低于基底节层面，位于脉络膜裂位置，有其特有的形态，临床上没有相关的神经系统症状和体征。③表皮样囊肿：位于相邻部位的表皮样囊肿常容易与脉络膜裂囊肿混淆，但表皮样囊肿多见于桥小脑角区，生长方式为塑形性或填充式，病变形态多不规则，磁共振上信号多不均匀，DWI上呈明显的高信号。

生殖细胞瘤

【临床与病理】

生殖细胞瘤占原发颅内肿瘤的0.5%～2%，好发于松果体区，其次为鞍上池、丘脑和基底核区；多见于儿童和青少年，峰值年龄10～12岁，男性多见，男女比例为3∶1，成人少见。

生殖细胞瘤由原始的生殖细胞衍生而来，约占松果体区肿瘤的50%，还可见于松果体至下丘脑的中线部位，也可同时累及松果体区和鞍上。生殖细胞瘤属于恶性肿瘤，可以沿室管膜和脑脊液播散。由于生殖细胞瘤对放疗敏感，试验性放射治疗有效是诊断生殖细胞瘤的一个有力证据。根据肿瘤部位不同可以出现不同的临床表现，如颅压增高、中枢性尿崩症、内分泌紊乱，上丘受压引起双眼上视困难，下丘受压则致双耳听力丧失等。

【CT表现】

松果体区生殖细胞瘤CT平扫表现为边缘清楚、稍不规则、不甚均匀的略高密度肿块，可有钙化，通常被包绕，增强扫描为明显均一强化，常并有梗阻性脑积水；鞍上区生殖细胞瘤CT平扫表现为边缘清楚的稍高密度影，压迫邻近组织，钙化少见，神经垂体正常信号消失，增强扫描呈明显均匀强化；基底节区生殖细胞瘤相对少见，早期仅有微出血，CT平扫呈稍高密度，增强扫描未见明显强化或仅有轻度强化，晚期为团块状稍高密度影，增强扫描呈明显强化。放疗后肿块内可出现低密度囊性变。肿瘤易沿脑脊液播散，脑室壁出现带状或结节状强化影，提示有室管膜扩散。

【MRI表现】

根据生殖细胞瘤的位置不同，其形态各异，有圆形、类圆形或不规则形等形状。生殖细胞瘤实性部分在T1WI为稍低信号或等信号，T2WI多为等或稍高信号，肿瘤常有囊变；基底节区生殖细胞瘤仅表现为T2WI的稍高信号，可伴有小囊性变，病变同侧皮质脊髓束呈现华勒变性，SWI可呈现低信号。增强扫描多呈现花环样或不规则形明显强化。MRI可显示沿室管膜及脑脊液的种植播散灶。当生殖细胞瘤发生于松果体区时，会在MRI矢状位显示中脑导水管受压的程度及第三脑室、侧脑室梗阻性脑积水征象。

【实例分析】

1. 现病史　患者男，15岁，头痛不适数月余。
2. 行MRI检查　见下图。

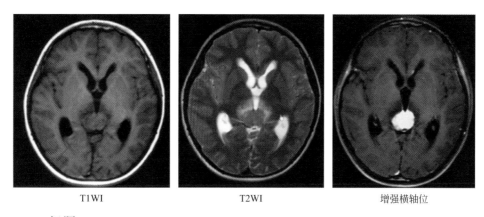

| T1WI | T2WI | 增强横轴位 |

3. 问题
（1）请描述该病的影像学表现并做出诊断。
（2）本病易与哪些疾病相混淆？鉴别要点是什么？
（3）若临床及影像均不能确诊其为生殖细胞瘤时，应怎样进一步诊断？
4. 参考答案
（1）MRI表现：第三脑室后部类圆形异常信号影，T1WI呈等信号，T2WI呈等、稍高信号，有明显强化；左侧侧脑室前角局部室管膜区见条片状明显强化灶，提示为室管膜瘤室管膜下播散病灶。诊断为松果体区生殖细胞瘤。

（2）主要的鉴别诊断　①松果体细胞瘤：松果体区的生殖细胞瘤需与松果体细胞瘤鉴别。松果体细胞瘤的CT、MR平扫表现与生殖细胞瘤相似，但其强化程度不如生殖细胞瘤显著；松果体细胞瘤内可见多发散在钙化斑点，而生殖细胞瘤多推挤钙化的松果体移位；松果体细胞瘤多见于女性患者。②转移瘤：转移瘤多见于成人，常有原发病灶，且通常为多发病灶，脑实质内转移瘤多伴有水肿，而生殖细胞瘤不易出现肿瘤周围水肿改变。

（3）生殖细胞瘤有特定的发生部位和易发年龄；当儿童松果体区和（或）鞍上发现类圆形肿块时，则应考虑生殖细胞瘤可能性；试验性放射治疗有效是诊断生殖细胞瘤的有力佐证。

松果体囊肿

【临床与病理】

松果体囊肿多认为是松果体先天性发育变异所致，一般无临床症状，但囊肿内的上皮少数具有分泌功能，使囊肿增大，致占位效应，可出现临床症状，可有头痛、复视、恶心呕吐、癫痫发作、上丘综合征及共济失调等，无特异性。因松果体囊肿多无须手术治疗，诊断多依据影像平扫、增强扫描及临床症状。

【CT 表现】

松果体区可见圆形、椭圆形囊性病变，有完整、光滑、均匀的囊壁，囊液呈低密度，若其内蛋白成分较多或伴有出血，则囊液密度增高；增强扫描无明显强化，较大者周围组织呈受压改变。

【MRI 表现】

松果体囊肿壁均匀、光滑、完整，MRI矢状位能较好地显示松果体囊肿的形态，常呈前后径较大的椭圆形，少部分呈圆形。大部分囊肿内容物信号与脑脊液一致。有些情况下囊肿内容物与脑脊液信不一致，可能与囊液不流动、囊内蛋白含量高、陈旧性出血这些因素有关。增强扫描时囊肿本身不强化，但在MR增强时常可见正常的松果体强化，围绕在囊肿的周围呈环形，不要误认为是囊肿壁的强化。诊断松果体囊肿最主要的两点是没有明显的占位效应和没有异常的对比强化。

【实例分析】

1. 现病史　患者女，32岁，查体发现。
2. 行MRI检查　见下图。

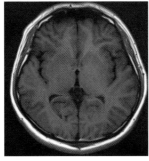
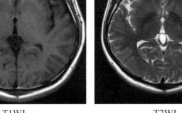

T1WI　　　　　　　　　　T2WI

3．问题

（1）请描述该病的影像学表现并做出诊断。

（2）本病易与哪些疾病相混淆？鉴别要点是什么？

4．参考答案

（1）MRI表现：松果体区类圆形异常信号灶，T1WI呈低信号，T2WI呈高信号，信号均匀，边界清。诊断为松果体囊肿。

（2）松果体囊肿需与松果体区肿瘤囊变、蛛网膜囊肿、表皮样囊肿及畸胎瘤、单发性囊虫病等鉴别。松果体区肿瘤囊变时壁厚薄不均，增强扫描肿瘤壁明显强化，可见壁结节；蛛网膜囊肿与脑脊液等信号，无囊肿壁显示，T2-flair呈低信号；畸胎瘤可含有脂肪、钙质，脂肪组织在T1WI压脂呈低信号，钙化呈短T2信号；表皮样囊肿T1WI、T2WI信号不均匀，常沿脑沟裂塑形性生长，边缘不规则；单发脑囊虫病在临床上有感染史，囊内有结节，实验室检查异常。

听 神 经 瘤

【临床与病理】

听神经瘤是脑神经肿瘤中最常见者，占原发颅内肿瘤的8%～10%，占桥小脑角区肿瘤的80%左右。男女发病比例为1.14∶1。好发于中年人，10岁以下很少见（0.12%）。听神经由延髓脑桥沟（桥延沟）至内耳门，长约1cm，称近侧段；在内耳道内长约1cm，称远侧段。听神经瘤约3/4发生在远侧段，1/4在近侧段。听神经瘤多起源于听神经前庭支的神经鞘，绝大多数为神经鞘瘤，起源于耳蜗神经少见，为良性脑外肿瘤。肿瘤呈圆形或椭圆形，有完整包膜；血运可丰富或不丰富；早期常位于内耳道内，以后长入桥小脑角池内。肿瘤长大可有退变或脂肪性变，亦可形成囊变，偶有肿瘤出血。

临床主要表现为桥小脑角综合征，即病侧听神经、面神经和三叉神经受损以及出现小脑症状。肿瘤压迫第四脑室，脑脊液循环受阻形成颅内高压。

【CT表现】

CT平扫多数呈等、低密度肿块。较大肿瘤内可见囊变区。肿瘤中心位于内听道口，骨窗可以显示内听道扩大呈漏斗状，骨质吸收。较大肿瘤常推压邻近结构，致第四脑室及脑干受压移位，幕上可出现不同程度脑积水。增强后较小肿瘤均匀强化；较大肿瘤实性部分明显强化，强化不均匀。其中微小听神经瘤平扫时易漏诊，骨窗示内听道无或轻度扩大，增强后可见明显均匀强化灶。

【MRI表现】

该肿瘤位于桥小脑角区，与硬膜呈锐角相交，为圆形或分叶状。较小实性肿瘤呈等 T1 和长 T2 信号，较大肿瘤信号不均匀，中心囊变区呈长 T1 和长 T2 信号。肿瘤易发生囊变是听神经瘤的特征之一。瘤体较小时仅限于内听道内，肿瘤较大时可出现明显的脑外占位征象，可占据邻近的桥小脑角池、环池，使得第四脑室受压变形移位，伴梗阻性脑积水。增强扫描肿瘤实性部位时呈均匀强化，坏死囊变时呈环形强化，囊变区不强化。

【实例分析】

1. 现病史　患者男，68 岁，左侧听力下降数年余。

2. 行 MRI 检查　见下图。

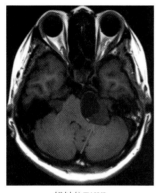 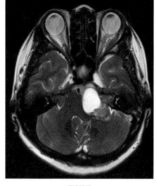 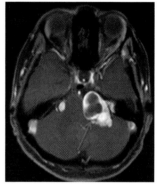

横轴位T1WI　　　　　　　　　　T2WI　　　　　　　　　T1-增强横轴位

3. 问题

（1）请描述该病的影像学表现并做出诊断。

（2）该病的一些临床特征是什么？检出率最高的检查是什么？

（3）本病易与哪些疾病相混淆？鉴别要点是什么？

4. 参考答案

（1）MRI 表现：左桥小脑角区肿块，呈大片状、不均匀，长 T1、长 T2 信号改变，内见较大片状囊变信号区，边界清晰，增强扫描肿块实性部分呈明显不均匀强化，囊性部分无强化。诊断为左侧桥小脑角区听神经瘤。

（2）听神经瘤是颅神经肿瘤中最常见的一种，多起源于听神经前庭支的神经鞘，为良性脑外肿瘤。肿瘤生长缓慢，早期主要表现为耳鸣和听力下降，长大后可出现前庭功能损害，甚至脑积水表现。MRI 对听神经瘤的确诊率可达100%，CT 表现不如 MRI。

（3）鉴别诊断　①桥小脑角区脑膜瘤：脑膜瘤有明显均一强化，并以广基底与岩骨相贴，与岩骨间夹角呈钝角。②胆脂瘤：胆脂瘤无强化，无内耳道扩大，

DWI呈高信号。③三叉神经瘤：三叉神经瘤常发生于内耳道前方岩骨尖处，有岩骨尖破坏而无内耳道扩大表现。④颈静脉球瘤：属化学感受器瘤，肿瘤富含血管与血窦，可引起颈静脉孔的扩大，颈静脉嵴、颈静脉管侵蚀破坏，肿瘤呈浸润性生长，呈长T1和长T2信号，有明显强化。

三叉神经瘤

【临床与病理】

三叉神经瘤占颅内肿瘤的0.2%～0.45%，占颅神经肿瘤的4%～7%，发生率仅次于听神经瘤，肿瘤多发生在三叉神经半月神经节处。病理上分为神经鞘瘤和神经纤维瘤，分别起源于神经鞘膜的雪旺细胞和神经纤维。常有囊性变和出血坏死，有包膜，属脑外肿瘤；以青壮年多见。按肿瘤部位分为以下几型：①骑跨颅中后窝型，呈哑铃状，最常见；②颅后窝型，位于桥小脑角区，肿瘤起源于三叉神经后根；③颅中窝型，位于鞍旁硬膜外，肿瘤起源于颅底三叉神经腔（Meckel腔）的三叉神经节。

临床表现为三叉神经分布区感觉异常，有时出现三叉神经痛，但较少见。其他表现包括咀嚼乏力、复视、角膜反射减退、听力下降、共济失调等，肿瘤较大者会出现颅内压增高症状。

【CT表现】

颅中窝和颅后窝交界处可见卵圆形或哑铃形肿物实性部分，为等或稍低密度，囊变区呈低密度，少数可见出血所致的高密度及液-液平面，囊变明显者形似囊肿。骨窗显示岩骨尖骨质吸收、眶上下裂及圆孔扩大、骨质吸收。增强扫描肿瘤实性部分及囊壁明显强化。

【MRI表现】

（1）中颅窝或后颅窝的类圆形肿块，跨颅窝生长者呈哑铃状，岩骨尖骨质可见破坏，且其间隙的脂肪信号消失。

（2）肿块在T1WI呈低或等信号，T2WI呈高信号。

（3）瘤内容易出现囊性变、坏死，囊变区呈更长T1、长T2信号，伴亚急性出血时均呈高信号，瘤周无水肿，有不同程度的占位效应。

（4）增强扫描呈明显均匀或不均匀性强化。

【实例分析】

1．现病史 患者女，57岁，感听力下降2年余，近期出现头痛及三叉神经痛症状。

2．行MRI检查　见下图。

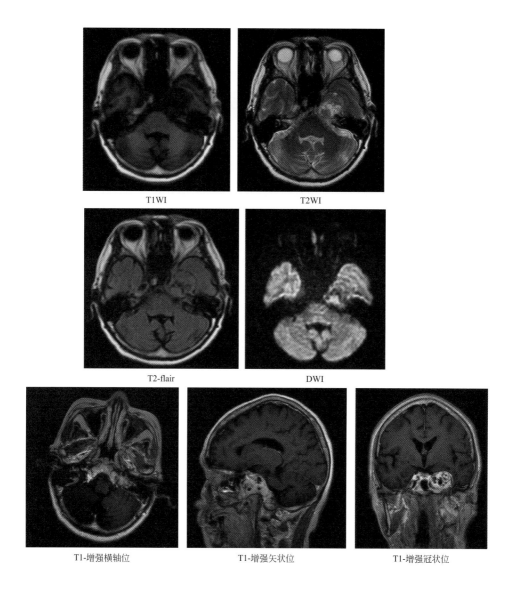

T1WI　　　　　　　　　　　T2WI

T2-flair　　　　　　　　　　DWI

T1-增强横轴位　　　　　T1-增强矢状位　　　　　T1-增强冠状位

3．问题

（1）请描述该病的影像学表现并做出诊断。

（2）该病的诊断依据是什么？

（3）本病易与哪些疾病相混淆？鉴别要点是什么？

4．参考答案

（1）MRI表现：左侧中颅窝类圆形肿块，跨颅窝部分向后生长，T1WI呈低信号，T2WI呈高信号，其内信号欠均匀，可见T1WI更低信号影及T2WI低信号影，边界尚清。T2-flair 以等信号为主；DWI 信号稍增高，增强检查病变呈明显强化，强化欠均匀，其内可见囊状不强化区。诊断为三叉神经瘤。

（2）好发于青壮年的中、后颅窝占位；有三叉神经相关症状；典型者肿块呈"哑铃状"，与三叉神经走行方向一致；增强扫描实质部分呈明显强化。

（3）鉴别诊断　①听神经瘤：好发于中年人的小脑脑桥角区，类圆形占位，内听道呈喇叭口样扩大，信号多不均匀，增强扫描呈明显不均匀性强化且同侧听神经瘤增粗，并强化呈蒂样。②脑膜瘤：好发于中年女性，宽基底，可见皮质扣压征，邻近颅骨多有骨质增生硬化，内部可见沙粒样钙化或流空血管的低信号影，增强扫描多呈明显均匀性强化。③胆脂瘤：多为囊性，有钻缝生长特性，病灶内见 T2WI 及 T2-flair 絮状稍高信号影，DWI 呈明亮高信号，增强扫描多无强化。

髓内室管膜瘤

【临床与病理】

髓内室管膜瘤约占脊髓原发肿瘤50%，以脊髓两端，即颈段脊髓、终丝及圆锥多见，病理学上来自于脊髓中央管及其残留的室管膜细胞、脊髓终室，约50%发生囊性变，易出血，罕见钙化，肿瘤血供丰富，易出血。好发于 30 ～ 50 岁，临床表现为颈及背区疼痛、步态不稳、神经功能障碍等。

【CT 表现】

CT 平扫呈低密度，脊髓外形膨大，多呈对称性，肿瘤与邻近正常脊髓分界尚清；近半数有囊变，偶见钙化。肿瘤较大时，可压迫椎体后缘，呈扇形压迹，椎管扩大伴椎间孔扩大。瘤体两端可形成肿瘤性脊髓空洞。增强扫描呈轻度强化或中度强化。

【MRI 表现】

MR 平扫为脊髓不规则膨大，肿瘤 T1WI 信号减低，与邻近脑脊液信号相似，T2WI 上为高信号，但与水肿难以区别，较大的肿瘤易继发囊变、坏死、出血而致肿瘤信号不均。增强扫描肿瘤实性部分强化，水肿及囊变部分不强化；当肿瘤生长缓慢而较大时可压迫骨质使椎管扩大。

【实例分析】

1. 现病史　患者女，52 岁，颈背部疼痛不适 5 年余。
2. 行 MRI 检查　见下图。

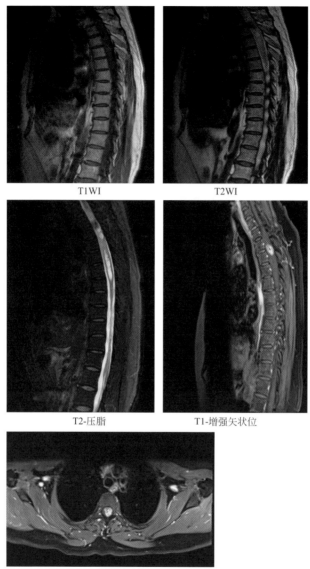

T1WI

T2WI

T2-压脂

T1-增强矢状位

T1-增强横轴位

3．问题

（1）请描述该病的影像学表现并做出诊断。

（2）该病的临床诊断要点及影像诊断要点。

（3）本病易与哪些疾病相混淆？鉴别要点是什么？

4．参考答案

（1）MRI表现：颈髓内梭形异常信号灶，T1WI呈等低信号，T2WI呈稍高信号，边界较清。增强检查见病灶呈明显强化，强化欠均匀，内见小片状不强化区。诊断为颈髓髓内室管膜瘤。

（2）髓内室管膜瘤的临床诊断要点：约占脊髓原发肿瘤50%，以脊髓两端，即颈段脊髓、终丝及圆锥多见；约50%囊变，易出血，罕见钙化，肿瘤血供丰富，易出血。好发于30～50岁；临床表现为颈及背区疼痛、步态不稳、神经功能障碍等。

影像诊断要点：病变局部椎管扩大，脊髓增粗，肿瘤呈等密度或混杂密度，位于脊髓中央，纵径达2～3个椎体高度，增强扫描可见中度以上强化。

（3）髓内室管膜瘤的鉴别诊断

① 髓内星形细胞瘤：星形细胞瘤更常见于儿童，肿瘤与脊髓分界不清，囊变及出血较室管膜瘤多见，好发于颈胸段，范围较大。

② 神经鞘膜瘤：神经鞘膜瘤易与终丝和马尾室管膜相混淆，神经鞘膜瘤为髓外硬脊膜下病变，据病变形态及强化特点一般不难区别。

脊　膜　瘤

【临床与病理】

脊膜瘤的发病率在椎管内肿瘤中居第二位，占所有椎管内肿瘤的25%，起源于蛛网膜细胞，也可起源于蛛网膜和硬脊膜的间质成分。70%以上的脊膜瘤发生在胸段，颈段次之（20%），腰段极少。

绝大多数肿瘤生长于髓外硬脊膜下，少数可长入硬脊膜外，通常发生在靠近神经根穿过的突起处，大多数呈圆形或卵圆形，大小不等，一般直径为2～3.5cm，以单发为多，呈实质性，质地较硬，包膜上覆盖有较丰富的小血管网，肿瘤基底较宽，与硬脊膜粘连较紧。肿瘤压迫脊髓使之变形、移位。临床上2/3以上肿瘤发生于中年，高峰在30～50岁之间，女性略多。

脊膜瘤生长缓慢，除非发生瘤内出血或囊性变等使其体积短期内明显增大，临床主要表现为慢性进行性脊髓压迫症状，导致受压平面以下的肢体运动、感觉、反射、括约肌功能及皮肤营养障碍，由于脊髓的代偿机制，症状可以表现为波动性，但总的趋势是逐渐恶化。

【CT表现】

CT平扫肿瘤多为实质性，范围较局限，呈椭圆形或圆形，密度多高于脊髓密度，有时瘤体内可见不规则钙化，邻近骨质可有增生性改变。增强扫描肿瘤中度强化。

【MRI表现】

MRI平扫表现为髓外硬膜下肿块，呈圆形、类圆形或短棒状，T1WI为中等信号，T2WI上为等信号或略高信号，伴钙化时，T1WI、T2WI均为低信号。肿瘤上下方蛛网膜下腔增宽，脊髓受压变扁并向对侧移位。增强扫描后，肿瘤实质呈明显均匀强化，肿瘤与脊髓有清晰的分界。可见到脊膜局限性增厚及强化，并与瘤体相连，称为"脊膜尾征"。

【实例分析】

1. 现病史　患者女，47岁，下腹感觉减弱4年余。

2．行MRI检查　见下图。

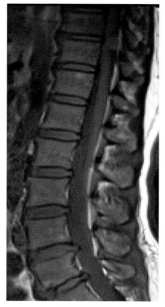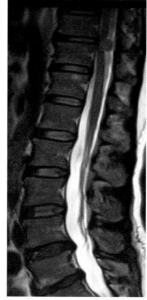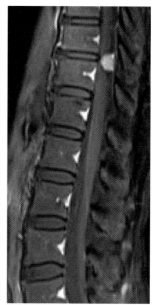

矢状位T1WI　　　　　　　　矢状位T2WI　　　　　　　　T1-增强矢状位

3．问题

（1）请描述该病的影像学表现并做出诊断。

（2）请描述该病的影像学诊断要点。

（3）本病易与哪些疾病相混淆？鉴别要点是什么？

4．参考答案

（1）MRI表现：髓外硬膜下占位，T_{10}～T_{11}水平髓外硬膜下见卵圆形异常信号灶，T1WI及T2WI均为等信号，增强扫描呈明显均匀强化，邻近脊髓受压移位，蛛网膜下腔增宽。诊断为胸椎脊膜瘤。

（2）影像学诊断要点　①发生于髓外硬膜下的肿瘤，肿瘤上下方蛛网膜下腔增宽，脊髓受压变扁并向对侧移位；②肿瘤多以宽基底与硬脊膜相连，边缘可有钙化；③肿瘤实质呈明显均匀强化，肿瘤与脊髓有清晰的分界。可见脊膜局限性增厚及强化，并与瘤体相连，称为"脊膜尾征"。

（3）需与神经鞘瘤鉴别，脊膜瘤常发生于胸段，女性多见，钙化率高，椎间孔扩大少见。神经鞘瘤肿块可呈哑铃型，常有椎间孔扩大，椎弓根吸收破坏；肿块易囊变，T2WI上信号更亮，多为不均匀或厚环状强化。

神经鞘瘤

【临床与病理】

神经鞘瘤为最常见的椎管内肿瘤，占所有椎管内肿瘤的29%，起源于神经鞘膜的施万细胞，故又称施万细胞瘤。

　　肿瘤最常发生于髓外硬脊膜内，以胸、腰段略多，呈孤立结节状，有完整包膜，常与 1 ～ 2 支脊神经根相连，与脊髓多无明显粘连。由于肿瘤生长缓慢，脊髓长期受压，常有明显压迹，甚至呈扁条状。肿瘤可发生囊变，极少发生钙化。肿瘤向椎间孔方向生长，使相应椎间孔扩大。跨椎管内外的肿瘤常呈典型的哑铃状。最常见于 20 ～ 40 岁，无性别差异。

【CT 表现】

　　CT 平扫肿瘤呈圆形实质肿块，密度较脊髓略高，脊髓受压移位，增强扫描呈中等强化。肿瘤易向椎间孔方向生长，致其扩大，骨窗像可见椎弓根骨质吸收破坏，椎间孔扩大。

【MRI 表现】

　　MRI 平扫显示肿瘤 T1WI 呈略高于或等于脊髓的信号，边缘光滑，常较局限，当肿瘤较大时常同时累及数只神经根，肿瘤常位于背外侧，脊髓受压移位，肿瘤同侧蛛网膜下腔扩大。肿瘤 T2WI 呈高信号。增强扫描后肿瘤明显均匀或不均匀强化，横断面及冠状面可清晰观察到肿瘤穿出神经孔的方向和哑铃状肿瘤全貌。

【实例分析】

　　1．现病史　患者女，37 岁，大腿下部感觉减退，麻木半年余。

　　2．行 MRI 检查　见下图。

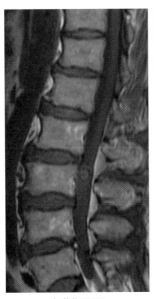 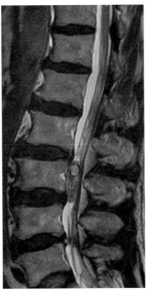 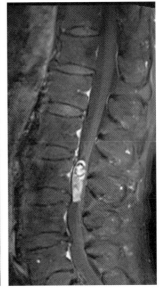

矢状位T1WI　　　　　　　　　矢状位T2WI　　　　　　　　　T1-增强矢状位

　　3．问题

（1）请描述该病的影像学表现并做出诊断。

（2）请描述该病的诊断要点。

（3）本病易与哪些疾病相混淆？鉴别要点是什么？

4．参考答案

（1）MRI表现：L_3水平椎管内占位，T1WI呈等或稍高信号，T2WI呈等或稍高信号，增强扫描呈明显不均匀性强化。诊断为腰椎神经鞘瘤。

（2）椎管神经鞘瘤为最常见的椎管内肿瘤，可发生于椎管的各段，以颈胸段最多。多有沿神经孔生长的特点，呈哑铃状，常有相应椎间孔扩大，椎弓根吸收破坏等骨质结构改变。

（3）鉴别诊断　需与脊膜瘤鉴别，两者均有髓外硬膜下肿瘤的共同特征，但神经鞘瘤多有沿神经孔生长的特点，肿瘤呈哑铃状，患侧椎间孔扩大，脊膜瘤少有此表现。此外，神经鞘瘤易囊变，T2WI上信号更亮，多为不均匀或厚环状强化，多发生于椎管后外侧，而脊膜瘤多见于脊髓背侧，如内部有钙化，更支持脊膜瘤的诊断。脊膜尾征对确定脊膜瘤诊断有重要意义。

椎管内血管畸形

【临床与病理】

椎管内血管畸形并非常见病，主要有动静脉畸形和海绵状血管瘤。临床上可有不同程度的脊髓压迫症状，表现为肢体麻木、无力和疼痛，严重者会出现截瘫表现。

动静脉畸形病变主要位于颈段脊髓，病灶范围可长可短，长者跨越数个椎体，其特点是脊髓实质内有一个或多个独立的畸形血管团，并有多支供血动脉和引流静脉，脊髓前动脉为常见的主要供血动脉。

海绵状血管瘤是隐匿性脊髓血管畸形中最常见的一种，是脊髓血管的先天性、非肿瘤性发育异常，一般认为是毛细血管水平的血管畸形。

【MRI表现】

流空现象是确定动静脉畸形最具特征性的诊断依据。病变区可见有范围不等的髓内、外增粗的血管，为流空现象。增粗的血管可呈串珠状、蚯蚓状。因此，在脊髓的边缘常呈现"花边状"或"串珠样"改变；而另一种表现似"藤条绕树"状。海绵状血管瘤多位于脊髓内且较局限，其特点以局限性出血为多见；毛细血管瘤多在硬膜外且呈团状。偶见小的流空血管；而蔓状血管瘤主要由静脉组成。由于血流不快使血管流空不明显。多在脊髓表面导致蛛网膜下腔形态不规则。

【实例分析】

1．现病史　患者女，66岁，无明显临床症状。

2．行MRI检查 见下图。

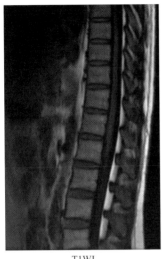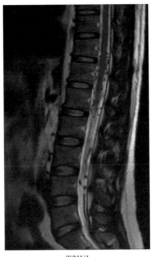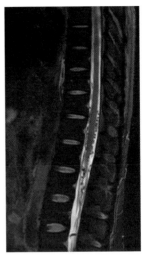

| T1WI | T2WI | T2-压脂 |

3．问题

（1）请描述该病的影像学表现并做出诊断。

（2）该病会引发什么样的脊髓继发性改变？

（3）该病临床症状与病变的关系是什么？

4．参考答案

（1）MRI表现：腰椎脊髓的边缘呈"花边状"改变，T2及T2-FS显示明显，可见血管流空现象。诊断为腰椎椎管内血管畸形。

（2）动静脉畸形容易导致脊髓缺血，严重者导致脊髓空洞，偶尔亦有出血者；而毛细血管瘤因成团且多位于硬膜外，所以常压迫脊髓造成相应改变。

（3）临床症状和病变的轻重、大小、范围、所处的脊髓节段及有无并发症等密切相关，因此，它们之间的关系呈正比关系。临床上常见的症状有病变脊髓节段以下感觉运动障碍、大小便功能障碍及下肢肌肉萎缩。

脊髓积水空洞症

【临床与病理】

脊髓积水空洞症（脊髓空洞症）是一种慢性进行性脊髓变性疾病，病变多位于颈髓、胸髓；亦可累及延髓，称为延髓空洞症。

发病年龄通常为20～30岁，偶尔发生于儿童期或成年以后，最小年龄为3岁，最大年龄为60岁。男性与女性比例为3：1。起病隐匿，进展缓慢。根据脊髓受累范围及空洞大小的不同，临床表现有差异，主要有感觉障碍、运动障碍、神经营养性障碍及其他症状。脑脊液检查多正常，空洞较大造成脊髓腔部分梗阻时脑脊液蛋白可增高。

基本病理改变是空洞形成和胶质增生，空洞内有清亮液体填充。脊髓外形呈梭形膨大或萎缩变细，其中空洞多位于颈膨大。病变多起始于灰质前联合，然后对称或不对称地向后角和前角扩展，继而压迫脊髓白质。早期空洞囊壁多不规则，有退变的神经胶质细胞增生。陈旧性空洞周围胶质增生及肥大星形细胞形成致密囊壁，空洞周围可见异常透明变形的血管。

【MRI表现】

MRI是确诊本病的首选方法，可显示空洞的位置、大小、范围以及是否合并小脑扁桃体下疝畸形（Chiari畸形）等，并有助于鉴别其原发性或继发性，选择手术适应证和设计手术方案。脊髓空洞症的基本表现为T1WI低信号，T2WI高信号，T2WI高信号空洞中可见梭形或斑片状低信号，为脑脊液流空现象。空洞内可有间隔。

【实例分析】

1. 现病史　患者，男，48岁，一年前左侧手指麻木，疼痛，后发展至双下肢麻木无力，近期加重。无运动障碍。

2. 行MRI检查　见下图。

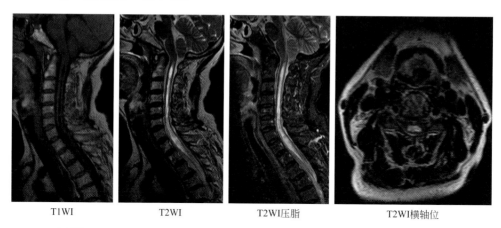

| T1WI | T2WI | T2WI压脂 | T2WI横轴位 |

3. 问题

（1）请描述该病的影像学表现并做出诊断。

（2）本病易与哪些疾病相混淆？鉴别要点是什么？

4. 参考答案

（1）MRI表现：$C_1 \sim T_3$水平脊髓增粗，中心可见长管状结构，管腔粗细不均匀，略呈串珠样改变，囊内呈水样信号，即T1WI呈低信号，T2WI呈高信号，信号均匀。诊断为脊髓空洞症。

（2）脊髓空洞症的鉴别诊断　①脊髓肿瘤：累及节段较短，进展较快，膀胱功能障碍出现较早，锥体束征多为双侧，可进展为横贯性损害，神经营养障碍少见，脊髓腔梗阻时脑脊液蛋白量可增高。MRI增强扫描可有助于诊断。②颈椎病：常有神经根痛症状，感觉障碍呈根性分布，可出现颈部活动受限或后仰时疼痛，手及上肢可有肌萎缩但不明显。颈椎CT和MRI检查可资鉴别。③肌萎缩侧索硬化症：本病特征为无感觉异常及感觉丧失，无神经营养障碍。MRI检查多无异常。

鼻　窦　炎

【临床与病理】

鼻窦炎多继发于急性鼻炎或上呼吸道感染；也可是由变态反应的继发感染或邻近器官炎症的扩散导致。上颌窦发病率最高。常为多发，若一侧或双侧各鼻窦均发病，称全鼻窦炎。临床表现主要为鼻塞、流脓涕、头痛和相应部位压痛及全身症状。鼻镜检查见鼻甲肥大、中鼻道或嗅裂有分泌物或脓液。慢性期可见中鼻甲息肉样变和鼻息肉。

【CT表现】

鼻甲肥大，鼻窦黏膜增厚。可见与窦壁或分隔表面平行或分叶状的软组织密度影。分泌物较多时，窦腔内可见水样液体密度，部分可见液平；增强扫描见黏膜强化，而分泌物不强化。急性期并发骨髓炎时，可见骨质破坏，破坏区边界不清；慢性期可见骨壁硬化增厚。

【MRI表现】

MRI可见增厚黏膜T1WI为等信号，T2WI为高信号。分泌物可因内蛋白质含量的不同其信号变化可有差别，急性期窦腔内渗出液为浆液，含蛋白等有形成分较少，T1WI低信号，T2WI高信号；若蛋白含量较高则T1WI为等或高信号，T2WI为高信号。

【实例分析】

1．现病史　患者男，66岁，鼻塞、流涕、头痛5年余。

2．行MRI检查　见下图。

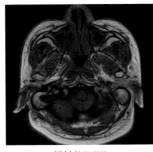 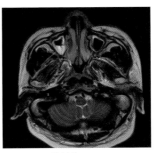

横轴位T1WI　　　　　　　　横轴位T2WI

3．问题

（1）请描述该病的影像学表现并做出诊断。

（2）本病易与哪些疾病相混淆？鉴别要点是什么？

（3）鼻窦炎的主要临床表现及 CT 表现。

4．参考答案

（1）MRI 表现：双侧上颌窦内环形长 T1、长 T2 信号影，以右侧为著。诊断为双侧上颌窦鼻窦炎。

（2）鼻窦炎的鉴别诊断　①鼻窦肿瘤：窦腔内实性肿块，强化明显，骨质破坏多见，无流涕及分泌物。②鼻窦囊肿：密度均匀，边界清楚，不随体位变化，邻近骨质大多无异常改变。

（3）鼻窦炎为最常见的鼻疾病，分急性和慢性。主要继发于鼻腔和牙根尖周感染、外伤骨折等。上颌窦发病率最高，其次是筛窦，常多发。临床表现为鼻塞，流脓涕，局部压痛，甚至头疼；急性期还可出现畏寒，发热等全身症状。CT 见到与窦壁或分隔表面平行或分叶状等密度影或水样密度病变可以诊断，病变可引起邻近骨质破坏，但较少见；慢性期多可见骨壁硬化增厚。

真菌性鼻窦炎

【临床与病理】

真菌性鼻窦炎常见致病菌有曲霉菌、毛霉菌和念珠菌等。多因长期使用抗生素、类固醇激素、免疫抑制剂或患糖尿病、肿瘤等消耗疾病，使机体抵抗力下降，诱发鼻腔和鼻窦的感染。临床上分为非侵袭性和侵袭性鼻窦炎，非侵袭性包括真菌球性鼻窦炎和变应性真菌性鼻窦炎，表现与化脓性或过敏性鼻窦炎相似，但有时分泌物可为灰白色、黑色或伴有血液，而全身症状不明显。侵袭性包括慢性侵袭性真菌性鼻窦炎和急性暴发性真菌性鼻窦炎，常有面颊部肿胀、疼痛，侵蚀邻近结构如眼部、腭部甚至颅内，可出现眼球突出、结膜充血和眼肌麻痹等症状，与恶性肿瘤相似。

【CT 表现】

病变以单侧或单个鼻窦常见，且多见于上颌窦。CT 表现为窦腔内黏膜增厚或密度不均的软组织影，病史长者可伴有不规则钙化（真菌代谢物钙化），95％为病变中央钙化。增强扫描呈不均匀强化或不强化。侵袭性病变可出现窦壁骨质破坏，并向眼眶和颅内扩展。

【MRI 表现】

MRI 表现可见鼻腔、鼻窦软组织结节影，T1WI 呈稍低或等信号，T2WI 病变多为低信号。增强后，侵袭性病变可明显强化。钙化 T1WI、T2WI 均为低信号。

【实例分析】

1. 现病史　患者男，62岁，流涕半年余，有时可见灰白色分泌物流出。
2. 行CT检查　见下图。

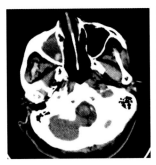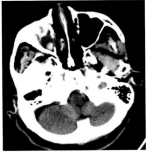

CT平扫

3. 问题

（1）请描述该病的影像学表现并做出诊断。

（2）本病易与哪些疾病相混淆？鉴别要点是什么？

（3）该病的常见致病菌是哪种菌？该病临床特点是什么？

4. 参考答案

（1）CT表现：右侧上颌窦内见软组织密度影，内见结节状、类圆形高密度钙化灶。周围骨质未见明显破坏征象。诊断为右侧上颌窦真菌性鼻窦炎。

（2）真菌性鼻窦炎的鉴别诊断　①慢性化脓性鼻窦炎：窦壁骨质增生硬化，可伴黏膜囊肿或息肉形成，增强扫描黏膜线样强化，钙化少见，且常位于病变的周围。②鼻窦恶性肿瘤：可见异常强化软组织肿块，邻近窦壁溶骨性破坏，可侵犯周围和远处转移。③鼻窦息肉：增强扫描多表现为黏膜线样强化，一般无骨质异常改变。④坏死性上颌窦炎：上颌窦可见软组织密度影，伴有较高密度的血性斑块，呈低密度炎症与高密度出血灶相混杂表现，强化不明显。

（3）真菌是一种条件致病菌，当机体抵抗力低下时可侵袭机体引起机会性感染，鼻真菌病较常见的病原菌是曲霉菌。多发好发于成年人，男女比例相近，多为单侧发病，好发部位为上颌窦。临床表现有涕中带血，鼻涕呈霉臭味，混有污秽干酪样物。

内翻性乳头状瘤

【临床与病理】

内翻性乳头状瘤是鼻部较常见的良性肿瘤，男性多见，发病年龄多为40～50岁。临床表现有鼻塞、流涕、鼻部出血、失嗅、溢泪等。

病理上属于良性肿瘤，但易复发，并且可侵犯邻近骨质。2%～3%可发生恶变。乳头状瘤典型特征是上皮明显增生和上皮下结缔组织增殖少量赘生物，为真性上皮性肿瘤。病理类型：外生型和内翻型，前者少见，后者多见，其病理特点是水肿明显的基质内可见增生的上皮肿块，呈倒生性。肿块呈息肉样，好发于鼻腔的侧壁，尤其是中鼻甲游离缘，常常侵入筛窦和上颌窦。病变切除术后复发率高，少数病例可发生恶变。

【CT表现】

（1）CT平扫：可见鼻腔或鼻窦内软组织肿块，多见于中鼻道鼻腔外侧壁，沿中鼻甲长轴生长，呈乳头状，边缘分叶，密度均匀；瘤体见有气体，称为气泡征，为本病特征性表现。多累及同侧鼻腔、鼻旁窦，可蔓延到周围鼻窦内。邻近骨质受压变形、吸收或破坏，如发生恶变，骨质破坏更明显；上颌窦口常扩大，肿瘤阻塞可引起鼻窦炎性改变；鼻中隔及鼻甲常受压移位。

（2）CT增强：肿块实性部分明显强化，呈不均匀脑回状强化。肿瘤增大后可侵入眼眶或颅前窝。肿瘤迅速增大，骨质破坏显著时，应考虑有发生恶变可能。

【MRI表现】

多见以中鼻道鼻腔外侧壁为中心的不规则软组织肿块，T1WI呈等信号，T2WI呈等、高混杂信号；增强后肿块明显不均匀强化，呈现"脑回状"，具有特征性。邻近结构侵犯情况，表现同CT。

【实例分析】

1. 现病史　患者，男性，64岁，鼻塞、流涕3月余，偶有鼻出血。体格检查：鼻镜检查示左侧鼻腔内新生物。

2. 行CT检查　见下图。

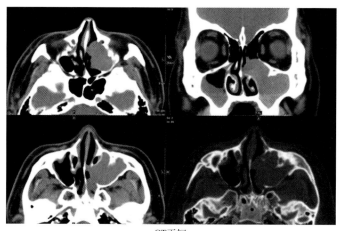

CT平扫

3．问题

（1）请描述该病的影像学表现并做出诊断。

（2）该病的鉴别诊断有哪些？如何鉴别？

（3）该病的影像征象有哪些？

4．参考答案

（1）CT平扫：左侧鼻腔及上颌窦内见软组织肿块，内侧壁骨质吸收；左侧上颌窦窦口扩大；相应左侧鼻腔变窄。右侧上颌窦黏膜增厚，窦壁骨质未见异常。右侧鼻腔通畅，其内未见异常。诊断为左侧鼻腔内翻性乳突状瘤、右侧上颌窦炎。

（2）本病需要与鼻窦炎及鼻息肉、鼻腔血管瘤、鼻腔恶性肿瘤等鉴别。①鼻窦炎及鼻息肉：大多为双侧发病，鼻息肉表现为鼻腔内新生物，常伴有炎症，鼻腔与副鼻窦内病灶一般无连通；一般也无窦壁骨质破坏。②鼻腔血管瘤：增强检查本病明显强化，与邻近大血管强化程度相似。③鼻腔恶性肿瘤：鼻腔恶性肿瘤常有明显的侵袭性，周围脂肪层模糊，显示不规则窦壁骨质破坏，强化程度不一，易于侵犯鼻外结构。内翻性乳头状瘤发生恶变后两者鉴别困难。

（3）内翻性乳头状瘤发生恶变时，肿瘤常出现侵犯周围结构，形态不规则，常出现窦壁的骨质破坏等征象。

鼻　息　肉

【临床与病理】

鼻息肉是鼻部常见病，既可单独发生于鼻腔或副鼻窦，也可两者同时发生。病因多是变态反应和鼻黏膜的慢性炎症所致。慢性鼻炎、副鼻窦炎及鼻腔脓性分泌物的长期慢性刺激使鼻黏膜水肿和增生肥厚而形成息肉。

鼻息肉多发生于筛窦和上颌窦，而且容易向鼻腔内生长，双侧多见。过敏性鼻息肉多见于下鼻甲及嗅区，如果发生于后鼻孔，则息肉易被感染。

临床症状因息肉大小、部位不同而存在差异，可出现持续性鼻塞、嗅觉灵敏度减退、鼻塞性鼻音及头部闷痛、鼻腔分泌物增多等鼻窦炎症状。若息肉堵塞咽鼓管口时，可出现耳鸣、听力障碍等。鼻腔镜检查可见息肉表面光滑、灰色或淡红色，荔枝肉样半透明肿物，柔软、无痛，一般无出血。

【CT表现】

CT表现为鼻腔或鼻窦内软组织肿块，边缘光滑，密度均匀，有蒂是其典型表现。局限于鼻窦者，多见于上颌窦。鼻窦炎伴鼻息肉时，息肉多起自于筛窦和上颌窦，表现为鼻窦黏膜增厚，窦腔内分泌物增多及鼻腔软组织肿块。发生于鼻窦及后鼻孔的息肉多见于青少年，常来自于上颌窦，表现为同侧鼻腔内软组织影与上颌窦软组织影相连，鼻窦窦口和鼻腔均增宽。当息肉充满窦腔时，窦壁骨质呈膨胀性改变，偶见骨质吸收或硬化。CT增强检查可见息肉呈轻度线条样强化，此为包绕息肉的黏膜影。

【MRI表现】

鼻息肉T1WI呈中等信号，T2WI为高信号，边缘光滑，信号均匀，增强检查不强化或呈线条样轻度强化。若为出血性息肉则T1WI及T2WI高低信号混杂，此时因息肉内有增生的血管及血管多少而异，增强检查时可出现不同程度的强化。

【实例分析】

1. 现病史　患者鼻塞、嗅觉减退，鼻音重及头部闷痛，鼻腔分泌物增多3年。

2. 行CT检查　见下图。

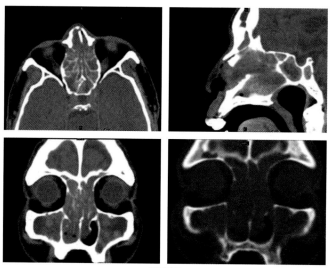

CT平扫

3. 问题

（1）请描述该病的CT表现并做出诊断。

（2）本病形成的主要原因是什么？

（3）本病需要和哪些疾病鉴别，主要鉴别点是什么？

4. 参考答案

（1）CT平扫示双侧鼻腔内见软组织密度，密度均匀，鼻腔堵塞变窄；双侧上颌窦窦口变窄，由软组织密度充填。双侧筛窦、上颌窦内可见软组织密度，密度较均匀，窦壁骨质结构连续，密度均匀，未见骨质破坏征象。诊断为副鼻窦炎伴双侧鼻息肉。

注：本病例病理为（双侧鼻腔）鼻息肉。

（2）本病多是变态反应和鼻黏膜的慢性炎症所致。慢性鼻炎、副鼻窦炎及鼻腔脓性分泌物长期慢性刺激使鼻黏膜水肿和增生肥厚而形成息肉。

（3）本病需与鼻腔内的恶性肿瘤、内翻性乳头状瘤、单纯性鼻窦炎、鼻囊肿以及鼻咽部纤维血管瘤等进行鉴别。一般恶性肿瘤呈浸润性生长并且出现明显的骨质破坏；鼻咽部纤维血管瘤CT增强后呈明显强化；内翻性乳头状瘤与息肉鉴别困难，一般需要鼻镜和病理检查确诊。

鼻 咽 癌

【临床与病理】

鼻咽癌为我国高发恶性肿瘤之一，具有独特的地理分布特征，流行病学调查显示我国广东、广西、湖南、福建、江西为世界鼻咽癌高发区。最常发生于中年人，也可见于儿童及青少年，男性多见，男、女比例约为2.5∶1。种族、遗传、EB病毒感染及环境致癌因素是已知的发病因素。

临床表现：早期症状隐匿，中、晚期患者因肿物的侵犯范围不同而临床表现各异。患者往往以颈部淋巴结肿大为首发症状，其他临床症状包括回缩性血涕、鼻塞、鼻衄等鼻部症状；肿瘤侵犯迷走神经可引起声嘶、吞咽困难等咽喉部症状；面部发麻、头痛、舌偏斜、复视、眼睑下垂等神经症状；晚期可有耳鸣、单侧听力减退或丧失等耳部症状。鼻咽镜检查可见肿瘤呈紫红色，触之易出血；实验室检查EB病毒抗体增高。

病理：鼻咽癌好发于鼻咽隐窝和顶壁，大多数起源于呼吸道柱状上皮，分为鳞癌、腺癌、泡状核细胞癌和未分化癌，东方人以未分化癌最为常见。因为鼻咽腔特殊的解剖关系，不仅与头面部各腔隙相通，而且与颈部重要间隙相邻或相通，并且淋巴组织丰富，所以鼻咽癌的蔓延途径也具有其独特的特点。依据鼻咽癌发展，可将其分为上行型（向上侵及颅底骨质及脑神经）、下行型（有淋巴结转移）和上下行型（兼有侵犯颅底、脑神经和颈部淋巴结转移）。局限于鼻咽部者为局限型。鼻咽癌向前可蔓延侵及鼻腔；经眶下裂侵入眶尖；经眶上裂进入海绵窦；经蝶腭孔侵犯翼腭窝。肿瘤向外侧蔓延主要侵犯咽旁间隙；向后外方蔓延至茎突后间隙并可侵及第Ⅸ～第Ⅻ对脑神经；向后侵犯椎前肌肉及筋膜；向下蔓延侵及口腔；向上蔓延侵及颅底或经卵圆孔、破裂孔进入海绵窦，经颈静脉孔进入颅后窝。

WHO（2017版）鼻咽癌T分期如下。

Tx：原发肿瘤无法评估。

T0：未发现肿瘤，但有EBV阳性且有颈部转移性淋巴结。

T1：肿瘤局限于鼻咽、或侵犯口咽和/或鼻腔，无咽旁间隙受累。

T2：肿瘤侵犯咽旁间隙，和/或累及邻近软组织（翼内肌、翼外肌、椎前肌）。

T3：肿瘤侵犯颅底骨质结构、颈椎、翼状结构、和/或鼻旁窦。

T4：肿瘤侵犯至颅内，有颅神经、下咽、眼眶、腮腺受累，和/或有超过翼外肌的外侧缘的广泛软组织侵犯。

【CT表现】

（1）局部软组织肿块　好发于咽隐窝及咽顶后壁，肿块较小时仅表现为一侧咽隐窝表浅、消失，黏膜增厚，表面凹凸不平。形成较大肿块后，常突入鼻咽腔，致其不对称、狭窄或闭塞。平扫肿块为等密度，增强后轻、中等强化。

（2）深部浸润　因侵及范围不同而异，向深部浸润侵犯翼内外肌可致咽旁间隙变窄或消失；向后外蔓延至颈动脉鞘；向前蔓延可阻塞后鼻孔、鼻腔，亦可侵犯上颌窦；向上可累及斜坡、筛蝶窦等。

（3）颅底骨骨质破坏　常见破裂孔、蝶骨大翼、蝶骨体、枕骨斜坡等骨质吸收破坏，破坏区边界不清，正常骨质被肿瘤组织取代。

（4）颅内侵犯　常累及海绵窦、桥小脑角及颞叶等。冠状面CT最易显示肿瘤自鼻咽部向颅内侵犯情况，增强后颅内肿块明显强化。

（5）颈部淋巴结转移　主要累及颈深上淋巴结群和咽后外侧淋巴结等，类圆形，CT等密度，中央坏死呈更低密度，增强检查有助于区血管和淋巴结，前者明显强化，后者无强化。

【MRI表现】

（1）肿瘤在T1WI上大部分为等或低信号，T2WI上呈稍高信号，介于脂肪与肌肉信号之间。增强扫描肿块呈轻、中度强化，并且有助于显示病灶范围、侵犯程度以及与周围组织结构的关系等。

（2）MRI能够清晰显示颅底骨质破坏的情况，尤其对于显示斜坡、岩谷骨尖等松质骨病变要明显优于CT；另外对于显示肿块颅内侵犯、颈部淋巴结转移方面，也优于CT表现。

（3）MRI对鼻咽癌放疗后的评价以及评估肿瘤有无复发方面也具有重要意义。

【实例分析】

1．现病史　患者45岁，男性，回缩性血涕、耳鸣伴左侧听力减退3个月，近2周来出现左侧面部刺痛。体格检查：鼻咽镜检查发现左侧鼻咽壁增厚、局部隆起，咽隐窝消失。实验室检查：血常规及肿瘤全套指标正常。

2．行CT及MRI检查　见下图。

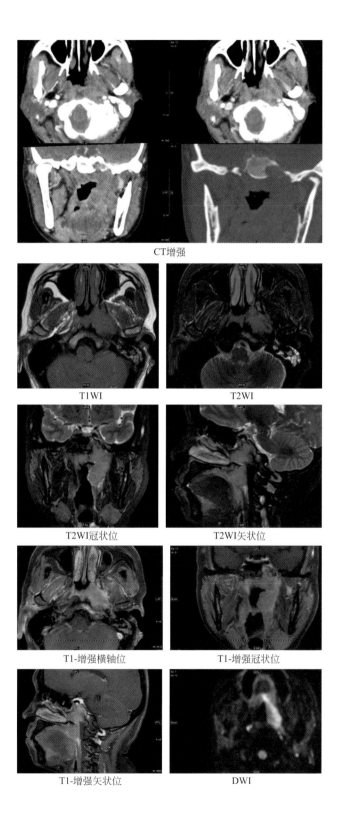

CT增强

T1WI

T2WI

T2WI冠状位

T2WI矢状位

T1-增强横轴位

T1-增强冠状位

T1-增强矢状位

DWI

3．问题

（1）请描述该病的影像学表现并做出诊断。

（2）该病的鉴别诊断主要有哪些？何如鉴别？

（3）该病的 T 分期如何？根据上述 CT 及 MRI 图像对本病例患者做出 T 分期。

4．参考答案

（1）CT 表现：增强 CT 示左侧鼻咽壁增厚，可见软组织肿块，呈中度不均匀强化；咽隐窝消失，相应鼻咽腔变窄；咽周间隙模糊；左侧椎前肌受侵；骨窗示邻近蝶骨体可见骨质破坏。MRI 表现：左侧鼻咽壁明显增厚，T1WI 呈等或稍低信号，T2WI 呈稍高信号，信号不均匀，DWI 呈高信号；咽隐窝消失，相应咽腔变窄；咽周间隙消失并见软组织肿块信号。左侧椎前肌受累，呈肿瘤组织信号。增强检查肿块呈明显不均匀强化。邻近颅内未见异常信号。诊断为左侧鼻咽癌，侵及蝶骨体。

（2）鉴别诊断　①鼻咽部纤维血管瘤：临床多有鼻出血症状，以腔内生长为主，增强扫描呈明显强化，强化程度与血管相似。②鼻咽部腺样体肥大：多见于儿童，双侧及后壁均增大，不伴有周围侵犯及破坏征象。③颈部淋巴结结核：临床常有结核症状，增强扫描病灶出现环形强化。④鼻咽部炎症：以黏膜增厚为主，无深层组织改变。

（3）WHO 的 2017 版鼻咽癌 T 分期如下。

Tx：原发肿瘤无法评估。

T0：未发现肿瘤，但有 EBV 阳性且有颈部转移性淋巴结。

T1：肿瘤局限于鼻咽、或侵犯口咽和 / 或鼻腔，无咽旁间隙受累。

T2：肿瘤侵犯咽旁间隙，和 / 或邻近软组织受累（翼内肌、翼外肌、椎前肌）。

T3：肿瘤侵犯颅底骨质结构、颈椎、翼状结构、和 / 或鼻旁窦。

T4：肿瘤侵犯至颅内，有颅神经、下咽、眼眶、腮腺受累，和 / 或有超过翼外肌的外侧缘的广泛软组织侵犯。

本病例侵及颅底骨（蝶骨体），未见侵及颅内结构及颅神经结构，因此为鼻咽癌 T3 期。

喉　　癌

【临床与病理】

喉癌约占全身恶性肿瘤的 2%，好发年龄 50～60 岁，30 岁以下少见。男性发病率远高于女性。喉癌常见于嗜烟酒者、声带过度疲劳者、慢性喉炎患者，长期暴露于粉尘、石棉或电离辐射也与喉癌的发病有关。

病理改变：早期出现乳头状结节，继而向黏膜下及周围组织浸润，使受累组织增厚、变形或发生溃疡；晚期可向喉外发展，破坏喉软骨，常经淋巴道转移至颈部乃至纵隔淋巴结，亦可经血道转移至肺、肝、骨和脑等器官。

依据肿瘤发生的解剖部位分四型：①声门上型癌，发生于会厌、室带、喉室、杓状软骨及杓会厌皱襞等处；②声门型癌，发生于声带的喉室面；③声门下型癌，发生于声带下缘至环状软骨下缘之间；④贯声门癌，主要侵犯声门旁间隙，肿瘤跨越两个喉解剖区，易向深层侵犯，破坏软骨，为喉癌的晚期表现。

鳞癌是其最常见组织学类型，约占90%，而腺癌、未分化癌及肉瘤等较少见。

临床表现：声嘶、喉部不适、咽喉疼痛、呼吸困难等，若发生溃烂时常常可有咽喉痛和痰中带血等症状。

【CT表现】

喉癌的影像学检查的价值在于确定肿瘤的范围、与周围重要结构的关系及评价有无颈部淋巴结转移。

（1）声门上型癌　占30%，发生于会厌、杓会厌皱襞等处，分化差，早期即可出现颈部淋巴结转移，预后差。CT表现为会厌游离缘或杓会厌皱襞软组织增厚或形成结节样肿块；会厌前间隙和喉旁间隙低密度脂肪消失，代之以等密度或略高密度的软组织肿块，提示受侵。室带、喉室肿块表现为低密度区被高密度软组织取代。

（2）声门型癌　最多见（60%），发生于声带的喉室面，喉室变小。分化好，发展慢，淋巴转移少，预后好。早期局限于声带内，CT表现仅见两侧声带不对称，病变侧声带毛糙、增厚或有局限的软组织结节，肿瘤容易侵犯前联合（前联合厚度超过2mm）提示受侵，然后向对侧声带浸润；向前破坏甲状软骨，表现为软骨密度增高、硬化，骨髓腔变窄、消失，或出现病理性骨折，CT表现为局部骨质中断。

（3）声门下型癌　原发的声门下型癌少见，常发生于声带下缘到环状软骨下缘之间。CT发现声带下方气管与环状软骨之间，其内侧面软组织厚度大于1mm，或出现软组织肿块影则提示异常。

（4）混合型　晚期表现，肿瘤累及声门区及声门上区而占据整个喉腔；声带和室带多同时受侵；伴周围软组织广泛浸润、邻近软骨骨质破坏、颈部淋巴结转移等。

【MRI表现】

（1）肿瘤与肌肉相比T1WI呈等、略低或低信号，T2WI为不均匀中等信号；坏死区呈T1WI明显低信号，T2WI呈水样高信号。

（2）注射造影剂钆喷替酸葡甲胺（Gd-DTPA）后肿瘤有不同程度强化。

（3）MRI有助于鉴别软骨有无受侵，喉软骨受侵的MRI表现为T1WI为低信号，T2WI为中、高信号，非钙化软骨T2WI为低信号，使用脂肪抑制技术的增强MRI扫描更有利于发现早期软骨受侵情况。

（4）MRI多平面成像，可清楚显示各型肿块的范围及侵犯情况，不需增强即可发现颈部增大的淋巴结；肿瘤分型同CT。

【实例分析】

1．现病史　患者，男性，57岁，因咽喉炎治疗多年。近3个月出现咽部异物感、逐渐声嘶来诊。自述既往无明显不适，吸烟30余年，饮酒20余年，无酗酒病史。喉镜检查示右侧声门区增厚、声门运动障碍、会厌壁增厚、水肿。血常规检查正常。

2．行CT检查　见下图。

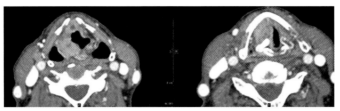

CT增强横轴位

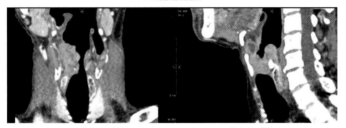

CT增强冠状位　　　　　　　CT增强矢状位

3．问题

（1）请描述该病的CT表现并做出诊断。

（2）该病侵犯喉软骨的诊断要点有哪些？

（3）该病分几型？它们最容易侵犯的结构有哪些？

（4）该病需要哪些疾病鉴别？如何鉴别？

4．参考答案

（1）喉部CT增强扫描示右侧杓会厌皱襞、声带及假声带增厚，呈中度不均匀强化，其内见斑片状无强化低密度区，腔面不规整，凹凸不平；前联合增厚，呈中度不均匀强化；冠状位及矢状位重建图像示肿瘤跨声门生长，喉腔变窄；右侧杓状软骨较对侧密度增高。诊断为右侧喉癌（声门上型）。

注：本病例病理为（喉部）鳞状细胞癌。

（2）CT对喉软骨侵犯的评估具有重要意义，骨窗观察最佳。软骨密度增高、边缘毛糙、变小、断裂或移位是喉软骨受侵的主要表现形式。MRI对喉软骨的侵犯评估也十分敏感，成人喉软骨内含有较多的黄骨髓，T1WI表现为高信号，如果喉软骨T1WI呈中等或低信号，T2WI呈高信号，常被认为受侵。

（3）依据肿瘤发生的解剖部位分四型 ①声门上型癌，发生于会厌、室带、喉室、杓状软骨及杓会厌皱襞等处；②声门型癌，发生于声带的喉室面；③声门下型癌，发生于声带下缘至环状软骨下缘之间；④贯声门癌，主要侵犯声门旁间隙，肿瘤跨越两个喉解剖区，易向深层侵犯，破坏软骨，为喉癌的晚期表现。

（4）鉴别诊断 ①喉部疾病：急性喉炎常见于小儿患者，临床表现有声音嘶哑，进而出现呼吸促迫或"风箱样呼吸"。成人急性喉头水肿主要见于中毒、过敏等。喉部急性炎症通常不用做影像学检查，依据病史和临床表现即能明确诊断。慢性咽喉炎 CT 和 MRI 检查可见咽喉部、声门上和声门区水肿，治疗后复查，水肿区逐步减小或消退。②声带息肉：可由声带慢性炎症、外伤或过度发声等引起，声带息肉好发于声带前、中三分之一交界处，临床表现主要是声音嘶哑。CT 扫描一侧声带的前中部可见边缘清晰、光滑的结节，通常没有明显强化；MR 扫描病灶 T1WI 呈等低信号，T2WI 呈略高信号，一般无强化。③喉部良性肿瘤：喉部良性肿瘤比喉癌少见，其中乳头状瘤比较多，特点是声带或会厌等结构表面乳头状肿块突入气道，一般轻度强化，未发生恶变一般不侵犯周围组织。但是乳头状瘤手术切除后易复发，部分病例可发生癌变。

其他还需要与脉管来源、神经源性、肌源性肿瘤等鉴别。血管瘤注入对比剂后有显著的强化可与喉癌相鉴别。

鼻咽血管纤维瘤

【临床与病理】

鼻咽血管纤维瘤是鼻咽部最常见的良性肿瘤，发病原因不明，好发年龄 10～25 岁，主要见于青年男性，故又称男性青春期出血性鼻咽血管纤维瘤。

临床表现：典型症状为反复的鼻腔、口腔出血，出血量多少不一。肿瘤较大，影响周围器官时出现相应症状。影响中耳乳突时发生中耳乳突炎；压迫眼部时出现突眼、复视、视力障碍等；突出于面部可引起面部畸形；还可出现头晕、头痛等。

肿瘤起源于枕骨底部、蝶骨体及翼突内侧的骨膜，向下突入鼻咽并向前生长，经后鼻孔进入同侧鼻腔。内镜检查：肿瘤瘤体大小不一，形态多样，可呈类圆形、椭圆形或不规则形，表面呈粉红色、暗红色，可见扩张的血管。

病理表现：肿瘤由丰富的血管组织和纤维组织基质构成，因为血管壁较薄且缺乏弹性，易引起大出血；较大的肿瘤可以压迫邻近骨质，造成骨质吸收或破坏，亦可侵入鼻窦、眼眶、翼腭窝等，故本病虽然属良性肿瘤，但具有一定的侵袭性。

【CT 表现】

CT 能准确显示肿瘤部位、形态及邻近结构侵犯情况。

平扫：鼻咽顶部可见密度较均匀的软组织肿块，与肌肉组织分界不清，鼻咽腔变形，周围骨质受压及/或破坏。肿瘤侵犯周围组织的范围非常广泛，翼腭窝受侵者最为常见，也可破坏颅底骨，从而进入海绵窦，甚至侵入脑内。

增强：肿瘤呈显著强化，其CT值可超过100HU。冠状面重建有助于观察肿块向颅内蔓延侵犯情况。

【MRI表现】

MRI肿瘤T1WI呈中等或稍高信号，T2WI呈明显高信号，内部可掺杂点条状低信号，此征象与肿瘤含有血管与纤维成分比例有关。肿瘤内的血管因流空效应可呈点条状低或无信号，称为"椒盐征"，此征象对诊断鼻咽纤维血管瘤具有特征性。增强扫描肿瘤明显强化，流空的血管影显示得更为清楚。MRI对肿瘤向深部侵犯的显示要明显优于CT，但对骨质破坏的显示不如CT。

【实例分析】

1．现病史　患者，男性，27岁，经常鼻出血3年，近年来逐渐出现鼻咽部闷胀感。体格检查：鼻咽镜发现鼻咽部肿块，表面光滑，紫红色。双侧颈部未触及明显肿大淋巴结。血常规及常见肿瘤指标均阴性。

2．行CT检查　见下图。

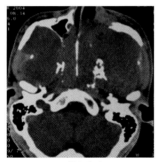 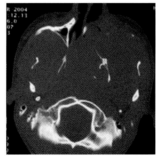 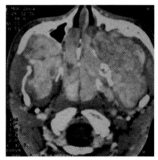

CT软组织窗　　　　　　　　　CT骨窗　　　　　　　　　CT增强

3．问题

（1）请描述该病的影像学表现并做出诊断。

（2）什么是"椒盐征"？

（3）简述该病的MRI诊断要点。

（4）该病的鉴别诊断有哪些？如何鉴别？

4．参考答案

（1）CT平扫：鼻咽顶部、双侧鼻腔及双侧上颌窦内巨大软组织肿块，边界清晰，密度不均匀；骨窗示鼻中隔、双侧上颌窦各壁有不同程度骨质破坏。CT增强：肿瘤呈明显不均匀强化，边界较清，肿瘤侵犯邻近结构显示更加清楚，部分结构受压、移位。诊断为鼻咽血管纤维瘤。

（2）MRI检查时鼻咽血管纤维瘤的瘤体内血管因流空效应而呈条状低信号，称为"椒盐征"，是本病诊断的特征性表现。

（3）在MRI T1WI上肿瘤呈中等或稍高信号，在T2WI上呈明显高信号，内部可掺杂点条状低信号。肿瘤内的血管因流空效应可呈点条状低或无信号，称为"椒盐征"，是本病诊断的特征性征象。增强扫描肿瘤明显强化，流空的血管影显示得更为清楚。MRI对肿瘤向深部侵犯范的显示要明显优于CT，但对骨质破坏的显示不如CT。

（4）该病需要与以下疾病相鉴别。①鼻咽癌：肿瘤呈弥漫浸润性生长，与周围组织分界不清，且常有颈部淋巴结转移，颅底骨质破坏等。鼻咽血管纤维瘤血供极丰富，增强后强化极显著，与周围组织分界较清楚。②淋巴瘤：淋巴瘤的强化不如鼻咽血管纤维瘤明显，若发现全身其他部位淋巴结肿大，支持淋巴瘤诊断。③鼻息肉：鼻息肉也可表现为鼻腔内后鼻孔区的软组织肿块，范围局限，边界清晰，中等强化。偶尔可见到肿瘤蒂，结合患者年龄、强化表现有助于鉴别。

腮腺混合瘤

【临床与病理】

腮腺混合瘤，也称多形性腺瘤，是腮腺最常见的良性肿瘤，约占70%，因瘤内含有多种组织而得名，包括软骨样组织、黏液样组织以及黄色角化物，并可伴有囊变、钙化。肿瘤多呈圆形或椭圆形，直径3～5cm，包膜完整，边界清晰。病理切面呈灰白色，可见浅蓝色软骨样组织、半透明的黏液样组织以及小米粒大的黄色角化物，囊变者内含无色透明或褐色液体。约10%可能恶变，表现为组织易碎，包膜中断、消失，与周围组织失去正常界限。

腮腺混合瘤以中老年女性多见，生长缓慢，质软、韧，活动可。

【CT表现】

（1）腮腺内圆形或椭圆形软组织肿块，边缘光滑，界限清楚。

（2）瘤内可有纤维化、钙化或囊变，导致密度不均匀。

（3）增强后均匀或环形强化，一般呈轻中度延迟强化。

【MRI表现】

（1）病灶常单发，T1WI多呈等或低信号，T2WI多呈高信号，边界清晰。

（2）增强后肿块呈中重度强化，边缘光整，病灶内可见斑点状囊变信号，呈砂砾状改变，T1WI呈低信号，T2WI呈高信号，增强可见无强化的斑点状信号。

（3）肿块周围有包膜，包膜的T1WI及T2WI序列呈低信号，增强检查可见包膜呈轻度强化。

【实例分析】

1．现病史 患者，女，41岁，右侧耳前肿块半年来诊。自述既往无明显不适。体格检查：肿块位于耳前，位置变浅、固定、无压痛。

2．行CT及MRI检查 见下图。

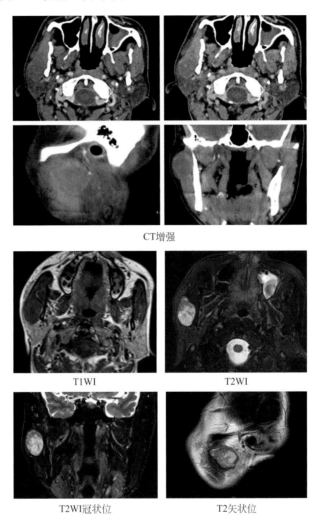

CT增强

T1WI　　　　　　　　　　T2WI

T2WI冠状位　　　　　　　T2矢状位

3．问题

（1）请描述该病的影像学表现并做出诊断。

（2）该病的鉴别诊断有哪些？

（3）腮腺良、恶性肿瘤如何鉴别？

4．参考答案

（1）CT表现：颈部CT增强扫描示右侧腮腺体积增大，浅叶前部区见类圆形异常强化灶，呈轻度均匀强化，边界清楚。MRI表现：肿块位于右侧腮腺浅叶，T1WI呈等信号，压脂T2WI呈均匀高信号，边界清晰。诊断为右侧腮腺多形性腺瘤。

注：本病例病理为（右侧腮腺区）多行性腺瘤，包膜不完整，周围检出淋巴结呈反应性增生。

（2）鉴别诊断　①腮腺恶性肿瘤：可根据肿瘤有无生长加快、变硬，固定、溃疡、面瘫等临床特征相鉴别。腮腺恶性肿瘤形态不规则，边界不清，其内极易发生出血、坏死、囊变，呈浸润性生长，边界不清。②腮腺淋巴瘤：老年男性多见，好发于腮腺浅叶后下极，可多发。增强扫描多较明显强化，呈快进快出强化方式。包绕血管或贴边血管征为其特征性CT表现。

（3）腮腺良、恶性肿瘤的表现可有交替或重叠，因此鉴别困难。肿瘤边界模糊，增强时有局部环状强化，肿瘤内部见不规则血管提示恶性趋势。恶性腮腺肿瘤多有早期强化的特点，MRI检查中DWI的ADC值要高于良性肿瘤。

腮腺淋巴瘤

【临床与病理】

腮腺淋巴瘤，也称Warthin瘤，常见于50岁以上男性，常多发或双侧发病，主要位于腮腺浅叶下极，肿瘤常有包膜，但较薄，也含有大小不等的囊腔。肿瘤通常为无痛性肿块，发展缓慢，表面光滑、质地较软。在组织学上，Warthin瘤有嗜酸性上皮细胞和淋巴样间质成分，因此常有消长史。

【CT表现】

（1）肿瘤多位于腮腺后下极；多为双侧腮腺肿瘤，也可在一侧出现多个肿瘤。

（2）CT表现为圆形或卵圆形软组织影，可有分叶，密度不均匀，其内常可见多发小囊状低密度区。

（3）增强扫描肿块常呈轻到中度强化，呈快进快出的强化方式。特征性CT表现是包绕血管或贴边血管征。

【MRI表现】

（1）肿瘤发病部位及形态同CT表现。

（2）T1WI呈低信号，T2WI及压脂T2WI呈高、低混杂信号，囊变区一般呈长T1、长T2信号。

（3）增强扫描肿瘤实性成分呈轻中度强化，囊变区无强化。

【实例分析】

1. 现病史　患者，男性，61岁，自诉发现右侧颞部结节3个月，结节活动，无明显不适。体格检查：右侧颞部肿块，质软，活动，无压痛。血常规及全套肿瘤指标正常。

2．行CT、MRI检查　见下图。

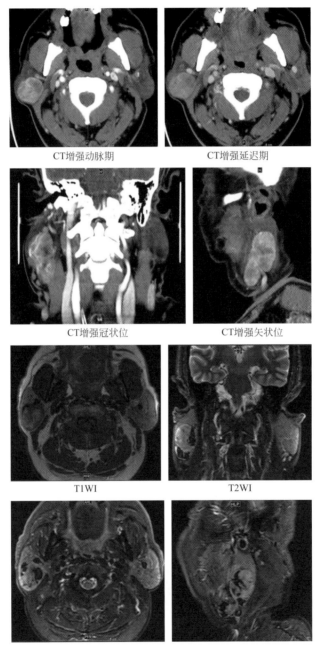

CT增强动脉期　　　　　　　　　　CT增强延迟期

CT增强冠状位　　　　　　　　　　CT增强矢状位

T1WI　　　　　　　　　　　　　　T2WI

T1增强检查

3．问题

（1）请描述该病的影像学表现并做出诊断。

（2）该病需要和哪些疾病鉴别？如何鉴别？

4．参考答案

（1）CT增强示：右侧腮腺内有软组织肿块，呈类圆形，局部呈分叶状，呈囊实性改变，实性部分呈中度强化，囊性部分无强化；肿块边界清晰。MRI示：右侧腮腺浅叶区有类圆形软组织结节，T1WI呈低信号，压脂T2WI呈高、低混杂信号，边界清楚，囊性部分呈水样信号。诊断为右侧腮腺腺淋巴瘤。

注：本病例病理为（右腮腺）Warthin瘤，周围淋巴结呈反应性增生。

（2）腮腺淋巴瘤需要与以下病变相鉴别。①腮腺多形性腺瘤：多见于中年女性，病灶密度较均匀，囊变较少，多发病灶少见，CT增强扫描时多形性腺瘤早期强化不明显，呈延迟逐步强化。②基底细胞腺瘤：增强扫描动脉期强化达峰值，静脉期逐渐减退，而腺淋巴瘤静脉期快速减退。

眼眶海绵状血管瘤

【临床与病理】

眼眶海绵状血管瘤，占眶内肿瘤的4.6%～14.5%，因肿瘤内有较大的血管窦腔而呈海绵状得名。平均发病年龄为38岁，女性多发，占52%～70%，多单侧发病。

临床表现通常无特异性，最常见的表现是眼球突出，通常为缓慢、进行性突眼，为轴性突眼球，且不受体位影响。发生于眶尖的肿瘤早期即可出现视力减退，肿瘤较大时可造成眼球运动障碍。

病理表现：肿瘤常呈类圆形，有完整的纤维性包膜，切面可见较多血窦结构，直径可达1 mm，内衬扁平的内皮细胞，间质成分主要为不等量的纤维组织。

【CT表现】

CT平扫：眶内肿块呈圆形、椭圆形或梨形，边缘光滑，密度均匀，CT值平均为55HU；钙化少见；可呈现眶尖"空虚征"，即眶内肿瘤不侵及眶尖的脂肪组织，从而使眶尖脂肪存在而表现为低密度区。

CT增强：进行动态扫描，出现特征性的"渐进性强化"表现，即注射对比剂的同时开始扫描，延续3～5分钟，肿瘤内首先出现小点状强化，而后强化面积逐渐扩大，随着时间延长，晚期呈均匀的显著强化。

继发征象有周围结构如眼外肌、视神经、眼球受压移位，以及眶腔扩大等。

【MRI表现】

（1）肿瘤位于肌锥内、视神经外，呈圆形或椭圆形，部分肿瘤可见分叶，轮廓清晰，边缘有薄层低信号影，为包膜。

（2）一般为单发，少数可有多个病灶。

（3）与眶内脂肪信号相比，T1WI呈低信号；与眼肌信号相比，T1WI呈低或等信号，T2WI呈高信号；与玻璃体信号相比呈等信号，信号均匀。

（4）MRI增强同CT，"渐进性强化"是其特征性强化形式，脂肪抑制后显示更清楚；若是动态增强扫描，早期瘤内血窦呈斑点状强化，延迟期扫描整个肿块呈均匀显著强化。

【实例分析】

1. 现病史　患者，女，64岁，左眼胀痛10余年，查体发现左眼球后方占位。
2. 行MRI检查　见下图。

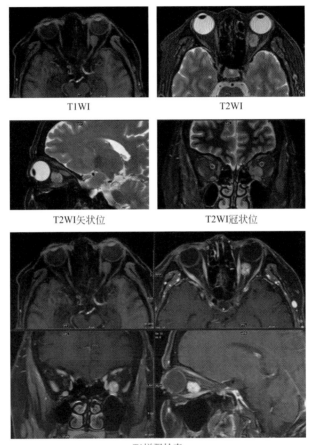

T1WI

T2WI

T2WI矢状位

T2WI冠状位

T1增强检查

3. 问题
（1）请描述该病的影像学表现并做出诊断。
（2）哪些疾病应与该疾病相鉴别？
4. 参考答案

（1）左眼肌锥间隙内见类圆形等T1、稍长T2信号，DWI信号不高，增强扫描略延迟明显强化，最大横截面大小约10.9mm×8.9mm，与周围眼外肌及视神经分界尚清。诊断为海绵状血管瘤。

注：本病例病理为左眼眶内血管瘤。

（2）鉴别诊断　①神经鞘瘤：神经鞘瘤信号不均匀，内有囊变或坏死区，增强后肿瘤立即强化，强化不均匀，囊变区不强化。②血管外皮细胞瘤：增强后立即强化。

炎 性 假 瘤

【临床与病理】

特发性眶部炎症，常被称为炎性假瘤，是一种免疫反应性疾病。临床常见，可发生于任何年龄，男性多见。病变可侵犯眼眶的任何结构，包括眼球、眼外肌、视神经及脂肪，导致病变组织急或慢性增殖性炎症而形成肿块样改变。

病程可分为急性、亚急性或慢性过程，可单侧，也可双侧交替发生。急性患者起病急，出现眼周不适或疼痛、眼球突出、眼球转动受限、球结膜充血水肿、眼睑处皮肤红肿、视力下降和复视等，症状的出现与炎症累及眼眶内的结构有关。亚急性患者的症状和体征可于数周至数月内缓慢发生。慢性病例的症状或体征持续数月或数年。特发性炎症激素治疗有效但容易复发。

【CT表现】

炎性假瘤分为弥漫炎症型、肿块型、肌炎型、泪腺炎型。CT表现可多种多样。

（1）弥漫炎症型　病变广泛无边界，眼外肌增粗（肌腱、肌腹均增粗）、眼环增厚、泪腺肿大、视神经增粗、球后脂肪密度增高。

（2）肿块型　肌锥内外见软组织肿块，并伴弥漫炎症的相应改变。

（3）肌炎型　一条或数条眼肌增粗，以下直肌和内直肌多见，一般为整条眼肌包括肌腱部分弥漫性肥大，并以肌腱近眼球处为主，边缘模糊。

（4）泪腺炎型　泪腺肿大，边界多较模糊。

【MRI表现】

（1）肌炎型　主要累及眼外肌与眶壁，以下直肌和内直肌最易受累，病变呈T1等信号、T2稍长信号，形态不规则，不同程度累及眶壁，使眶壁骨质变薄或被侵蚀，肿块呈实性突入肌锥内，视神经受压移位。

（2）肿块型　肿块位于肌锥内，常包绕视神经，病变呈椭圆形，T1等/长信号，T2较长信号，有完整包膜，境界清楚，眼肌受压，但被肿块包绕的视神经在T2WI上清晰可见，呈低信号，自其中穿过，增强压脂扫描，肿块呈明显均匀性强化，视神经不强化，显示更清楚。

（3）弥漫炎型　炎性肿块广泛充填球后部分，呈略长T1、长T2信号肿块充填，呈"眼眶铸型"外观，眼球被推向前方，视神经被包埋其中，但与肿块信号不同，可显示出来，增强压脂扫描见肿块呈弥漫性明显强化。

（4）眶尖型　炎性肿块呈楔形位于眶尖，呈等T1信号、等T2信号或短T2信号，一般位于视神经一侧，视神经受压移位，肿块常伸入眶尖并使之扩大，部分进入颅内，肿块一般体积不大，增强后均明显强化，一般患者均有视力减退病史。

【实例分析】

1．现病史　患者，女，71岁，头晕1天，查体发现右眼眶内占位，伴眼痛、眼胀、流泪、畏光。

2．行MR检查　见下图。

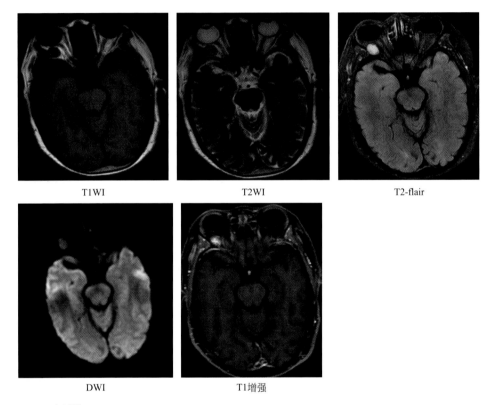

T1WI　　　　　　　　T2WI　　　　　　　　T2-flair

DWI　　　　　　　　T1增强

3．问题

（1）请描述该疾病的影像学表现并做出诊断。

（2）该病的鉴别诊断有哪些？

4．参考答案

（1）右侧眶内眼球后方见结节样异常信号影，呈等T1信号及稍长T2信号，T2-flair呈高信号，DWI呈等信号，ADC图信号减低，病灶边界清，大小约1.1cm×1.5cm×1.4cm，邻近视神经略受压，右侧外直肌肌腹稍增粗。增强扫描呈不均匀强化。诊断为炎性假瘤。

（2）鉴别诊断　①甲状腺相关眼病：眼外肌增粗，肌腹增粗为主，少数可同时肌腹肌腱增粗，常累及下直肌，其次为内直肌，上直肌和提上睑肌，可结合甲状腺生化检查和临床表现区别。②视神经鞘瘤：一般肿瘤为肌锥内偏一侧，很少包绕视神经，一般呈长 T2 信号；并且神经鞘瘤易发生囊变；增强扫描不均匀强化，囊变区不强化。③视神经脑膜瘤：炎性假瘤所致视神经鞘不规则增生，多伴有泪腺、巩膜和眶脂肪炎症浸润或增生病变，与视神经脑膜瘤单一肿块伴有钙化灶不同；视神经脑膜瘤包绕视神经，其信号与视神经信号分不清，而炎性假瘤虽包绕视神经，其信号与视神经信号不同，可见视神经自炎性假瘤中穿过。④淋巴瘤：眼外肌肌腱与肌腹均可增厚，以眼上肌群多见，眼睑与眼球周围可见软组织增厚，鉴别困难时需要病理活检。

视神经胶质瘤

【临床与病理】

视神经胶质瘤是低度恶性肿瘤，起源于视神经的神经胶质细胞，几乎均为星形细胞瘤，一般单侧发生，两侧同时发生者非常罕见。该瘤占眶内全部肿瘤的1% ～ 6%，占原发视神经肿瘤的80%，主要见于学龄前儿童，女性多于男性，成人发生的肿瘤恶性程度高。本病可伴发神经纤维瘤，发生率高，可达15% ～ 50%。

早期临床表现是视野内出现盲点，但儿童患者常被忽视。95%患者以视力减退为主诉就诊，视力丧失者也较多。另一个常见的临床表现为眼球突出，眼底可出现视盘水肿或萎缩。

病理表现：视神经增粗，表面光滑，瘤细胞沿视神经纵轴蔓延，硬脑膜完整。镜下可见分化良好的星形细胞。病理上多为Ⅰ、Ⅱ级，属低度恶性，预后良好。

【CT 表现】

CT 表现为视神经条状或梭形增粗，边界光滑、清晰。肿瘤累及眶尖时可致眶尖脂肪消失。肿瘤密度均匀，CT 值在40 ～ 60HU 之间，增强检查时病灶呈轻度强化，有时其内可见无强化低密度区。增强检查时重点观察肿瘤向视神经管内段或颅内段及视交叉侵及的情况。累及视神经管内段可引起视神经管扩大；该瘤也常常侵及颅内段及视交叉，在鞍上池形成肿块。肿瘤内一般无钙化。

【MRI 表现】

MRI 表现为视神经增粗，T1WI 上呈中等偏低信号，T2WI 上呈明显高信号，增强后肿瘤呈明显强化。

肿瘤可以压迫视神经蛛网膜下腔，使肿瘤前方的蛛网膜下腔扩大，视神经迂曲，MRI 上显示为视神经周围呈长 T1 信号、长 T2 信号，与脑脊液信号相似。视神经管内视神经受累时可导致视神经管的扩大。

如果肿瘤同时累及眶内、视神经管内视神经和视交叉则可表现为"哑铃征"。

【实例分析】

1. 现病史 患者，女，18岁，发现右眼视物模糊，眼球突出3月。体格检查：眼底镜发现视盘水肿。血常规、尿常规正常。

2. 行MR检查 见下图。

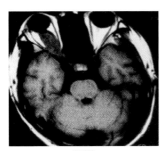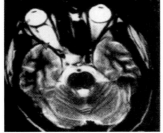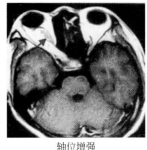

| T1WI | T2WI | 轴位增强 |

3. 问题

（1）请描述该病的影像学表现并做出诊断。

（2）该病的鉴别诊断有哪些？

4. 参考答案

（1）MR可见右侧视神经增粗，眶内段及管内段呈梭形，病变呈等T1信号、略长T2信号，增强扫描呈不均匀强化。诊断为右侧视神经胶质瘤。

（2）①视神经鞘瘤：多见于中年人，起病较慢，有自发性疼痛和触痛，病灶易发生囊变，增强扫描不均匀强化，囊变区不强化。②视神经脑膜瘤，多见于成人，女性多见；MRI显示肿瘤T1WI和T2WI均呈低信号或等信号，强化明显，且只有肿瘤强化，被肿瘤包绕的视神经不强化，呈"双轨征"，累及视神经管内视神经时可引起视神经管骨质增生、硬化。③海绵状血管瘤：多见于青壮年，为眶内最常见的良性肿瘤，血供丰富，肿瘤较大时充满眶尖并可进入视神经管；动态增强扫描时，"渐进性强化"是该病的特异性征象。④视神经炎：视神经炎发生快，消失也快。⑤视神经转移瘤：根据患者有无原发恶性肿瘤病史来鉴别。

视神经鞘瘤

【临床与病理】

神经鞘瘤是神经鞘Schwann细胞形成的一种良性肿瘤，占眶内肿瘤的1%～6.4%，多起源于感觉神经（眼神经及其分支）。可发生于任何年龄，无性别差异，多见于21～50岁。大多为良性，极少数为恶性。15%～18%视神经鞘瘤伴有神经纤维瘤病。肿瘤生长缓慢，早期缺乏明显症状及体征。典型临床表现为慢性进展性眼球突出，时常发生复视和斜视，如肿瘤压迫视神经则引起视盘水肿或萎缩，可表现为视力下降。

病理表现：肿瘤形状为长圆形，灰白色，有完整包膜，瘤内同时包括 Antoni A 型细胞构成的实性细胞区及 Antoni B 型细胞构成的疏松黏液样组织区。

【CT 表现】

CT 可见眼球后方肿块，可位于肌锥内、外间隙，以上直肌上方及泪腺区的肌锥外间隙居多，与感觉神经分布一致。肿瘤多为长圆形，与颅内病变沟通形成"哑铃形"，边界清晰、光整，肿瘤实质密度较低，CT 值为 35HU 左右，其内有不规则低密度区（Antoni B 型细胞丰富）。增强检查肿瘤呈中度强化。间接征象还包括眶骨吸收、眼眶腔隙或眶上裂扩大、视神经及眼外肌受压推挤征象等。

【MRI 表现】

（1）肿瘤在 T1WI 上呈等或略低信号，在 T2WI 上呈中高信号。
（2）肿瘤囊变区在 T1WI 上呈低信号，在 T2WI 上呈高信号。
（3）增强后肿瘤实性部分明显强化，而囊性部分不强化。

【实例分析】

1．现病史　患者，女，38 岁，发现右眼球突出、斜视 2 月余。体格检查：视力下降。血常规及肿瘤全套指标正常。

2．行 MR 检查　见下图。

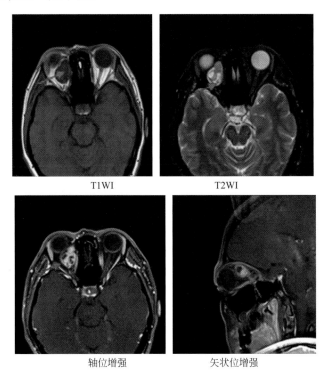

T1WI　　　　　　　　　　T2WI

轴位增强　　　　　　　　矢状位增强

3．问题
（1）请描述该病的影像学表现并做出诊断。

（2）该疾病应与哪些疾病相鉴别？

4．参考答案

（1）MRI可见右眼眶内团块状混杂信号影，以等长T1信号、长T2信号为主，内可见小片状囊变区，增强扫描呈不均匀强化，囊变区未见强化。诊断为视神经鞘瘤。

（2）鉴别诊断　①海绵状血管瘤：眶内最常见的良性肿瘤，血供较丰富，增强扫描早期瘤内血窦呈斑点状强化，延迟后扫描常见整个肿块均质增强，"渐进性强化"是特异性征象。血管瘤极少发生于肌锥外，一般不发生囊变。②淋巴管瘤：大多数位于肌锥外间隙，常为不规则肿块，同时累及眼睑和眼眶。由于常发生出血，所以MRI信号较混杂，主要以长T1信号、长T2信号为主，增强扫描不均匀强化或无强化。

视网膜母细胞瘤

【临床与病理】

视网膜母细胞瘤是儿童最常见的眼球内恶性肿瘤，绝大多数发生在3岁以前。该肿瘤属于神经外胚层肿瘤，是起源于眼球视网膜的神经元细胞或神经节细胞。

病理特征：瘤细胞呈菊花团状，瘤细胞中多可发现钙质，约发生于95%的患者中。病变多为散发，少数为常染色体显性遗传。肿瘤可累及单眼，或双眼。发生双眼者，双眼同时或先后发病，也可同时合并有颅内中线区肿块，主要位于鞍上区或松果体区，即三侧性视网膜母细胞瘤。

临床表现：主要为"白瞳症"，即瞳孔区黄光反射。

【CT表现】

CT可见眼球内不规则肿块，95%的患者可见钙化，钙化形状不一，可呈团块状、斑片状或点状，大小不一，肿瘤附着处的巩膜和脉络膜常常增厚。肿瘤生长可突破眼环，表现为球后软组织密度肿块；肿瘤累及视神经时常表现为视神经的增粗和扭曲，也可造成视神经管的扩大。肿瘤继续生长常可侵及视交叉，并在颅内主要是鞍区及松果体区形成软组织肿块。因CT的特征性表现，其对诊断视网膜母细胞瘤的敏感性和特异性均较高。

【MRI表现】

与正常玻璃体信号相比，肿瘤在T1WI上呈稍高信号，在T2WI上呈低信号，信号不均匀，钙化部分T1WI及T2WI均呈低信号，增强后肿块实性成分明显强化。对钙化的观察，MRI不如CT。

【实例分析】

1．现病史　患者，男，1岁，发现斜视3个月，轻度眼球突出。体格检查："白瞳症"阳性；角膜浑浊。血常规未见异常。

2．行CT、MRI检查　见下图。

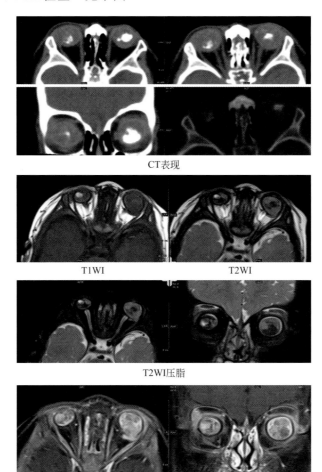

CT表现

T1WI　　　　　　　　　T2WI

T2WI压脂

T1增强检查

3．问题

（1）请描述该病的影像学表现并做出诊断。

（2）什么是"白瞳症"？

（3）本肿瘤的CT诊断要点有哪些？

（4）本病需要和哪些疾病鉴别？如何鉴别？

4．参考答案

（1）影像学表现　①CT表现：双侧眼球轻度突出，其内可见软组织肿块，肿块密度不均匀，可见斑片状钙化斑；晶状体未见显示，玻璃体密度增高，浑浊。②MRI表现：双侧眼球体积增大，其内见软组织肿块，右侧眼球内肿瘤呈T1WI高信号，T2WI呈稍低信号（与玻璃体信号相比）；左侧眼球内肿瘤呈T1WI稍高信号，T2WI呈低信号（与玻璃体信号相比）；增强检查双眼球内肿瘤均呈明显强化。本病例诊断为视网膜母细胞瘤。

（2）视网膜母细胞瘤的临床表现为"白瞳症"，即瞳孔区黄光反射。

（3）CT对诊断视网膜母细胞瘤的敏感性和特异性均较高，CT发现眼球内肿块伴钙化时，结合临床表现"白瞳症"，可诊断本病，同时可观察眼眶内、颅内侵及情况，对评估病变侵及范围、治疗选择及预后判断具有重要意义。

（4）本病需要与渗出性视网膜炎、永存性原始玻璃体增生症及硬化性眼内炎鉴别，这几个病变一般无钙化斑，眼球大小正常或变小。典型影像学表现结合临床病史可资鉴别。

慢性中耳乳突炎

【临床与病理】

慢性中耳炎是中耳内黏膜的慢性化脓性炎症，多继发于未消散的急性或亚急性中耳炎，持续的中耳内渗液导致中耳内一系列的组织学及生物化学的改变。少数无急性中耳感染病史者，可能是由低毒性感染所致。常与慢性乳突炎合并存在，合称为慢性中耳乳突炎。

慢性中耳乳突炎分为三型：单纯型、肉芽肿型和胆脂瘤型。①单纯型：是最常见的类型，致病菌多经咽鼓管进入鼓室，反复感染，导致慢性化脓性炎，又称咽鼓管鼓室型。此型病例，炎症病变主要局限于鼓室黏膜层，表现为黏膜充血、水肿、增厚，也称黏膜型。临床表现为间歇性的外耳道流脓，脓液可呈黏液性或黏液脓性，量多少不一，一般无臭味。如鼓膜穿孔，多为中央性，周围常可见残存鼓膜，常见传导性耳聋，一般症状较轻。②肉芽肿型：也称坏死型或骨疡型。此型中耳乳突组织破坏较广泛，炎症侵入骨质深部，容易造成听小骨及乳突窦周围骨质破坏，但范围较局限，同时可伴有肉芽组织或息肉形成，多见于气化差、板障型或坚实型乳突。临床表现多有持续性流脓，并伴有腥臭味，偶尔可带血丝，多为肉芽组织或息肉所致；鼓膜紧张部可见较大穿孔，穿孔处无残余鼓膜；鼓室内可见肉芽组织和黏稠的脓液；其他临床症状同单纯型。③胆脂瘤型：详见下一实例"胆脂瘤"。

【CT表现】

（1）单纯型慢性中耳乳突炎CT可显示鼓膜增厚，鼓室内黏膜增厚，乳突窦或较大的气房黏膜增厚。气房间隔及周围骨质增生，表现为气房间隔增粗，密度增加，无明显骨质破坏。

（2）肉芽肿型CT可见听小骨破坏，严重者可导致听骨链破碎、中断，上鼓室、乳突窦入口及乳突窦区骨壁破坏、模糊，骨质密度增加；肉芽组织则显示为软组织密度影，增强检查肉芽组织可出现强化。

【MRI表现】

炎性肉芽组织在T1WI上多表现为等信号或稍高信号，在T2WI上多为高信号，增强扫描出现强化。如为胆固醇肉芽肿，则在T1WI及T2WI上均为高信号。渗出液在T1WI上呈低信号，在T2WI上呈高信号。

【实例分析】

1. 现病史　患者，男性，40岁，右耳反复流脓3月余。体格检查：耳镜检查示右侧鼓膜穿孔、外耳道见脓性分泌物。听力测试：传导性耳聋。血常规及全套肿瘤指标未见异常。

2. 行CT、MRI检查　见下图。

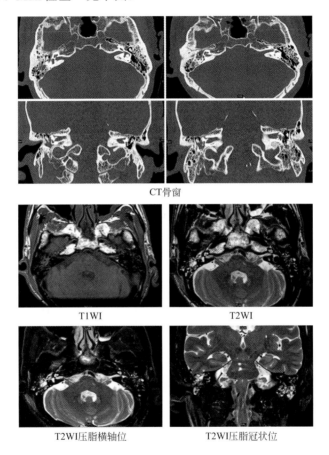

CT骨窗

T1WI　　　　　　　　　T2WI

T2WI压脂横轴位　　　　　　T2WI压脂冠状位

3. 问题

（1）请描述该病的影像学表现并做出诊断。

（2）慢性中耳乳突炎的分型及主要特点是什么？

（3）该病需要和哪些疾病鉴别？如何鉴别？

4. 参考答案

（1）影像学表现　①CT平扫：右侧中耳乳突区可见软组织密度影，听小骨被包绕其中，边界模糊；颞骨骨质结构连续，未见破坏征象。左侧乳突区亦可见软组织密度影；中耳内未见异常密度影；听小骨未见异常；左侧颞骨骨质未见异常。②MRI平扫：右侧中耳乳突区可见斑片状异常信号，T1WI呈等或稍低信号，压脂T2WI呈高信号；边界模糊；颞骨骨质未见破坏征象。左侧乳突区亦可见异常信号，T1WI呈等或稍低信号，压脂T2WI呈高信号；颞骨骨质未见异常。诊断为右侧中耳乳突炎（单纯型）、左侧乳突炎。

（2）临床上慢性中耳乳突炎分为三型：单纯型、肉芽肿型和胆脂瘤型。①单纯型：是最常见的类型，此型病例，炎症病变主要局限于鼓室黏膜层，表现为黏膜充血、水肿、增厚，也称黏膜型。临床表现为间歇性的外耳道流脓，脓液可呈黏液性或黏液脓性，量多少不一，一般无臭味。如有鼓膜穿孔，多为中央性，周围常可见残存鼓膜。常见传导性耳聋，一般症状较轻。②肉芽肿型：也称坏死型或骨疡型。此型中耳乳突组织破坏较广泛，炎症侵入骨质深部，容易造成听小骨及乳突窦周围骨质破坏，但范围较局限，同时可伴有肉芽组织或息肉形成，多见于气化差、板障型或坚实型乳突。临床表现多有持续性流脓，并伴有腥臭味，偶尔可带血丝，多为肉芽组织或息肉所致；鼓膜紧张部可见较大穿孔，穿孔处无残余鼓膜；鼓室内可见肉芽组织和黏稠的脓液。③胆脂瘤型：多由外耳道上皮经鼓膜穿孔处移行长入鼓室内，随后脱落堆积成团，而形成胆脂瘤。肉眼观病变呈白色牙膏样或豆腐渣样，组织学上由角化上皮和胆固醇混合组成，典型表现是上皮呈葱皮样层状堆积。临床表现为长期持续性耳部流脓，脓液量多少不等，但有特殊恶臭味。大多数患者表现为混合性耳聋，伴听力损失。

（3）①中耳恶性肿瘤：多见于鳞癌和横纹肌肉瘤，可表现为颞骨的骨质破坏和软组织肿块，周围骨质呈虫蚀状破坏，边缘无骨质硬化，增强检查肿瘤多呈不均匀强化。②中耳鼓室球瘤：是化学感受器或非嗜铬性副神经节类肿瘤，表现为中耳腔内软组织小肿块，边缘光滑，增强检查明显强化。③面神经鞘瘤：常见于内耳与鼓室交界区，是起源于膝状神经节的软组织肿块，呈明显强化，常造成内耳道扩大，增强检查呈明显强化。

胆　脂　瘤

【临床与病理】

胆脂瘤是肿瘤样病变，并非真性肿瘤，是中耳乳突腔内的角化复层鳞状上皮团块。是慢性中耳乳突炎的一个类型。

临床表现：长期持续性耳部流脓，脓液量多少不等，但有特殊恶臭味。大多数患者表现为混合性耳聋，听力损失重。体检示鼓膜松弛部或紧张部后上方可出现边缘性穿孔，从穿孔处可观察到鼓室内有灰白色、鳞屑状或豆渣样无定型物，伴奇臭。

病理表现：多由外耳道上皮经鼓膜穿孔处移行长入鼓室内，随后脱落堆积成团，而形成胆脂瘤。肉眼观病变呈白色牙膏样或豆腐渣样，组织学上由角化上皮和胆固醇混合组成，典型表现是上皮呈葱皮样层状堆积。

本病多数发生在板障型乳突，其中上鼓室是最常见发病部位，发展途径为上鼓室 - 乳突窦入口 - 乳突窦 - 乳突。

【CT表现】

（1）上鼓室、乳突窦入口、乳突窦可见骨质破坏，边缘锐利，伴有软组织肿块形成。

（2）增强后肿块本身无强化，其周围的炎性肉芽组织可呈环状强化。

（3）较小胆脂瘤可仅仅表现为鼓室上隐窝增宽；听骨链及鼓室盾板可破坏，严重者可破坏乙状窦壁、鼓室乳突窦盖、半规管甚至面神经管等结构。

【MRI表现】

MRI示鼓室及乳突气房内异常信号影，在T1WI上呈低信号（与肌肉信号相似，但低于脑组织），病灶较大时信号不均匀，在T2WI上呈高信号，增强检查肿块呈环形强化（是胆脂瘤本身不强化，其周围的肉芽组织强化所致）。

【实例分析】

1．现病史　患者，男，43岁，右耳流脓6天，眩晕4天。

2．行CT、MR检查　见下图。

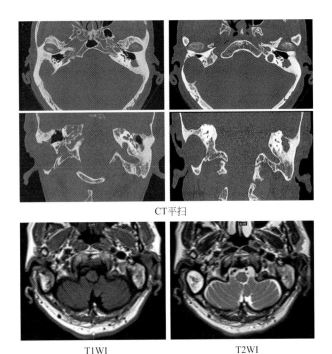

CT平扫

T1WI　　　　　　　　　　T2WI

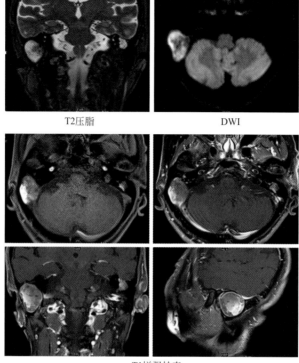

T2压脂　　　　　　　　DWI

T1增强检查

3．问题

（1）请描述该病的影像学表现并做出诊断。

（2）该病的鉴别诊断有哪些？

4．参考答案

（1）①CT：右侧中耳、乳突区见团块状软组织密度影，形态欠规则，听小骨显示不清，右侧颞骨乳突区局部可见骨质破坏，右侧半规管结构稍欠规整。左侧乳突区可见软组织密度影，周围骨质未见破坏征象。②MRI：右侧中耳、乳突区见团块状影，形态欠规则，T1呈高信号，T2压脂呈中心低信号、边缘高信号，DWI未见明显弥散受限征象，右乳突见骨质破坏，右侧半规管结构欠规整。左侧乳突区软组织信号，信号均匀。诊断为右侧中耳乳突胆脂瘤、左侧乳突炎。

（2）①肉芽肿型中耳炎：为肉芽组织增生性炎性包块，与胆脂瘤所含成分不同，好发于上鼓室及鼓窦入口，骨质破坏不明显，范围小，少有面神经及半规管破坏，与早期小胆脂瘤较难鉴别。②中耳癌：前者周围边界光滑甚至骨质硬化，后者骨质破坏呈虫蚀样且病灶明显强化。

颈部神经鞘瘤

【临床与病理】

颈部神经鞘瘤是起源于神经鞘施万细胞的良性肿瘤。发生于颈部者常见于颈动脉间隙，主要起源于迷走、舌下神经干及颈交感丛。30～40岁成年人多见，一般病程较长。

临床表现：颈部肿块，边缘清晰，表面光滑，质地软，肿瘤较大时可压迫邻近结构而出现疼痛及局部神经受压症状。

病理表现：肿瘤呈椭圆形或球形，单发，表面光滑、锐利，可见完整包膜。组织学上由两种成分构成，即细胞成分和疏松的黏液样成分，肿瘤较大时常见液化坏死。

【CT 表现】

（1）肿瘤多位于颈动脉间隙，CT见软组织密度肿块，圆形或椭圆形，边界清楚，中央可伴有坏死、囊变。

（2）增强后实性部分可见较明显强化，囊变区不强化。

【MRI 表现】

（1）肿块位于颈动脉间隙内，呈圆形或椭圆形，边界清楚，可见包膜，在T2WI上表现为环形线状低信号；有时冠状位扫描可见病灶与神经关系密切；肿瘤在T1WI上呈等信号，在T2WI上呈高信号，增强扫描可见强化。

（2）肿瘤易发生囊变，增强扫描囊变区无强化。

【实例分析】

1．现病史　患者，女性，右颈根部饱胀感，右侧锁骨上窝上部摸及一肿块来诊。自诉既往无明显不适。否认高血压、糖尿病等病史。体格检查：右颈根部可触及一肿块，质韧，固定，无压痛。实验室检查无异常发现。

2．行CT检查　见下图。

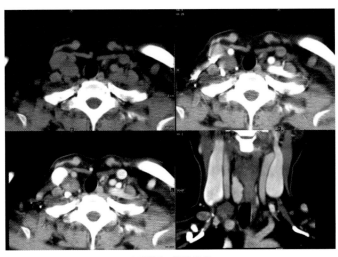

CT平扫＋增强检查

3．问题

（1）请描述该病的影像学表现并做出诊断。

（2）颈动脉间隙内有哪些结构？常发生哪些肿瘤？

（3）该病的诊断要点有哪些？

（4）该病需要和哪些疾病鉴别？如何鉴别？

4．参考答案

（1）CT平扫：右颈根部颈内静脉与颈总动脉后方类圆形软组织肿块，边界清楚，周围脂肪间隙清晰；肿块与周围结构分界清楚。CT增强：肿块大部分呈中度强化，局部呈斑片状明显强化。诊断为右侧颈部神经鞘瘤。

（2）颈动脉间隙是由颈动脉鞘包绕的颈部间隙，左右各一，由颈深筋膜的浅层、中层和深层构成。颈动脉间隙上至颅底颈静脉孔，下至主动脉弓。结构主要包括颈内动脉、颈内静脉、第9～第12对颅神经、交感神经丛、颈深淋巴结等。

发生于颈动脉间隙的常见肿瘤有副神经节瘤（包括颈动脉体瘤、颈静脉球瘤、迷走神经球瘤）、神经鞘瘤和神经纤维瘤等。

（3）诊断要点　①中年以上患者，颈部发现逐渐增大、单发、无痛性软组织肿块，质地中等、边界清楚，位置相对固定。②CT平扫见呈类圆形的软组织肿块，均匀等密度，增强后轻度强化，通常无钙化，颈动脉鞘血管可受压前移或向外侧移位。③MRI检查肿瘤边界清晰、有包膜，T1WI呈均匀等信号，压脂T2WI呈稍高信号，增强肿瘤呈轻度强化，可有囊变；颈动脉鞘内血管受压前移或外移。

（4）颈部神经鞘瘤需与以下疾病相鉴别。①鳃裂囊肿：多见于11～50岁之间，是一种先天性发育异常性疾病，囊壁较薄，囊内呈液体密度影，以颈前外侧颌下区多见；若继发感染则囊壁增厚，且增强检查后可见强化，颈动脉及颈静脉向内后移位。②淋巴管瘤：90%以上在2岁以内发病，少数见于成年人；易合并囊内感染、出血，一般为多囊或单囊，壁菲薄，扁圆形、囊袋状，形态多不规则，沿组织间隙"爬行性生长"，增强检查无强化。③神经纤维瘤：可发生于任何年龄，无包膜，呈圆形或梭形，常以颈部出现逐渐增大的无痛性肿块为最明显或唯一临床表现；与神经鞘瘤最大的不同是肿块很少发生囊变坏死，CT平扫呈均匀的低密度，增强检查呈不同程度的均匀性强化。④血管瘤：多见于婴幼儿；血管瘤内可有高密度的静脉石；CT平扫时肿瘤密度与肌肉相仿；MRI内可见迂曲的流空血管影，增强检查CT及MRI呈明显强化。⑤颈动脉体瘤：多发生于颈总动脉分叉处，血管丰富，增强后有明显强化，MRI可见血管流空信号影。

颈部淋巴瘤

【临床与病理】

颈部淋巴瘤是指原发于颈部淋巴结的恶性肿瘤，包括霍奇金淋巴瘤与非霍奇金淋巴瘤，是青年颈部淋巴结肿大常见疾病之一。肿块可位于一侧或双侧，以双侧多发淋巴结肿大最为多见，肿块稍硬，无压痛，可推动，随病情发展淋巴结可相互融合，生长迅速。患者可出现不规则发热、消瘦等症状，还可伴有其他部位淋巴结肿大、肝脾肿大等。

2017年世界卫生组织（WHO）肿瘤分类中根据淋巴瘤的临床经过及其生物学行为，将淋巴瘤分为惰性淋巴瘤、局限性惰性淋巴瘤、侵袭性淋巴瘤和高度侵袭性淋巴瘤等，具体分类如下表。

主要类型淋巴瘤的生物学行为

惰性淋巴瘤	侵袭性淋巴瘤
滤泡性淋巴瘤	弥漫大B细胞淋巴瘤
B细胞CLL/小淋巴细胞淋巴瘤	外周T细胞淋巴瘤（包括ALCL，AITL）
淋巴浆细胞性淋巴瘤	NK/T细胞淋巴瘤
脾边缘区B细胞淋巴瘤	高度侵袭性淋巴瘤
套细胞淋巴瘤*	淋巴母细胞性淋巴瘤
局限性惰性淋巴瘤	Burkitt淋巴瘤
结外边缘区B细胞淋巴瘤MALT型，原发性皮肤间变大细胞淋巴瘤	

注：*代表在该组中侵袭性最强。

【CT表现】

（1）单侧或双侧多发淋巴结肿大，可融合成团，CT表现为低密度，坏死少见。

（2）增强扫描肿瘤呈轻/中度较均匀强化。

【MRI表现】

颈部可见单侧或双侧多发肿大的淋巴结，可融合成团，部分病灶内可见坏死，但少见，表现为T1WI呈等或略低信号，T2WI呈高信号，增强扫描肿块可见轻到中度均匀强化。

【实例分析】

1. 现病史　患者，男，34岁，消瘦半年余，近来低烧3天，触及左侧颌下区肿块2天来诊。自诉既往无明显不适，否认高血压、糖尿病病史。体格检查：左侧颈部触及直径约6cm肿块，较固定，质韧。白细胞12×10^9，中性粒细胞92%，血常规指标正常。

2. 行CT检查　见下图。

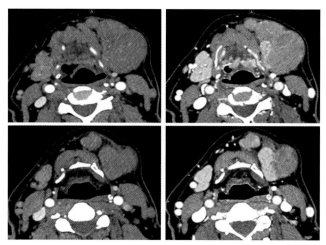

CT动脉期 + 延迟期

3．问题

（1）请描述该病的影像学表现并做出诊断。

（2）该病需要和哪些疾病鉴别？如何鉴别？

4．参考答案

（1）CT增强：左侧颌下区一较大软组织肿块，密度均匀，略呈分叶状，边界清楚，呈轻度均匀强化；邻近颌下腺受压内移；周围脂肪间隙清晰。该病灶右侧颌下区亦可见一结节状软组织密度，边界清，轻度均质性强化，周围脂肪间隙清晰。诊断为左侧颌下区淋巴瘤。

注：本病例病理为（左颈部颌下区）弥漫大B细胞淋巴瘤，非特殊类型（间变型），生发中心来源。

（2）颈部淋巴瘤需与颈部淋巴结转移瘤、颈部淋巴结结核鉴别。①颈部淋巴结转移瘤：与淋巴瘤单凭影像学表现鉴别困难，需结合临床原发肿瘤病史及体征。②颈部淋巴结结核：病灶较淋巴瘤偏小，增强扫描结节多为环形强化。

颈静脉球瘤

【临床与病理】

颈静脉球瘤属副神经节瘤。副神经节瘤是起源于副神经节化学感受器的肿瘤，又称非嗜铬性副交感神经节瘤、化学感受器瘤。头颈部的副神经节瘤主要发生于颈静脉孔区，分为三型：①颈静脉球瘤，占50%，起源于颈静脉球部血管外膜及迷走神经耳支的副神经节，肿瘤局限于颈静脉孔，或向下呈侵袭性生长，不累及中耳腔。②鼓室球瘤，约占10%，发生于鼓室内侧壁沿鼓岬走行的下鼓室神经（Jacobson神经）的副神经节，肿瘤主要位于鼓室内。③肿瘤较大，累及颈静脉孔区及鼓室者，称颈静脉鼓室球瘤，约占40%；约10%多发，女性发病率为男性的4～6倍。可发生于任何年龄，高峰年龄为50～60岁。耳聋为最常见的临床症状，可为传导性、神经性或混合性。以传导性耳聋更常见，还可表现为搏动性耳鸣、外耳道流血、流脓、耳痛，面神经麻痹、头晕、眩晕，若后组脑神经损害会出现如声音嘶哑、饮水呛咳、患侧软腭麻痹等症状。鼓室球瘤耳镜表现为透过鼓膜见紫红色或蓝色肿块。

该瘤生长缓慢，呈侵袭性，易通过神经、血管间隙侵入邻近软组织或结构，常伴骨质破坏，肿瘤呈球形或结节性生长，70%可见血管基质内形成上皮样细胞巢，17%以扩张的血管和梭形细胞为主，13%为混合型。该瘤为富血管性肿瘤，供血动脉来源于咽升动脉、耳后动脉等。

【CT表现】

颈静脉孔区或鼓室内肿块，软组织密度，边界不规则，颈静脉窝骨质破坏、扩大，鼓室内下壁骨质破坏，有时肿块内可见残存小骨片影；增强后肿块明显强化，有利于显示肿块的实际大小范围。

【MRI表现】

颈静脉球瘤T1WI呈中等信号，T2WI呈高信号，当肿瘤较大时，信号常不均匀，纤维组织丰富者T2WI呈低信号区；肿瘤内一般无钙化，根据肿瘤血管丰富状况，可以出现不同程度的点/条状的血管流空信号；肿瘤较大时可有出血，MRI表现为"盐和胡椒征"；肿瘤增强检查呈明显快速强化。

【实例分析】

1. 现病史　患者，女，56岁，自觉搏动性耳鸣、右侧听力逐渐下降2月余，自诉既往无明显不适，否认中耳乳突炎病史。

2. 行MRI检查　见下图。

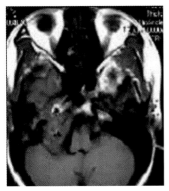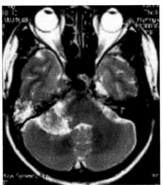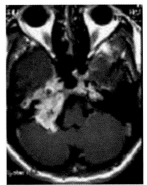

| T1WI | T2WI | T1增强检查 |

3. 问题

（1）请描述该病的影像学表现并做出诊断。

（2）本病易与哪些疾病相混淆？鉴别要点是什么？

4．参考答案

（1）MRI示：右侧颈静脉孔巨大软组织占位，累及颅后窝，T1WI呈等信号，混杂小条片状血管流空信号，呈"盐和胡椒征"，压脂T2WI呈混杂高信号；增强检查肿块呈明显强化。诊断为右侧颈静脉孔区颈静脉球瘤。

（2）①颈静脉孔区脑膜瘤：其基底位于硬膜，边界清晰，T1WI呈等信号或低信号，T2WI呈高信号、等信号或低信号，增强示有明显强化，病灶内可见密集的钙化，钙化在MRI上表现为无信号。②迷走神经体瘤：可通过颈静脉孔长入颅内，呈"盐和胡椒征"，T1WI呈等信号或低信号，T2WI呈高信号；肿瘤的中心位置经常相对较低，位于颈静脉孔的下方，一般不会引起中耳的骨质破坏。③神经源性肿瘤：该类肿瘤多呈卵圆形，很少破坏局部骨质，瘤内一般不会出现"盐和胡椒征"，其强化程度也相对较低。④高位颈静脉球：正常颈静脉窝顶多不超过蜗窗水平，超过者称颈静脉球高位，临床出现搏动性耳鸣症状，MRI显示异常信号灶边界清晰，局部无占位效应。

颈动脉体瘤

【临床与病理】

颈动脉体瘤也称非嗜铬性副神经节瘤，是化学感受器瘤的一种，常见于颈总动脉分叉部，多为青壮年，女性多于男性。临床表现为颈部无痛性肿物，伴压痛，与皮肤无粘连。颈交感神经受压时，可出现Horner征。少数患者压迫肿块时还可发生晕厥、血压下降和心搏减缓。

【CT表现】

CT平扫表现为椭圆形软组织密度肿块，边界清楚、规则。增强扫描后有明显的强化，CT值可达90～130HU，肿瘤边界更加清楚。肿瘤常推移颈内外动脉，两动脉之间距离增大。CTA颈动脉的三维重建图像上，可见颈总动脉分叉处上方的颈内、外动脉之间的距离呈杯状扩大的特征。

【MRI表现】

MRI可清楚显示肿瘤的准确位置和全貌。肿瘤T1WI呈中等信号，T2WI呈高信号，注射Gd-DTPA有明显增强。因肿瘤血管丰富，有时可见T1WI及T2WI呈点状和条状迂曲的低信号影，为本症的特征。MRA可清楚显示颈部血管的推移情况。

【实例分析】

1．现病史　患者，男性，41岁，右侧颈部饱胀感，近来右颈中部扪及一肿块来诊。体格检查：右颈部中部触及一肿块，质地中等，固定，境界清晰，无压痛。常规实验室检查无异常发现。

2．行MRI检查　见下图。

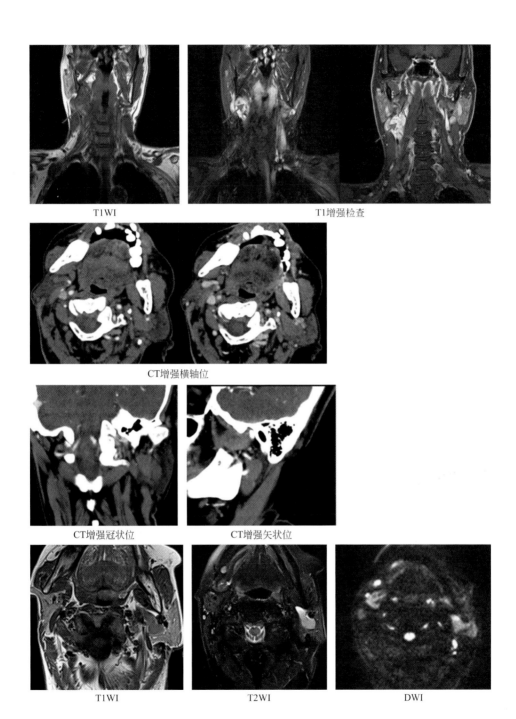

T1WI   T1增强检查

CT增强横轴位

CT增强冠状位   CT增强矢状位

T1WI   T2WI   DWI

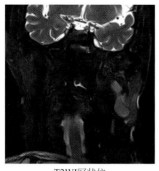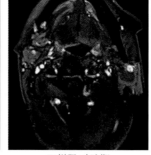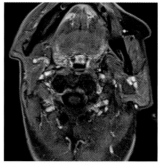

| T2WI冠状位 | T1增强-动脉期 | T1增强-静脉期 |

3．问题

（1）请描述该病的影像学表现并做出诊断。

（2）本病易与哪些疾病相混淆？鉴别要点是什么？

（3）简述该肿瘤的病理及临床特征。

4．参考答案

（1）MRI可见右侧颈总动脉分叉处团块状异常信号影，T1WI呈等信号，压脂T2WI呈高信号，信号不均匀，其内可见点条状流空信号；增强扫描病灶呈不均匀明显强化。诊断为右侧颈动脉体瘤。

（2）①神经纤维瘤/神经鞘瘤：咽旁神经鞘瘤较多见，内部囊变坏死明显，增强扫描强化不如颈动脉体瘤明显，神经纤维瘤较少见于咽旁间隙。②淋巴结肿大：可致颈动静脉受压移位，但病变常多发，增强后强化程度不如颈动脉体瘤明显。③颈动脉体瘤：属于副神经节瘤，是发生于颈动脉体的化学感受器瘤，常见于颈总动脉分叉处。大体上肿瘤有包膜，表面光滑，有丰富的滋养血管；镜下肿瘤为富含血管性肉芽组织。肿瘤主要由颈外动脉供血，可压迫或包绕颈总动脉和颈内、外动脉。

颈部淋巴管瘤

【临床与病理】

颈部淋巴管瘤是淋巴管内皮细胞增殖形成的一种少见的良性肿瘤，为正常的淋巴管不能与静脉系统相通所致。常见于婴幼儿，2岁以前发病约占90%，占婴幼儿所有良性病变的5.6%。无明显性别及种族差异。

囊性水瘤为最常见的淋巴管瘤，为直径数毫米至巨型的单房或多房囊性病变。发病部位以颈部最多（75%），尤其是后颈，其次为腋部（20%）、纵隔（5%），由颈部延伸至纵隔者约超过10%。淋巴管瘤常依组织结构间隙而塑形性生长为其重要特点，向上可达咽旁间隙，向下通过胸廓入口进入纵隔。

【CT表现】

CT平扫见颈部淋巴管瘤为单房或多房的薄壁囊性肿物，呈水样密度，如有出血则密度可增高，还可出现"液-液平面"征象。肿瘤边界清楚，也可楔入肌肉之间。如合并感染，囊壁增厚，周围脂肪结构内可有炎性浸润。增强扫描见病灶内部无强化，囊壁不强化或轻度强化。合并感染时囊壁强化明显。

【MRI 表现】

MRI检查可见T1WI呈低信号，有囊内出血或囊液脂肪含量高者呈高信号，偶可见液-液平面，T2WI像呈高信号。冠状面及矢状面MRI检查对显示肿物的上、下边界及轮廓更为明显。

【实例分析】

1. 现病史　患者，男，25岁，查体发现左侧颈部占位2天。体格检查：左侧颈部触及一囊性结节，质软，活动，无压痛。超声检查示左侧颈动脉间隙囊性占位，边界清楚，形态不规整，呈葫芦状。实验室常规检查未见异常。

2. 行CT、MRI检查　见下图。

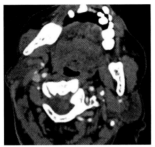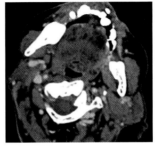

CT增强横轴位

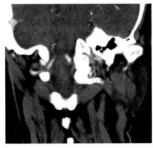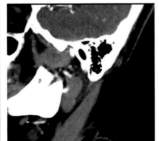

CT增强冠状位　　　　　　　　　CT增强矢状位

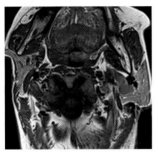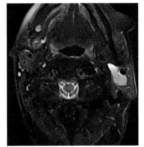

T1WI　　　　　　　　　　　　T2WI

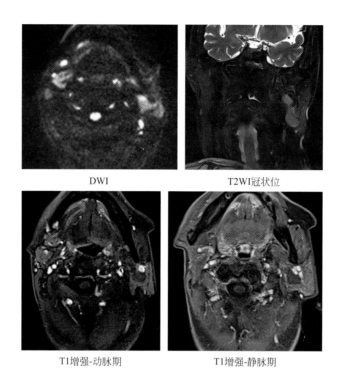

DWI　　　　　　　　　　　T2WI冠状位

T1增强-动脉期　　　　　　　　　T1增强-静脉期

3．问题

（1）请描述该病的影像学表现并做出诊断。

（2）本病易与哪些疾病相混淆？鉴别要点是什么？

4．参考答案

（1）①CT增强：左侧腮腺部颈动脉间隙可见葫芦状囊性占位，边界清楚，密度均匀，呈水样密度，无强化。病灶与周围结构分界清晰，沿颈动脉间隙生长。②MRI：左侧腮腺部颈动脉间隙区可见囊性占位，葫芦状，呈T1WI低信号、压脂T2WI呈高信号，信号均匀，边界清楚；增强检查病灶无强化。诊断为左侧颈部淋巴管瘤。

（2）①鳃裂囊肿：好发于颈外侧区，与淋巴管瘤发病位置类似，但鳃裂囊肿少有出血，不沿结缔组织间隙钻孔生长；鳃裂囊肿为单囊多见，而淋巴管瘤可出现多囊，有钻孔生长的特征，可出现"液-液平面"征象。②甲状舌管囊肿：一般发生在颈前中线位置，而淋巴管瘤多发生于偏一侧的颈外侧区，且发病年龄较小。

结节性甲状腺肿

【临床与病理】

结节性甲状腺肿属于单纯性甲状腺肿的后期阶段，即结节期的表现，是甲状腺最常见的良性病变。

随单纯性甲状腺肿病程发展，甲状腺内不同部分的滤泡上皮增生、复旧或萎缩不一致，形成多个大小不等的结节，结节性甲状腺肿后期因供血不良可发生退变，形成坏死、囊变、出血及钙化、纤维化。

女性多见，青春期、妊娠期、哺乳期发病或加重，可有地方性甲状腺肿家族史；甲状腺不同程度肿大和肿大结节对周围器官的压迫症状是本病主要临床表现，甲状腺不对称增大，触诊可触及多个结节，并随吞咽上下移动；除个别继发甲亢的结节性甲状腺肿外，甲状腺功能和基础代谢率大多正常。

【CT表现】

甲状腺弥漫性增大，局部增大更明显；甲状腺轮廓呈结节状或波浪状表现，但腺体边缘连续，无破坏或中断；甲状腺密度减低且不均匀，内有多发大小不等的更低密度结节，若伴有急性出血则呈高密度表现；结节内常有钙化灶，弧形钙化是其较典型征象。

CT增强可见结节可呈不同程度强化。①囊性结节：结节不强化或边缘强化，多囊结节呈蜂房状；②实性结节：结节不均一强化；③囊实混合性结节：部分囊性、部分实性，突入囊腔的实性部分强化一般不如背景甲状腺明显。

【MRI表现】

弥漫性增大的甲状腺内多结节影，单发少见，多数边界清楚，形态规则；信号混杂，实性结节多表现为T1WI等信号或稍高信号，T2WI表现为高信号；囊性结节因囊内容成分不同而信号多变，囊性结节的实性壁结节多呈T2WI高信号；囊变、坏死、纤维化、钙化及出血使其信号更混杂。增强扫描实性结节或壁结节多呈明显强化，部分实性结节弱强化或不强化，囊性部分不强化。

【实例分析】

1. 现病史 患者，女，44岁，发现甲状腺逐渐增大4月，触痛，皮肤区无红肿。体格检查：甲状腺增大，左叶扪及一结节，质软，压痛；随吞咽上下活动。甲状腺功能和基础代谢率正常。

2. 行CT检查 见下图。

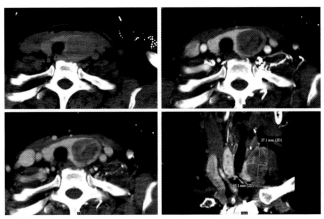

CT平扫＋增强检查

3．问题

（1）请描述该病的影像学表现并做出诊断。

（2）请描述该病的MRI诊断要点。

（3）该病需要和哪些疾病鉴别？如何鉴别？

4．参考答案

（1）CT平扫：甲状腺体积增大，左叶类圆形低密度结节，边界欠清，形态不规整，大小约4.3cm×2.7cm。CT增强可见结节呈不均匀轻度强化，边界清晰；甲状腺腺体边缘完整。诊断为甲状腺左叶结节性甲状腺肿。

注：该患者病理结果为（双侧）结节性甲状腺肿。

（2）弥漫性增大的甲状腺内多结节影，单发少见，多数边界清楚，形态规则；信号混杂，实性结节多表现为T1WI等信号或稍高信号，T2WI表现为高信号；囊性结节因囊内容成分不同而信号多变，囊性结节的实性壁结节多呈T2WI高信号；囊变、坏死、纤维化、钙化及出血使其信号更混杂。增强扫描实性结节或壁结节多呈明显强化，部分实性结节弱强化或不强化，囊性部分不强化。

（3）该病需要与以下疾病相鉴别　①桥本氏甲状腺炎：甲状腺弥漫肿大时，影像学上两者鉴别困难，但实验室检查有助于两者鉴别，桥本氏甲状腺炎属于自身免疫性疾病，急性期抗体滴度高。②良性甲状腺肿瘤：结节性甲状腺肿呈单独结节分布时需要与甲状腺的良性肿瘤鉴别，影像学检查鉴别困难，需穿刺活检确定。

甲 状 腺 癌

【临床与病理】

甲状腺癌多发生于20～40岁女性，表现为甲状腺区肿物，可引起声音嘶哑、呼吸困难。

甲状腺癌的组织学类型主要有：乳头状、滤泡状、髓样、巨细胞和许特耳细胞。以甲状腺乳头状癌最多，其次为滤泡状癌、髓样癌。

【CT表现】

甲状腺癌在CT上表现为形态不规则、边界不清、不均匀的低密度影，其内可有散在钙化影及更低密度的坏死区，病变与周围组织分界模糊。颈部淋巴结肿大提示转移。增强肿块呈不均匀明显强化，钙化及坏死区无强化，转移性的淋巴结多呈环状强化。

CT对显示甲状腺癌是否侵犯喉、气管和食管，发现有无气管或食管旁淋巴结转移，判断喉返神经是否受累具有重要意义。

【MRI表现】

MRI表现可见T1WI呈稍等或者稍高信号，T2WI呈不均匀高信号，肿瘤边界不清，呈浸润性生长，增强扫描可见明显强化；有时可伴有颈部多发肿大淋巴结。部分学者认为病灶周围不完整的包膜样低信号是该病MRI的特征性表现。

【实例分析】

1．现病史　患者，女，35岁，甲状腺左叶结节3年余，自觉近期增大、无压痛。体格检查：甲状腺增大，左叶为主，扪及一质硬结节，边界欠清。超声检查：甲状腺左叶结节，回声不均匀，可见钙化，边界模糊，边缘呈分叶状，未见包膜。CDFI结节内血流丰富。

2．行CT检查　见下图。

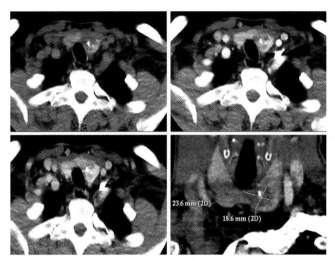

CT平扫＋增强检查

3．问题

（1）请描述该病的影像学表现并做出诊断。

（2）该病的病理分型有哪些？

（3）该病与甲状腺良性肿瘤如何鉴别？

4．参考答案

（1）CT平扫：甲状腺体积增大，左叶可见软组织结节，大小约2.4cm×1.9cm，呈低密度，密度不均匀，其内可见斑片状钙化灶，形态不规则，边界模糊；甲状腺前部包膜尚完整。CT增强：结节呈中度不均匀强化，钙化及坏死区无强化。诊断为左侧甲状腺癌。

（2）甲状腺癌的组织学类型主要有乳头状、滤泡状、髓样、巨细胞和许特尔细胞。以甲状腺乳头状癌最多，其次为滤泡状癌、髓样癌。

（3）就甲状腺肿瘤本身而言，影像学上没有可靠的征象能区别良性与恶性，如果出现所属淋巴结肿大、喉返神经麻痹、甲状软骨或其他喉软骨破坏等表现，则有利于诊断恶性。钙化不是鉴别良、恶性的依据。

（陈亮　刘宇佳　唐翔宇　丁孝民）

第二部分　呼吸和循环系统

支气管扩张

【临床与病理】

支气管扩张是指先天性或后天性支气管内径异常增宽，其中以后天性多见。先天性支气管扩张是指支气管持久性扩张并伴有支气管壁的破坏。一般是指直径大于2mm中等大小的近端支气管由于管壁软骨先天发育缺陷，肌肉和弹性组织破坏引起的异常扩张。病理上支气管壁毁损，呈持久性、不可逆的扩张变形，同时伴有周围肺组织的慢性炎症。后天性支气管扩张是后天获得性的，是指支气管由于管壁的肌肉和弹性组织破坏引起的异常及扩张，后天性支气管扩张的主要病因有：①慢性炎性病变；②各种特殊类型感染（如结核、变应性支气管肺曲霉菌病等）；③肺弥漫性间质纤维化病变。儿童及青少年多发，好发于双肺下叶。其三大症状为：咳嗽，咳痰，咯血。咳痰多为腥臭味脓痰；约半数患者可出现咯血，咯血量为痰中带血或大咯血。病理上，根据其形态可分为以下三型。

（1）柱状支气管扩张　扩张支气管远端与近端宽度近似。

（2）囊状支气管扩张　扩张支气管远端宽度大于近端，呈球囊状。

（3）静脉曲张型支气管扩张　扩张管壁局限性收缩，支气管形态不规则，似静脉曲张。

【X线表现】

（1）轻度支气管扩张可无异常发现。

（2）明显的支气管扩张，表现为病变区肺纹理增多、增粗、紊乱。含气的扩张支气管表现为粗细不规则的管状透亮影。含有分泌物的扩张支气管表现为不规则的杵状或者棒状致密影。囊状扩张的支气管表现为多个薄壁空腔，其中可有气-液平面。

（3）继发感染时，在增多、紊乱的肺纹理中可伴有小斑片状模糊影，或较大的片状实变影。

（4）支气管扩张反复感染可导致膈胸膜局限性增厚，表现为病变区邻近膈肌出现线样或小三角形尖幕状黏连。

【CT表现】

根据其形态分为：柱状型、囊状型、曲张型和混合型，其影像表现如下。

（1）柱状型支气管扩张表现　①"轨道征"，支气管水平走行，为与CT层面平行时表现。②"戒指征"，支气管与CT层面呈垂直走行，表现为管壁圆形透亮影。

（2）囊状型支气管扩张表现　支气管远端呈囊状膨大，成簇的囊状扩张可形成葡萄串状阴影；合并感染，囊内可出现液平及囊壁增厚。

（3）曲张型支气管扩张表现　支气管壁呈粗细不均的囊柱状改变，壁不规则，可呈念珠状。

（4）混合型支气管扩张　两型以上表现。

【实例分析】

1．现病史　患者女，60岁，反复咳嗽、咳脓痰、咯血30年，再伴发热3天，近日抗生素治疗效果较差。

2．行X线、CT检查　见下图。

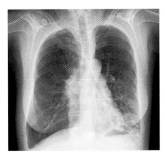 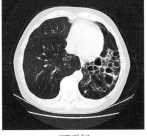

X线　　　　　　　　　　　CT平扫

3．问题

（1）请描述该病的影像学表现并做出诊断。

（2）本病临床表现有哪些？

（3）本病鉴别诊断有哪些？

4．参考答案

（1）影像学表现　①X线：胸廓左右对称，气管居中。双肺纹理增多，双下肺野内见多发囊泡状低密度透亮影及斑片状高密度影，左下肺为著。双侧肋膈角变钝。②CT：双侧胸廓呈桶状。双肺内见多发支气管扩张影，囊性扩张为著，左肺下叶分布显著，部分呈柱状及印戒征改变，局部壁增厚，部分病变内见气-液平面。诊断为双肺支气管扩张并感染。

（2）支气管扩张的三大主要临床表现为：咳嗽，咳痰，咯血。继发感染时可有发热、胸痛等症状，病变广泛时，可出现呼吸困难、发绀及杵状指等。

（3）囊状支气管扩张有时需与多发性肺囊肿及肺气囊等病变鉴别。多发性肺囊肿相对较大，囊壁相对较薄，较少有液平面，可资鉴别。肺气囊多见于金黄色葡萄球菌肺炎，呈多个类圆形的薄壁空腔，其变化快，常伴有肺内浸润病灶或脓肿，且常随炎症吸收而消退。囊状支气管扩张还应与特发性肺纤维化后期改变相鉴别，肺纤维化后期可呈蜂窝状，其薄壁广泛，但与支气管走行无关。

支气管异物

【临床与病理】

支气管异物多见于5岁以下儿童，偶见于成人。支气管异物下叶支气管远较上叶支气管为多，且右侧较左侧多见，因右侧支气管同气管连接较直，管腔较左侧大，故异物易被吸入。临床表现为刺激性呛咳、呼吸困难、喘鸣等。并发症有肺炎、肺不张、支气管扩张等。异物大致可分三类：①植物性异物，多见；②矿物性异物，较少见；③动物性异物，少见。异物引起的机械性阻塞可分为：双向通气、呼气性活瓣阻塞、吸气性活瓣阻塞、完全阻塞。

【X线表现】

（1）直接征象　不透X线异物可直接显示其部位、形态和大小。

（2）间接征象　①阻塞性肺气肿：表现为相应部位肺透亮度增高，肺纹理稀少，呼气时表现明显。②肺部感染：异物存留时间较久，可发生肺炎甚至肺脓肿。③肺不张：支气管完全阻塞可引起所属的一侧肺或某个肺叶、肺段的密度增高及体积缩小。④纵隔摆动：支气管部分阻塞时，支气管内活动性异物在吸气时可向下移动；阻塞支气管，纵隔向患侧移位，呼气时，纵隔又恢复原位；支气管非活动性异物，在吸气时纵隔位置不变，而呼气时纵隔向健侧摆动。

【CT表现】

支气管内见高密度异物，引起叶段肺不张、纵隔摆动、阻塞性肺气肿、肺部感染。

【实例分析】

1．现病史　患儿男，3岁，1天前因进食花生后出现咳嗽，呈阵发性非痉挛性咳嗽，伴气喘，无声音嘶哑。

2．行CT检查　见下图。

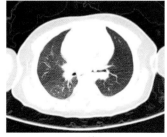
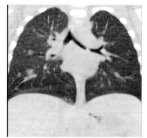

CT平扫　　　　　　　　　　　　CT冠状位重建

3．问题

（1）请描述该病的影像学表现并做出诊断。

（2）本病间接征象是什么？

（3）本病的鉴别诊断有哪些？

4．参考答案

（1）胸廓双侧对称；左侧主支气管内见结节状高密度影，相应管腔变窄，左肺透光度增加。诊断为左主支气管异物。

（2）①阻塞性肺气肿：表现为相应部位肺透明度增高，肺纹理稀少，呼气时表现明显。②肺部感染：异物存留时间较久，可发生肺炎甚至肺脓肿。③肺不张：支气管完全阻塞可引起所属的一侧肺或某个肺叶、肺段的密度增高及体积缩小。④纵隔摆动：支气管部分阻塞时，支气管内活动性异物在吸气时可向下移动；阻塞支气管，纵隔向患侧移位，呼气时，纵隔又恢复原位；支气管非活动性异物，在吸气时纵隔位置不变，而呼气时纵隔向健侧摆动。

（3）与食管异物相鉴别。食管为前后径小而横径宽的管腔，扁平异物进入食管后，后前位可显示异物宽面，而侧位显示其窄面，与气管异物相反。食管吞钡检查有助于两者鉴别。

肺　气　肿

【临床与病理】

肺气肿是指肺组织被气体填充导致过度膨胀的状态。由于支气管不完全阻塞，其活瓣性作用使管腔吸气时扩张，空气进入肺泡，而呼气时缩窄，气体排出困难，致吸入量大于排出量，反复作用使肺泡过度膨胀，肺体积增大。该病可分为局限性阻塞性肺气肿和弥漫性阻塞性肺气肿。典型症状为劳力性呼吸急促，多在原有咳嗽、咳痰基础上出现逐渐加重的呼吸困难、胸闷、气短。在病理上分为小叶中心型、全小叶型、间隔旁型和瘢痕旁型四种。

【X线表现】

（1）胸廓前后径增宽，呈桶状，肋间隙增宽，横膈低平并可呈波浪状，透视下膈肌活动度减弱。

（2）双肺野透亮度增加，可见肺大泡影，肺纹理稀疏。

（3）心影狭长，呈垂位心。

【CT表现】

（1）小叶中心型肺气肿　肺内散在分布小圆形、无壁低密度区，位于小叶中央。

（2）全小叶型肺气肿　广泛无壁低密度区，肺血管影变细、稀疏。

（3）间隔旁型肺气肿　胸膜下小叶间隔旁局限性低密度区。

（4）瘢痕旁型肺气肿　肺瘢痕区周围发生肺气腔增大、肺破坏的透亮无肺纹理低密度区。

（5）肺大疱　较大的薄壁低密度区，为小叶中心型及全小叶型肺气肿融合所致。

【实例分析】

1．现病史　患者，男，68岁，于20年前无明显诱因出现喘憋，近三天症状加重，活动后为著，影响夜间睡眠，可闻及喘鸣音，伴咳嗽，偶有咳痰，咳少量白色稀薄痰液，无畏寒、发热，无胸痛、咯血。

2．行X线、CT检查　见下图。

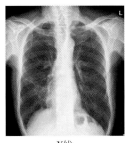 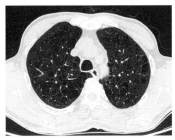

X线　　　　　　　　　　　　CT平扫

3．问题

（1）请描述该病的影像学表现并做出诊断。

（2）本病病理分型有哪些？其影像学表现是什么？

（3）本病鉴别诊断有哪些？

4．参考答案

（1）影像学表现　①X线：胸廓双侧对称。双肺透光度增强。②CT：胸廓双侧对称。双肺内见多发囊片状透亮影。诊断为双侧肺气肿。

（2）①小叶中心型肺气肿：肺野内散在分布小圆形、无壁低密度区，位于小叶中央。②全小叶型肺气肿：广泛无壁低密度区，肺血管影变细、稀疏。③间隔旁型肺气肿：胸膜下小叶间隔旁局限性低密度区。④瘢痕旁型肺气肿：肺瘢痕区周围发生肺气腔增大、肺部破坏的透亮无肺纹理低密度区。

（3）肺气肿导致的肺大疱需与局限性气胸鉴别，肺大疱向四周膨胀，四周均可见到被压迫的肺组织；局限性气胸主要是将肺组织向内侧压迫，缩向肺门。

肺 隔 离 症

【临床与病理】

肺隔离症为胚胎时期一部分肺组织和正常肺分离而单独发育，其血供来自体循环的一支或多支异常动脉，引流静脉可经肺静脉、下腔静脉或奇静脉回流。本病可见于各个年龄段，青年居多，多数患者无症状，体检时偶然发现。如合并感染则表现为呼吸道感染症状，如发热、咳嗽、咳痰、胸痛等症状。

根据隔离肺有无独立的脏层胸膜包裹，分为肺叶内型和肺叶外型肺隔离症。肺叶内型与邻近正常肺组织为同一脏胸膜所包裹，隔离肺组织为大小不等的囊样结构，部分为实性肺组织块，与正常肺组织分界不清。此型多见于下叶后基底段，位于脊柱旁沟，左侧多见。肺叶外型为副肺叶或副肺段，被独立的脏胸膜所包裹。多为无功能实性肺组织块，少数发生囊样变。此型多见于肺下叶与横膈之间，偶见于膈下或纵隔内。

【X线表现】

（1）肺叶内型肺隔离症　典型者发生于下叶，左侧更为常见。X线表现为均匀实变区，边缘光整或分叶状。

（2）肺叶外型肺隔离症　左肺下叶后基底段部位的软组织密度影，位于膈上或膈下，病灶密度均匀。

【CT表现】

（1）肺叶内型　表现为膈上区肺基底部脊柱旁软组织密度影，密度不均，典型者呈蜂窝状改变，可见囊状改变，囊内可见气体，继发感染时多见液平面，少数见斑点状钙化。

（2）肺叶外型　见边界清楚、密度均匀软组织肿块，少数见多发小囊。

（3）增强检查　不规则强化，实质部分明显强化，可显示供血动脉和引流静脉。

【实例分析】

1. 现病史　患者，男，19岁，体检时发现异常。
2. 行CT平扫、增强检查　见下图。

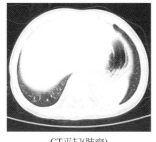

CT平扫(肺窗)

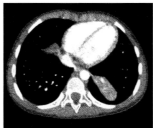

CT增强检查

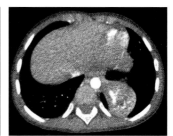

CT增强(a)

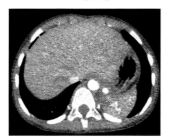

CT增强(b)

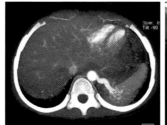

MIP

3．问题

（1）请描述该病的影像学表现并做出诊断。

（2）本病好发位置在哪里？

（3）本病鉴别诊断有哪些？

4．参考答案

（1）胸廓双侧对称，左肺下叶见团片状高密度影，边界清楚，明显强化，内见由胸主动脉发出的血管影。诊断为左肺下叶肺隔离症。

（2）肺隔离症好发于两下肺后基底段，左下肺多见，位于脊柱旁沟，呈三角形或类圆形。

（3）肺隔离症多见于年轻患者，常需与以下疾病进行鉴别。①先天性肺囊肿：发生部位不定，常多发。②肺大疱：常见于肺边缘，呈皂泡样，壁更薄。③肺脓肿：壁厚，周围炎症明显。④肺癌空洞：厚壁不均，内壁不规则。

大叶性肺炎

【临床与病理】

大叶性肺炎是细菌性肺炎中最常见的一种。本病多见于青壮年，好发于冬春两季，多数发病前有受凉、过度劳累或上呼吸道感染诱因。起病急，寒战高热、胸痛、咳较黏稠痰或为典型铁锈色痰，临床体征可出现叩诊浊音，语颤增强，呼吸音低及肺部啰音等。实验室检查示白细胞及中性粒细胞明显增高。典型的病理改变可分为四期：充血期、红色肝样变期、灰色肝样变期和消散期。

【X线表现】

（1）充血期　往往无明显异常的X线征象，或仅见病变区局限性肺纹理增强。

（2）实变期（包括红色肝样变期及灰色肝样变期）　与肺段和肺叶范围相符合的片状、三角形或大片状密度均匀的致密影。由于实变肺组织与含气的支气管相衬托，其内有时可见透亮的支气管影，称空气支气管征或支气管气象。叶间裂的一侧病变边缘显示清楚锐利，其他部分则模糊不清，外围阴影逐渐变淡。

（3）吸收消散　实变阴影的密度逐渐降低，病变呈散在、大小不一和分布不规则的斑片状阴影。实变可以完全吸收或者仅残留少许条索状阴影。可遗留增厚的叶间胸膜影。少数病例可因长期不吸收而演变为机化性肺炎。

【CT表现】

（1）斑片或大片状密度增高影，边界模糊，病变边缘被胸膜所局限且平直，呈大叶性或肺段性分布。

（2）病灶密度不均匀，可见含气支气管征，也称支气管气象，是炎性实变较可靠的征象。

（3）消散期病变呈散在、大小不一的斑片状影，进一步吸收可见少许条索状高密度影或完全消失。

（4）可伴发肺不张及胸膜炎。

【实例分析】

1．现病史　患者，男，12岁，于8天前淋雨后出现发热，体温最高39.5℃，未起皮疹，无畏寒、寒战。

2．行X线、CT检查　见下图。

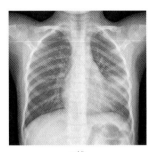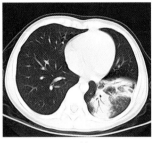

X线　　　　　　　　　　CT平扫

3．问题

（1）请描述该病的影像学表现并做出诊断。

（2）本病典型表现有哪些？

（3）本病鉴别诊断有哪些？

4．参考答案

（1）影像学表现　①X线：胸廓左右对称，气管居中。左肺下野见斑片状密度增高影，边界不清。左肺下野内带心影重叠区见斑片状稍低密度影。②CT：双侧胸廓对称。左肺下叶见片状密度增高影，边缘模糊，内见支气管充气征。诊断为左肺下叶大叶性肺炎。

（2）①临床表现：起病急，寒战高热、胸痛、咳较黏稠痰或为典型铁锈色痰；②影像学表现：病变呈肺叶或肺段分布，其内可见空气支气管征。

（3）①大叶性肺炎实变期应与肺结核、中央型肺癌引起的肺不张以及肺炎型肺癌鉴别，前者病灶内的含气支气管征有助于区别其他阻塞性肺不张。②下叶大叶性肺炎应与胸膜炎鉴别，前者可累及邻近胸膜致胸膜炎症，表现为少量渗出积液。③大叶性肺炎消散期应与浸润型肺结核鉴别。

小叶性肺炎

【临床与病理】

小叶性肺炎又称支气管肺炎，多见于婴幼儿、老年人及极度衰弱的病人，或手术后以及长期卧床的病人，使两肺下部血液淤滞诱发感染。临床表现较重，多有高热、咳嗽、咳泡沫样黏痰或脓痰，可伴呼吸困难、发绀、胸痛等。听诊可闻及水泡音。

病变以小叶支气管为中心，经终末细支气管及肺泡，产生炎性渗出物。病变范围为小叶性，呈散在性两侧分布，也可融合成片状。

【X线表现】

（1）双肺纹理增多、增粗且较模糊。

（2）双肺中下野内中带可见沿肺纹理分布的斑点状或斑片状密度增高影，边缘较淡且模糊不清，病变可融合成片状或大片状。病变液化坏死时可形成空洞，表现为斑片状影中环形透亮影。

（3）支气管炎性阻塞，在病变区内可见肺不张的三角形致密影，相邻肺野有代偿性肺气肿。

（4）经治疗后可完全吸收消散，久不消散的小叶性肺炎可引起支气管扩张，融合成片的炎症久不吸收可演化为机化性肺炎。

【CT表现】

（1）肺血管支气管束增多，增粗，模糊。

（2）支气管周围炎即小叶性实变，表现为沿肺纹理分布的斑片状、结节状密度增高影，边缘模糊，密度不均，可出现"树丫征"，亦可融合成大片状。

（3）小叶性实变的周围常伴阻塞性肺气肿，空洞性病变累及胸膜可出现胸膜腔积液。

【实例分析】

1. 现病史　患儿，男，8岁，于3天前受凉后出现发热、咳嗽、咳泡沫样黏痰，体温最高达39.8℃。

2. 行X线、CT检查　见下图。

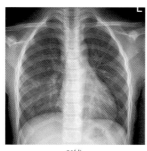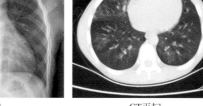

X线　　　　　　　　　CT平扫

3. 问题

（1）请描述该病的影像学表现并做出诊断。

（2）本病典型表现有哪些？

4．参考答案

（1）影像学表现　①X线：胸廓左右对称。双肺野内见多发沿肺纹理分布的斑片状密度增高影，边缘欠清。②CT：双侧胸廓对称。右肺中叶及双肺下叶内可见斑片状、片状高密度影，边缘模糊，内部密度不均匀。诊断为双肺小叶性肺炎。

（2）小叶性肺炎好发于两中下肺内中带，病灶沿支气管分布，呈多发散在小斑片状影，常合并阻塞性小叶性肺气肿或小叶肺不张，是本病较典型的影像学表现。结合临床多见于婴幼儿、老年人及极度衰弱的病人，或手术后以及长期卧床病人，有相应的临床症状及体征。

肺 脓 肿

【临床与病理】

肺脓肿是化脓性细菌感染引起肺组织炎性液化坏死、脓腔形成的一种肺部破坏性疾病。按病程及病变演变的不同而分为急性肺脓肿与慢性肺脓肿。急性肺脓肿发病急剧，有高热、寒战、咳嗽、胸痛、咳大量脓痰等症状，脓痰有腥臭味，静置后可分三层，全身中毒症状较明显，白细胞数量显著增多。慢性肺脓肿临床多以咳嗽、脓痰或脓血痰、胸痛、消瘦为主要表现。

根据病因不同可分为吸入性、血源性和继发性三种类型。吸入性是最常见的感染途径，多为单发大病灶。血源性肺脓肿见于各种原因引起的菌血症，病变常为多发、散在分布，伴空洞形成。患者临床症状较重，且伴有全身其他部位如脑、肝、骨等脓肿形成。

【X线表现】

（1）急性化脓性炎症阶段，呈大片状致密阴影，密度较均匀，边缘模糊。

（2）炎症进一步发展，实变中心肺组织坏死、液化，排出后形成空洞，表现为致密的实变区中有透光区，空洞内壁光滑或高低不平，可见气-液平面。也可有多房性空洞，立位胸片示多个高低不一的气-液平面。

（3）病变好转，肺脓肿空洞内容物及液平逐渐减少、消失。肺脓肿痊愈后可以不留痕迹，或留有少量的纤维条索影。

（4）急性期可伴有少量胸腔积液或肺脓肿邻近胸膜增厚，如脓肿破入胸腔则引起局限性脓胸或脓气胸。

【CT表现】

（1）急性肺脓肿　①早期表现为斑片状或大片状密度增高影，边缘模糊。②当病变中心组织发生坏死、液化时，坏死组织经支气管排出后，形成空洞，多表现为内壁不规则的厚壁空洞，早期增强检查洞壁有强化。③病情严重者可侵犯胸膜，导致脓胸或脓气胸。

（2）慢性肺脓肿　①脓肿壁厚，内壁清楚，一般不规则或形成多房空洞。②边缘伴有广泛纤维索条影，可由支气管扩张及肺气肿表现，可伴发脓胸或广泛胸膜增厚。

（3）血源性肺脓肿　多为两肺多发性结节状或片状密度增高影，边缘模糊。其内液化坏死呈低密度，或出现空洞，可并发胸膜病变。

【实例分析】

1．现病史　患者，男，42岁，10余天前出现发热，伴畏寒，伴咳嗽、咳痰，主要为黄脓痰，自诉痰液有腥臭味，痰液咳出后咳嗽减轻，伴右侧胸痛，无头晕、头痛，无全身乏力，无盗汗，无肌肉关节酸痛。

2．行X线、CT检查　见下图。

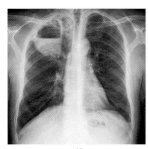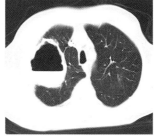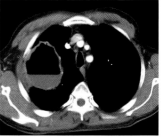

| X线 | CT平扫 | CT增强 |

3．问题

（1）请描述该病的影像学表现并做出诊断。

（2）本病临床表现有哪些？

（3）本病鉴别诊断有哪些？

4．参考答案

（1）影像学表现　①X线：胸廓左右对称，气管居中。右肺中上野可见密度增高影，边界较清，内可见液平及气体密度影。②CT：胸廓双侧对称。右肺上叶可见一较大类圆形的厚壁空洞影，其内可见气-液平面，病变外周可见条片样高密度影，壁欠规整，可见强化。诊断为右肺上叶肺脓肿。

（2）急性肺脓肿发病急剧，有高热、寒战、咳嗽、胸痛、咳大量脓痰等症状，脓痰有腥臭味，静置后可分三层，全身中毒症状较明显，白细胞数量显著增多。慢性肺脓肿临床多以咳嗽、脓痰或脓血痰、胸痛、消瘦为主要表现。

（3）①在肺脓肿形成之前，应与大叶性肺炎鉴别，前者可跨叶分布，后者按肺叶分布。②慢性肺脓肿空洞由于形态不规则，洞壁较厚，应与肺结核空洞、肺癌空洞鉴别，结核空洞多无气-液平面，周围常有卫星灶；肺癌空洞壁厚薄不均，内壁呈结节状凹凸不平，外缘可呈分叶状，常可见毛刺。

肺 结 核

【临床与病理】

肺结核是由结核分枝杆菌引起的肺部慢性传染性疾病。可无任何临床表现，也可出现咳嗽、咯血及胸痛，有的出现较明显的全身中毒症状，如低热、盗汗、乏力、食欲减退、消瘦等。

肺内基本病变性质可分为：①渗出性病变，是炎症细胞、渗出液充盈肺泡和细支气管所致。②增殖性病变，渗出性病灶早期不吸收，可很快形成结核结节，成为增殖性病灶。③变质性病变，渗出性病灶发展迅速或互相融合而干酪化即形成肺段或肺叶范围内的干酪性肺炎。

肺结核可分为以下几类：Ⅰ型，原发型肺结核；Ⅱ型，血行播散型肺结核；Ⅲ型，继发型肺结核；Ⅳ型，结核性胸膜炎。

（1）Ⅰ型，原发型肺结核　是指机体初次感染结核菌所引起的肺结核病。最常见于儿童，少数可见于青年。主要临床表现包括原发综合征和胸内淋巴结结核。原发型肺结核可发生胸腔积液，常仅表现为胸腔积液而无肺实质病变，这是典型的原发型肺结核胸膜感染表现。原发综合征是指结核分枝杆菌进入肺组织，在肺实质内产生急性渗出性炎症性改变，也称原发病灶。原发病灶内的结核分枝杆菌经淋巴管向局部淋巴结蔓延，引起结核性淋巴管炎与淋巴结炎。肺内原发灶、局部淋巴管炎及所属淋巴结炎三者合称为原发综合征。胸内淋巴结结核是指当原发病灶完全吸收时，纵隔和肺门淋巴结肿大，此为原发型肺结核的重要表现。

（2）Ⅱ型，血行播散型肺结核　结核杆菌侵入血液循环后可引起血行播散型肺结核。血行播散型肺结核的结核杆菌可来源于原发病灶、气管支气管、纵隔淋巴结结核的破溃和身体内其他脏器的结核病变。可分为急性粟粒型肺结核和亚急性或慢性血行播散型肺结核。①急性粟粒型肺结核：大量结核杆菌一次侵入或短期内反复侵入血液循环所引起。多见于儿童及原发型肺结核阶段。②亚急性或慢性血行播散型肺结核：是较少量结核杆菌在较长时间内多次侵入血液循环引起的播散病灶。播散的原因大多为泌尿生殖器官或骨关节结核病的病菌侵入静脉。

（3）Ⅲ型，继发型肺结核　是肺结核中最常见的类型，大多见于成人，多为已静止的原发病灶的重新活动，偶为外源性再感染，病变趋向局限于肺的局部，多在肺尖、锁骨下区及下叶背段。

（4）Ⅳ型，结核性胸膜炎　多见于儿童与青少年，可见于原发性或继发性结核。包括结核性干性胸膜炎、结核性渗出性胸膜炎。结核性干性胸膜炎指不产生明显渗液或仅有少量纤维渗出的胸膜炎。结核性渗出性胸膜炎可出现胸腔积液，多为单侧，液体一般为浆液性，偶为血性。

【X线表现】

1. 原发型肺结核

（1）原发综合征　①原发病灶，表现为云絮状或类圆形高密影，边界模糊不清，多见于上叶下部或下叶上部近胸膜处。②肺门或纵隔肿大淋巴结，尤其好发于右侧气管旁区，表现为突出于正常组织的肿块影。③淋巴管炎，自原发病灶引向肿大淋巴结的一条或数条较模糊的条索状密度增高影。④典型的原发综合征显示原发病灶、淋巴管炎与肿大的肺门淋巴结连接在一起，形成"哑铃状"。

（2）肺内淋巴结结核　表现为肺门区突出的圆形或卵圆形高密度影，右侧多见。

2. 血行播散型肺结核

（1）急性粟粒型肺结核　双肺广泛、均匀分布、粟粒大小的结节状密度增高影。其特点为病灶分布均匀、大小均匀和密度均匀，即所谓"三均匀"。粟粒样致密阴影直径 1～2mm，呈圆形或椭圆形，境界较为清楚。两肺野可呈磨玻璃样改变，可将肺纹理遮盖，使正常的肺纹理不易辨认。

（2）亚急性或慢性血行播散型肺结核　多发大小不一、密度不一、分布不均的粟粒结节影，即所谓"三不均匀"。

3. 继发型肺结核

（1）浸润性肺结核　①局限性斑片阴影：见于两肺上叶尖段、后段，其他肺段也可见到高密度影。②大叶性干酪性肺炎：一个肺段或肺叶呈大片致密性实变，中心密度较高，边缘模糊。③增殖性病变：呈斑点状阴影，边缘较清晰，排列成"梅花瓣"或"树丫"状，为结核病的典型表现。④结核球：表现为圆形、椭圆形阴影，大小 0.5～4cm 不等，常见 2～3cm，边缘清晰，轮廓光滑，偶有分叶，密度较高，内部常见斑点、层状或环状钙化。结核球周围常见散在纤维增殖性病灶，称"卫星灶"。⑤结核性空洞：多发性空洞呈"蜂窝状"；单发性一般在 2cm 以上，壁薄、内壁较光整、无壁结节，周围有卫星病灶，如纤维条索、钙化等。⑥支气管播散病变：沿支气管分布的斑片状阴影，呈腺泡排列，或相互融合成小叶阴影。⑦硬结钙化：病灶呈边缘锐利的高密度影，完全钙化者，呈骨样密度的斑片状或小块状影。⑧小叶间隔增厚：表现为索条及网状阴影。

（2）慢性纤维空洞性肺结核　属于继发性肺结核晚期类型。①空洞表现为单侧或双侧肺上中部不规则透亮区，空洞壁厚，壁周有大量纤维粘连，可见多支引流支气管与空洞相通，呈索条状或轨道状阴影。空洞周围有大片渗出和干酪病变。②病侧肺门上抬，肺纹理呈垂柳状；双肺中下叶透亮度增高。③纵隔变窄，滴状心。肋间隙增宽，膈低平，桶状胸。④病变邻近胸膜增厚、粘连，可出现支气管播散灶。

4. 结核性胸膜炎

（1）干性胸膜炎　胸膜表面仅有少量纤维素渗出或胸膜增厚粗糙，X线可无异常发现。胸膜厚度达2～3mm时，表现为一片或一层密度增高的阴影，位于胸膜的外围部分，边缘模糊。

（2）渗出性胸膜炎　①游离性胸腔积液：少量积液，可见肋膈角变钝；中等量积液，可见外高内低、凹面向上的弧线影；大量胸腔积液时，整侧胸腔致密影，纵隔向健侧移位。②叶间积液：表现为叶间裂走形区密度均匀的梭形致密影。

【CT表现】

1．原发型肺结核

（1）原发综合征　由肺内原发病灶、结核性淋巴管炎及淋巴结炎三者组成。肿大淋巴结可压迫支气管等引起肺叶或肺段的不张。

（2）胸内淋巴结结核　常见，可单侧性或两侧性，平扫时呈等密度影，与周围组织分界不清，增强后呈中心低密度，边缘环状强化。

2．血行播散型肺结核

（1）急性粟粒型肺结核　发病初期仅见肺纹理增粗，3～4周后出现大小、密度、分布"三均匀"的弥漫性粟粒结节，直径1～2mm，边缘清楚，沿肺血管分布。

（2）亚急性或慢性血行播散型肺结核　病灶分布不均匀，以两中上肺野分布较多，大小不均，密度不均，部分可见钙化。

3．继发型肺结核

（1）渗出浸润为主型　病灶呈结节状或不规则斑片状阴影，密度不均，有时病灶内可见小空洞，病灶边缘模糊，亦可见增殖性病灶，邻近肺纹理可增粗紊乱，常与纤维化并存，可伴有邻近支气管扩张，有时也可见局限性肺气肿表现。

（2）干酪为主型　上肺大叶性实变，其内见多个小空洞，下肺见沿支气管分布的播散病灶。

（3）空洞为主型　表现为肺段和肺叶高密度影，内可见一个和多个空洞，内无液平面，其周围有较多纤维索条影，常见钙化。典型者出现"树丫征"常伴纵隔移位，邻近胸膜增厚及相应部位的胸廓塌陷。

（4）结核球　病灶呈圆形、类圆形，边界清楚，密度不均，部分可呈浅分叶状，少数见毛刺征或胸膜凹陷征，中心有时可见低密度影，常见周围的卫星病灶。增强时病灶不强化或仅出现边缘环形强化。

4．结核性胸膜炎

少量游离性积液表现为沿后胸壁弧线状均匀致密影，中等量积液，可呈半月形均匀致密影，大量胸腔积液可见肺受压形成肺不张。

【实例分析】

（一）病例1

1．现病史　患者男，48岁，近期乏力，低热，盗汗，少量痰中带血1周。

2．行CT检查　见下图。

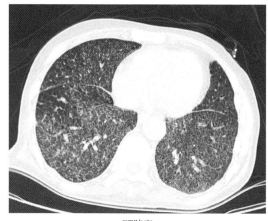

CT肺窗

（二）病例2

1．现病史　患者男，39岁，近3月乏力，加重2周，低热，盗汗，少量痰中带血。

2．行CT检查　见下图。

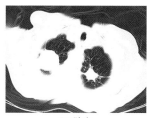 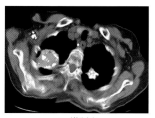

CT-肺窗　　　　　　　　　　　　CT-纵隔窗

3．问题

（1）请描述病例1、病例2的影像学表现并分别做出诊断。

（2）病例1的影像学特点有哪些？

（3）本病鉴别诊断有哪些？

4．参考答案

（1）①病例1：双侧胸廓对称，双肺内见散在均匀分布点状高密度影，边界清晰，密度均匀。诊断为急性粟粒型肺结核。②病例2：双侧胸廓对称，双肺内见散在均匀分布点状高密度影，双肺上叶见团块状高密度影，较大者位于右肺上叶，内见散在斑片样钙化灶，周围牵拉邻近胸膜。诊断为双肺上叶结核球。

（2）急性粟粒型肺结核的影像学特点为肺部可见大小、密度、分布均匀的弥漫性粟粒结节。

（3）急性血行粟粒性肺结核应与以下疾病鉴别。①矽肺：肺内呈多发或弥漫性小结节，大多直径<10mm，主要见于肺上叶，但其密度较高，且边界清晰，有融合趋势，小叶间隔增厚并伴肺大泡，有粉尘吸入史。②转移瘤：病变分布以两肺下叶为主，常较大（直径＞5mm），其边界清晰，结合病史及随访观察可明确诊断。③肺泡细胞瘤：当表现为两肺小结节或小斑片状病变时，应与慢性血行播散型肺结核鉴别。前者多见于中下肺野，且分布不均，可见较大的结节，查痰中癌细胞阳性，后者临床上有较明显的结核中毒症状，抗结核治疗有效。

结核球应与以下疾病相鉴别。①周围型肺癌：无特殊好发部位，病灶边缘分叶有细毛刺，癌性空洞多为壁厚且厚薄不均，可有壁结节，钙化少见，无卫星灶、纵隔淋巴结肿大等转移征象，增强不均匀强化。②单个转移瘤：少见，占肺转移瘤的5%～10%。常见于下肺野外带，多为圆形，边缘清晰，无分叶，增强呈中等均匀强化，转移瘤生长迅速，常无症状，多数有肺外肿瘤病史。③错构瘤：无好发部位但常见于肺外围，病灶小，通常小于2cm，边缘光整，无分叶，爆米花样钙化及其中的脂肪密度为其特征，无卫星灶，增强不强化或轻度不均匀强化。④腺瘤：低度恶性肿瘤，女性多见，多为圆形或卵圆形，边缘光滑，密度均匀，中等均匀强化，病程长，生长慢。无钙化，无卫星灶。⑤炎性假瘤，逐渐机化、形成纤维包膜，导致肺炎吸收不完全。密度均匀，少见钙化，边缘锐利，周围可见数条细长索条影相连，无卫星灶，中等度强化。

肺 真 菌 病

【临床与病理】

肺真菌病是因真菌侵入所引起的肺部疾患。肺曲菌病是肺部最常见的真菌病，分为局限型和侵袭型。临床表现多种多样，有的无临床症状，有的起病急，出现发热、咳嗽、咳痰、咯血等症状；有的起病缓，有夜间低热、盗汗、咳嗽，似肺结核症状。

局限型肺曲菌病常继发于结核空洞等空洞或空腔类病灶中，随着曲菌繁殖，菌丝、纤维素、黏液混合形成曲菌球。侵袭型肺曲菌病引起肺部炎症、化脓及肉芽肿样变，范围广泛。

【X线表现】

表现为肺空洞或空腔内的圆形或类圆形致密影，密度较均匀，边缘较清晰，可伴有斑点状或边缘钙化。曲菌球与空洞之间可见新月形空隙，称为"空气半月征"，两上肺尖后段多见。侵袭型肺曲菌病多表现为一侧或双侧肺野内单发或多发斑片状影，也可表现为实变影，也可形成脓肿及空洞。

【CT表现】

表现为薄壁空洞内的孤立球形灶，边缘清晰，可见"空气半月征"，仰卧位及俯卧位时，曲菌球总位于近地侧。曲菌球呈软组织密度，有时可见钙化，增强无强化。侵袭型可表现为结节或肿块状实变影，周围可见"晕圈征"。

【实例分析】

1. 现病史　患者，男，69岁，1月前出现咳嗽、咳脓痰，近期症状加重伴发热。
2. 行CT检查　见下图。

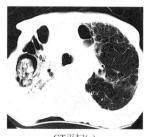 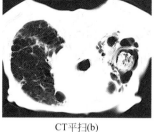

CT平扫(a)　　　　　　　　　　　CT平扫(b)

3. 问题
（1）请描述该病的影像学表现并做出诊断。
（2）本病影像学特点有哪些？
4. 参考答案
（1）双侧胸廓欠对称，右肺下叶可见一薄壁空洞，内见球形软组织密度影，边缘清晰，可见"空气半月征"，变换体位可见软组织密度影，位于近地侧；右肺内见多发囊状气体密度影，左肺内见多条索样高密度影。诊断为右肺真菌病。
（2）表现为薄壁空洞内的孤立球形灶，边缘清晰，可见"空气半月征"，仰卧位及俯卧位时，曲菌球总位于近地侧。

特发性肺间质纤维化

【临床与病理】

特发性肺间质纤维化是指原因不明的下呼吸道弥漫性炎症性疾病，多见于中年人，多数起病隐匿，前期可无症状，后期表现为进行性呼吸困难，晚期可出现缺氧及肺源性心脏病。可有发热、咳嗽及咳痰。由于炎症侵犯肺泡壁和邻近的肺泡腔，造成肺泡间隔的增厚和肺纤维化。在纤维化严重的区域，常有牵引性支气管和细支气管扩张，和（或）胸膜下的蜂窝样改变。

【X线表现】

早期正常或仅表现为两肺中下野细小网织影，病变可进展为不对称性网状及条索状或结节状影，晚期可呈蜂窝状影。

【CT表现】

①磨玻璃样密度及实变影。②线样影：呈与胸膜面垂直的细线影，多见于两肺下叶。③胸膜下弧线影：为胸膜下0.5cm以内的与胸壁内面弧度一致的弧线样影，边缘清晰，多见于两下肺后外部。④蜂窝状影：为数毫米至2cm大小不等的圆形含气囊腔，壁薄，分界清楚；主要分布于两肺基底部近胸膜处。⑤小叶中心性肺气肿：表现为散在的圆形含气区，无明确边缘，多见于肺外围部。⑥支气管扩张：主要为中小支气管扩张，多为柱状扩张。

【实例分析】

1．现病史　患者，男，75岁，2年前出现咳嗽，无咳痰，偶有喘憋，近日发热，咳嗽、咳痰加重。

2．行CT检查　见下图。

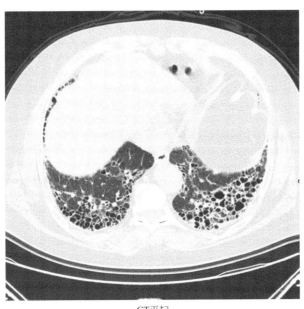

CT平扫

3．问题

（1）请描述该病的影像学表现并做出诊断。

（2）本病影像学特点有哪些？

4．参考答案

（1）双肺纹理增多；双侧胸膜下见片絮状高密度影，边界不清，呈蜂窝状改变。诊断为双肺特发性肺间质纤维化。

（2）①磨玻璃样密度及实变影；②线样影；③胸膜下弧线影；④蜂窝状影；⑤小叶中心性肺气肿；⑥支气管扩张。

结　节　病

【临床与病理】

结节病为累及多系统的肉芽肿性疾病，多见于20～40岁，女性较多。病程进展缓慢，轻者可无症状。肺部影像学表现明显而临床症状轻微，为本病的特点之一。临床上常表现为咳嗽、咳少量黏痰、乏力、低热、盗汗、纳差及胸闷等，可伴肝脾大、皮肤结节、关节疼痛、腮腺肿大、外周淋巴结肿大及眼部病变等。实验室结节病抗原试验阳性，血管紧张素转化酶（ACE）升高，血、尿钙升高。

病理学特征为多个器官的非干酪性肉芽肿。淋巴结受累后肿大，但一般不融合。肺门淋巴结最易受累，其次为气管旁和主动脉弓旁淋巴结。肺内病变沿支气管血管周围结缔组织鞘及小叶间隔发展蔓延而主要分布在间质。肺内小肉芽肿可融合成大结节。急性发病者肉芽肿大多可消退。慢性发病者常导致进行性肺纤维化。

【X线表现】

纵隔、肺门淋巴结肿大为结节病最常见的表现，约半数患者是唯一的异常表现。多组淋巴结肿大是其特点，其中两侧肺门对称性淋巴结肿大，呈土豆状影，为本病的典型表现。

【CT表现】

（1）Ⅰ期仅有肺门纵隔淋巴结肿大，肿大淋巴结密度均匀，边界清楚，增强检查呈均匀强化。

（2）Ⅱ期为胸腔内淋巴结肿大及肺部病变，肺部可见结节影或斑块状影。

（3）Ⅲ期为肺纤维性改变，晚期病例可见支气管血管束扭曲、聚拢或变形，小叶间隔增厚和细小蜂窝影主要见于胸膜下区。

【实例分析】

1. 现病史　患者女，38岁，约5个月前无诱因出现咳嗽，呈阵发性，咳白色黏痰，易咳出，2天前患者再次出现阵发性咳嗽，伴痰中带血，量少，为鲜血丝。

2. 行CT增强检查　见下图。

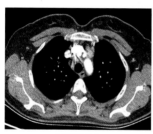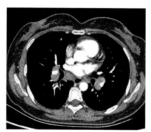

CT增强(a)　　　　　　　　　　CT增强(b)

3．问题

（1）请描述该病的影像学表现并做出诊断。

（2）本病特点有哪些？

（3）本病需要与哪些疾病进行鉴别诊断？

4．参考答案

（1）胸廓双侧对称，纵隔及双肺门内见多发肿大淋巴结，呈轻度强化。诊断为肺结节病。

（2）肺部影像学表现明显而临床症状轻微，为本病的特点之一；多组淋巴结肿大是其特点，其中两侧肺门对称性淋巴结肿大，呈土豆状影，也为本病的典型表现。

（3）结节病（Ⅰ期、Ⅱ期）应与淋巴结结核、淋巴瘤、转移性纵隔淋巴结肿大进行鉴别；病变发展至纤维化期需与癌性淋巴管炎、间质性肺炎等鉴别。

中央型肺癌

【临床与病理】

中央型肺癌是肺内常见的原发性恶性肿瘤，起源于支气管上皮、腺上皮或肺泡上皮。早期多无症状，发展到一定阶段可出现咯血、刺激性咳嗽和胸痛等，间断性痰中带少量鲜血是其重要临床表现。中央型肺癌是指发生于肺段或肺段以上支气管的肺癌，主要分为鳞癌、小细胞癌、大细胞癌及类癌，少数为腺癌。其生长方式有管内型、管壁型及管外型，可单独或同时存在。肿瘤生长使支气管狭窄或阻塞，可引起阻塞性肺气肿、阻塞性肺炎及阻塞性肺不张等继发改变。

【X线表现】

（1）早期，可无异常表现，或可见因支气管阻塞引起的肺气肿或炎症。

（2）进展期癌，直接征象为肺门肿块阴影，表现为肿块位于一侧肺门，突向肺野，边缘清楚或不清楚，可有分叶。支气管阻塞征象包括：①阻塞性肺气肿，表现为肺叶体积增大，透明度增加，肺纹理稀疏，纵隔、膈肌及叶间裂推压移位。②阻塞性支气管扩张，引起一个肺叶或肺段范围内的带状及条状阴影，当呈手套状密度增高影时，称为"手套征"。③阻塞性肺炎，为局限性斑片状阴影或肺段、肺叶实变阴影，特点为不易吸收，或吸收后短期复发。④支气管完全阻塞时发生肺不张，可发生于一个肺段、肺叶或一侧肺，表现为肺组织体积缩小、密度增高、肺门、纵隔、膈肌及叶间裂等周围结构向病变移位。

（3）右肺上叶中央型肺癌合并肺不张时，其凹面向下的下缘与肺门肿块下凸的下缘相连，形成反置的或横置的"S"状。

【CT表现】

（1）直接征象　支气管管腔狭窄或阻塞，支气管内见软组织肿物，支气管壁增厚及支气管周围肿块。

（2）间接征象　肿瘤阻塞中心支气管引起的阻塞性改变，出现阻塞性肺气肿、阻塞性肺炎、阻塞性肺不张及支气管扩张等CT表现。

（3）转移表现　肺门及纵隔淋巴结增大；胸膜腔积液；骨质破坏。

【实例分析】

1．现病史　患者，女，59岁，刺激性咳嗽1个月，痰中带血1周，伴胸痛。

2．行X线、CT检查　见下图。

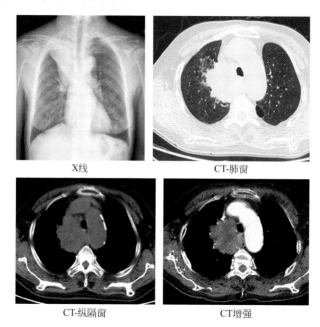

X线　　　　　　　　　　CT-肺窗

CT-纵隔窗　　　　　　　　CT增强

3．问题

（1）请描述该病的影像学表现并做出诊断。

（2）本病临床表现有哪些？

（3）本病鉴别诊断有哪些？

4．参考答案

（1）影像学表现　①X线：双肺纹理增多，右肺门上部见软组织肿块影，右肺上叶体积缩小，密度增高，水平裂弧形上移，下缘与肿块形成横"S"形。②CT：右肺上叶肺门处见团块状软组织密度肿块，密度不均，边缘模糊，相应尖段支气管截断，增强检查呈轻中度不均匀强化，病灶与右肺动脉上叶尖段肺动脉、右肺上静脉分界欠清，部分层面狭窄，似截断；纵隔结构居中，其内及右肺门见肿大淋巴结。诊断为右肺上叶中央型肺癌并右肺上叶肺不张。

（2）临床表现为咯血、刺激性咳嗽和胸痛等。间断性痰中带少量鲜血是肺癌的重要临床表现。

（3）中央型肺癌应与炎性或结核等原因所致肺不张鉴别。前者诊断依据为支气管壁增厚，支气管腔内见结节或腔外肿块，且肺癌常有肺门及纵隔淋巴结肿大。

周围型肺癌

【临床与病理】

周围型肺癌是指发生于肺段以下支气管的肺癌，与中央型肺癌临床表现类似。组织学类型以肺腺癌为多见，也见于鳞癌、小细胞癌、大细胞癌及类癌。直径≤3cm无转移者定义为早期肺癌。肿瘤内可形成瘢痕或坏死，坏死物经支气管排出后形成空洞者称空洞型肺癌。肺上沟瘤特指发生在肺尖部的周围型肺癌，又称肺尖癌。

【X线表现】

（1）早期　可无异常发现，或表现为肺内小于2cm的结节阴影，可见分叶征、毛刺征、胸膜凹陷征；结节阴影内可有小的透光区，称为空泡征或小泡征。

（2）进展期　肺癌肿块较大，直径多在3cm以上。①肿瘤密度可均匀或不均匀，较大的肿瘤内部可见空洞，表现为偏心厚壁空洞，内缘不光整，可见壁结节。②多数肺癌的边缘呈分叶征，肿瘤的肺门侧凹陷称为脐凹征或脐样切迹；多数肿瘤的边缘毛糙，有短细毛刺。③肿瘤侵犯支气管引起阻塞性肺炎，表现为在肿瘤周围的斑片状阴影。④肺内转移表现为肺内多发结节阴影，或弥漫粟粒结节阴影。⑤癌性淋巴管炎为局部的网状及小结节状阴影。⑥肺门和纵隔淋巴结肿大、胸腔积液、胸膜结节及心包积液等。

【CT表现】

（1）肺内结节　主要表现为孤立的肺内结节，肺癌内部密度多不均匀；若出现中心坏死，可形成偏心型厚壁空洞。还可见到结节内的空泡征及空气支气管征，肺癌内钙化少见，占2%～5%。

（2）分叶征　肿块的轮廓并非纯粹的圆形或椭圆形，表面常呈凹凸不平的多个弧形，形似多个结节融合而成。

（3）毛刺征　肿块边缘不同程度棘状或毛刺样突起，仅见于肿块和肺实质交界面。

（4）胸膜凹陷征　由于癌灶内瘢痕收缩将邻近胸膜牵拉而形成，且靠近胸膜的边缘平直锐利。

（5）血管集束征　指邻近血管向结节聚拢，常可见多根细小血管向结节聚集。

（6）胸膜及胸壁侵犯　较大肺癌可累及邻近胸膜至胸壁，有时可见肋骨破坏，胸膜面小结节。淋巴结及肺内转移征象，肺内转移以两下肺多见。

【实例分析】

1. 现病史　患者，男，67岁，刺激性咳嗽2个月，痰中带血1个月，无发热，抗菌药物治疗无效。

2. 行CT检查　见下图。

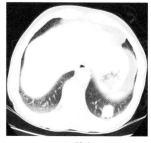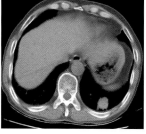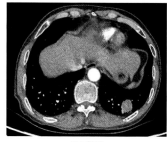

　　　　CT-肺窗　　　　　　　　　　　CT-纵隔窗　　　　　　　　　　CT-增强

3. 问题

（1）请描述该病的影像学表现并做出诊断。

（2）本病影像学特点有哪些？

（3）本病鉴别诊断有哪些？

4. 参考答案

（1）胸廓双侧对称。左肺下叶见团块状异常强化灶，呈不均匀强化，边界尚清，其边缘呈浅分叶状改变，并见条索状密度增高影，局部与邻近胸膜相连。诊断为左肺下叶周围型肺癌。

（2）①肺内结节；②分叶征；③毛刺征；④胸膜凹陷征；⑤血管集束征；⑥胸膜及胸壁侵犯。

（3）周围型肺癌应与肺内其他孤立结节鉴别。①结核球：边缘光滑清楚，无分叶或分叶较浅，可有点状或斑片状钙化及卫星灶。②错构瘤：边缘光滑锐利，有浅分叶或无分叶，病变内有脂肪及特征性爆米花样钙化。③炎性假瘤：边缘模糊，密度均匀偏低，CT值20～30HU，早期明显强化，且增强值常大于60HU。出现癌性空洞时还应与结核空洞、肺脓肿鉴别。

转移性肺癌

【临床与病理】

肺是转移癌的好发脏器，主要途径有血性转移、淋巴道转移、直接侵犯等。早期可无明显症状，后期常表现为咳嗽、咯血、胸闷、胸痛。①血性转移：癌栓浸润，穿过肺小动脉及毛细血管壁，在周围间质及肺泡生长。②淋巴道转移：肿瘤细胞穿过血管壁侵入淋巴管，形成多发结节灶，并通过淋巴管播散。③直接侵犯：直接侵犯肺组织，多见于胸膜、胸壁及纵隔恶性肿瘤。

【X线表现】

（1）血行转移　典型表现为两肺多发大小不等的结节及肿块阴影，病变边缘清楚，密度均匀，以两肺中、下肺野常见。大小从粟粒结节到10cm不等。较大的肿块内可有空洞，也可表现为单发的结节和肿块。

（2）淋巴道转移　多见于两肺中、下肺野，表现为网状及多发细小结节阴影。

（3）纵隔、胸膜、胸壁病变直接侵犯肺内，表现为原发肿瘤邻近的肺内肿块。

【CT表现】

（1）血行转移　多发或单发结节，多为球形，密度均匀、大小不等、边缘清楚或模糊，以下肺及胸膜下区多见；转移瘤亦可表现为单发或多发空洞。

（2）淋巴道转移　肺血管支气管束增多、增粗，并见沿血管支气管束分布的串珠状小结节影。

【实例分析】

1．现病史　患者，女，62岁，刺激性咳嗽3个月，痰中带血1个月，半年前行甲状腺癌切除术。

2．行CT增强检查　见下图。

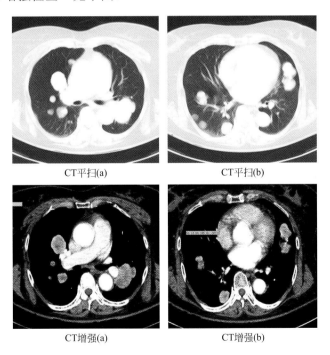

CT平扫(a)　　　　　　　　CT平扫(b)

CT增强(a)　　　　　　　　CT增强(b)

3．问题

（1）请描述该病的影像学表现并做出诊断。

（2）本病临床表现有哪些？

（3）本病主要通过哪些途径转移而来，哪种最常见？

4．参考答案

（1）CT平扫可见双侧胸廓对称；双肺见多发团块状软组织影，呈明显不均匀强化，部分似融合成团；双肺门大小、形态、密度未见异常，气管及段以上支气管通畅；纵隔居中，其见多发小及稍大淋巴结影。诊断为转移性肺癌。

（2）早期可无明显症状，后期常表现为咳嗽、咯血、胸闷、胸痛。

（3）主要转移途径有血性转移、淋巴道转移、直接侵犯等。以血行转移最常见，其转移灶多出现于肺组织边缘的肺血管末梢部位及肺纹理远端。

错 构 瘤

【临床与病理】

错构瘤是内胚层与间胚层发育异常而形成。多无任何症状，体检时偶然发现。较大者可引起咳嗽、咯血及气短等压迫症状。中央型错构瘤可压迫气管，出现咳嗽、咳痰、发热及胸痛等阻塞性肺炎症状，也可导致肺不张。

发生于肺段以下支气管和肺内者称为周围型错构瘤，组织学上主要由软骨构成，并含纤维结缔组织、平滑肌和脂肪等组织。发生在肺段和肺段以上支气管内者称为中央型错构瘤，脂肪组织含量较多。以周围型更多见。

【X线表现】

周围型错构瘤表现为肺内孤立结节影，边缘清晰光滑，可呈分叶状，部分可见钙化，典型者呈"爆米花"样钙化。中央型错构瘤可见阻塞性肺炎及阻塞性肺不张等影像学表现。

【CT表现】

周围型错构瘤多呈圆形或类圆形，直径多小于2.5cm；边缘清晰光滑，也有"分叶征"，但无"毛刺征"；其内可见斑点状或"爆米花"状钙化影，部分含脂肪密度，CT值为–90～–40HU。增强后大多无明显强化或轻度强化。中央型错构瘤可见主支气管或叶支气管腔内结节状病灶，边缘光滑，有时可显示脂肪密度；远端肺组织可出现阻塞性肺炎或阻塞性肺不张。

【实例分析】

1．现病史　患者，女，50岁，体检发现左肺上叶占位，既往体健，无明显不适。

2．行CT检查　见下图。

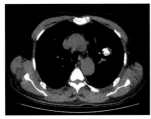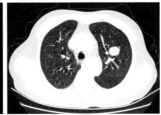

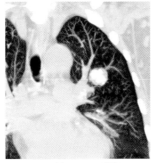

CT平扫＋MPR重建

3．问题

（1）请描述该病的影像学表现并做出诊断。

（2）本病变的典型影像学特点。

4．参考答案

（1）右肺上叶上舌段见类圆形软组织结节灶，边界清楚，呈浅分叶状，内部见爆米花样钙化影。诊断为错构瘤。

（2）典型的肺错构瘤可出现斑点状或"爆米花"状钙化影，部分含脂肪密度。

胸　腺　瘤

【临床与病理】

胸腺瘤被认为是起源于未退化的胸腺组织，为前纵隔最常见的肿瘤，多见于成年人。胸腺瘤具有纵隔肿瘤的一般临床表现，30%～50%胸腺瘤患者可出现重症肌无力，而重症肌无力患者中约15%有胸腺瘤。

组织学上，胸腺瘤分为上皮细胞型、淋巴细胞型及混合型，又分为侵袭性与非侵袭性。WHO依据胸腺瘤的上皮细胞形态及其与淋巴细胞比例，将其分为A型、AB型、B型和C型，该分型可作为独立预后因素，并与肿瘤的侵袭性、复发等密切相关。胸腺瘤呈良性特征（非侵袭性）时包膜完整；呈恶性特征（侵袭性）时则包膜不完整，向邻近结构侵犯，如侵及胸膜、心包者可分别引起胸腔积液、心包积液。

【X线表现】

正位胸片可见纵隔影增宽，侧位片可见前纵隔内肿块影。

【CT表现】

形态上呈类圆形，可有分叶，多位于前纵隔中部，少数位置较高或发生于后纵隔甚至纵隔外，如颈部、胸膜或肺。小的胸腺瘤多位于中线一侧，大的胸腺瘤可位于中线两侧，部分胸腺瘤可有囊变。增强检查肿瘤实性部分呈较均匀性强化。侵袭性胸腺瘤呈浸润性生长，边缘不规则，侵及胸膜时可见胸膜结节及胸腔积液。

【MRI表现】

T1WI上肿瘤多呈低信号，T2WI上呈高信号；增强扫描可见瘤体强化。良性胸腺瘤边界清楚，包膜完整。恶性胸腺瘤边缘不规则，边界不清晰。胸腔或心包积液呈长T1信号、长T2信号。

【实例分析】

1. 现病史　患者，女，约3个月前无明显诱因出现胸闷，症状逐步加重，活动时明显，休息后可缓解，当时无发热，无咳嗽咳痰，无胸闷气急，无恶心呕吐，无胸痛咯血，无头晕、头痛等不适。

2. 行CT检查　见下图。

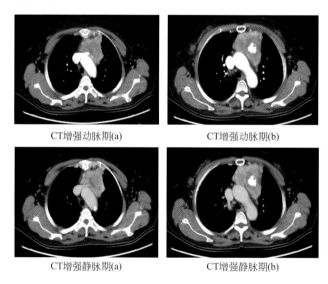

CT增强动脉期(a)　　　　　　　CT增强动脉期(b)

CT增强静脉期(a)　　　　　　　CT增强静脉期(b)

3. 问题

（1）请描述该病的影像学表现并做出诊断。

（2）良、恶性胸腺瘤的鉴别要点是什么？

4. 参考答案

（1）前中上纵隔见软组织团块影，形态不规则，呈分叶状，边界欠清，增强呈不均匀强化，动脉期CT值约78HU，静脉期CT值约82HU，内部见小片状不规则钙化影。病灶包绕左侧无名静脉。诊断为胸腺瘤。

注：本病例病理为（纵隔）A型胸腺瘤，纵隔淋巴结及左侧肺门淋巴结未查见转移性肿瘤。

（2）良性（非侵袭性）胸腺瘤时包膜完整；恶性（侵袭性）胸腺瘤时则包膜不完整，边缘不规则，向邻近结构侵犯，如侵及胸膜、心包者可分别引起胸腔积液、心包积液。

畸　胎　瘤

【临床与病理】

畸胎瘤起源于胚胎发育过程中残留在纵隔内的原始生殖细胞，由来自两个或三个胚层的数种成熟和（或）不成熟的体细胞组织构成，为常见的纵隔肿瘤。

肿瘤较小时可无任何临床症状，多数为偶然发现。较大时可出现相应的压迫症状，发生支气管瘘时可出现咳嗽、咯血，典型时可咳出毛发、钙化物等。若在颈部等体表形成瘘管，可从瘘口溢出脂类物质及毛发。恶性畸胎瘤可发生转移。

根据组织分化程度不同，将畸胎瘤分为成熟性和未成熟性。前者由成熟的成人型组织构成，常为囊性。皮样囊肿是其中一种，主要由角化的鳞状上皮及皮肤附属物构成。后者可仅含未成熟的胚胎性或胎儿型组织，或同时含有三个胚层的成熟组织，其内可出现人体任何器官的组织成分。

【X线表现】

多位于前纵隔，特别是心脏与大血管交界的前、中纵隔处，左侧多于右侧。肿瘤常呈类圆形，可有轻度分叶，大小不等，密度较淡而不均匀，瘤内可有散在不规则钙化，其内若发现牙齿、骨骼影则有诊断意义。

【CT表现】

CT多表现为厚壁单房或多房囊性肿块，密度混杂，包括脂肪、钙化或骨骼、水样密度及软组织密度，少数可见脂液分层现象。皮样囊肿表现为厚壁单房或多房分叶状囊样密度，囊壁可见蛋壳样钙化，囊内为水样密度。未成熟畸胎瘤表现复杂，以复杂多房囊性或者以实性成分为主，瘤内仍可见脂肪或钙化成分。

当出现以下征象时需考虑恶变：①肿瘤边缘不清，呈浸润性生长；②瘤体在短期内明显增大；③增强扫描时瘤灶呈一过性显著强化。

【MR表现】

MR可显示畸胎瘤内脂肪和液体成分，对钙化显示不及CT，骨骼及体积较大的钙化呈低信号影。

【实例分析】

1. 现病史 患者，女，约5天前无明显诱因出现前胸部疼痛，呈阵发性，无胸闷、咳嗽、发热，无声音嘶哑，无进食哽噎感，无四肢无力等症状。

2. 行CT检查 见下图。

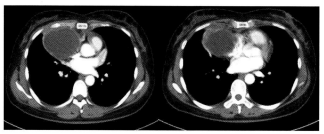
CT增强动脉期

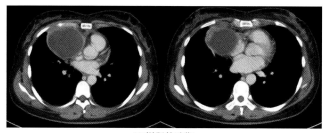
CT增强静脉期

3. 问题

（1）请描述该病的影像学表现并做出诊断。

（2）请描述该病典型的影像学表现。

4. 参考答案

（1）前纵隔内见囊性肿块影，边界较清，壁较厚，增强示囊壁较明显强化，囊内呈水样密度影，增强未见强化。诊断为囊性畸胎瘤。

注：本病例病理为（前上纵隔）囊性成熟性畸胎瘤。

（2）畸胎瘤多见于前、中纵隔，多表现为厚壁单房或多房囊性肿块，密度混杂，瘤内常见钙化、骨骼或牙齿及脂肪等多种成分。

淋 巴 瘤

【临床与病理】

淋巴瘤为纵隔内恶性肿瘤，起源于淋巴结或结外淋巴组织。临床上以霍奇金病多见，常见于青年，其次为老年。早期常无症状，仅触及表浅淋巴结增大，中晚期常出现发热、疲劳、消瘦等全身症状，气管、食管或上腔静脉受压则出现相应症状。

病理上淋巴瘤分霍奇金病和非霍奇金淋巴瘤两大类，还可分为许多亚型。霍奇金病以侵犯淋巴结为主，淋巴结外少见，常从颈部淋巴结开始，向邻近淋巴结扩散。非霍奇金淋巴瘤常呈跳跃式，病变常广泛，淋巴结外器官易受累。

【X线表现】

正位胸片上主要表现为纵隔影增宽，以上纵隔为主，边缘清楚，可呈分叶状。侧位胸片可见肿块影，但边缘欠清。

【CT表现】

肿大淋巴结的分布以前纵隔组和支气管旁组最常见，其次是气管与支气管组和隆突下组。其密度均匀，可融合成块；肿块较大时中心可发生坏死，但很少出现钙化。增强检查可见轻、中度强化。淋巴瘤可侵犯胸膜、心包及肺组织，表现为胸腔积液、胸膜结节、心包积液、肺内浸润病灶等。

【MRI表现】

MRI可明确显示肿大淋巴结的分布，其在T1WI上呈等信号，在T2WI上呈中高信号；增强检查可见轻至中度均匀强化。

【实例分析】

1．现病史　患者，男，约1个月前无明显诱因出现腹胀，伴乏力，伴双下肢凹陷性水肿，晨轻暮重，伴颜面部水肿，无发热、头痛，无反酸、烧心，无恶心、呕吐等。血常规：白细胞2.84×10^9/L，红细胞1.05×10^{12}/L，血红蛋白35g/L，血小板41×10^9/L。

2．行CT检查　见下图。

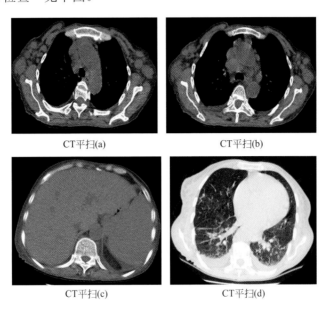

CT平扫(a)　　　　　　　　　　CT平扫(b)

CT平扫(c)　　　　　　　　　　CT平扫(d)

3．问题

（1）请描述该病的影像学表现并做出诊断。

（2）其主要的鉴别诊断有哪些？

4．参考答案

（1）纵隔及双侧腋窝见多发肿大淋巴结影，密度较均匀。双侧胸膜腔见弧形液性密度影。双肺内见少许条片状密度增高影，边界模糊。扫及肝脏及脾脏见体积增大。诊断为淋巴瘤。

注：骨髓穿刺病理考虑T细胞淋巴瘤累及骨髓。

免疫组化：CD2+，CD3+，CD5+，CD7+，CD30个别细胞+，CD34−，CD117−，CD20−，PAX-5−，CD56−，CD10−，CK−，MPO粒细胞+。

（2）主要与结节病、淋巴结结核、转移性淋巴结肿大相鉴别。①结节病：临床症状较轻微，且可以自愈；淋巴结呈双肺门对称性肿大的特点。②淋巴结结核：淋巴结肿大多为一侧性，增强扫描呈环形强化，肺内多有结核病变，临床上有低热、盗汗等症状。③转移性淋巴结肿大：多有原发病灶、且多为一侧性，同时引流情况与原发病灶对应。

神经源性肿瘤

【临床与病理】

神经源性肿瘤是常见的纵隔肿瘤，占全部纵隔肿瘤的14%～25%，其中90%位于后纵隔椎旁间隙，少数肿瘤偏前。临床上该类肿瘤多无明显症状及体征，常偶然发现，肿瘤较大时可以出现压迫症状。此外，从副神经节发生的副神经节瘤以靠近心脏底部的前上纵隔为多，可分泌肾上腺素，临床可出现高血压及血压波动。

节神经母细胞瘤和交感神经母细胞瘤属恶性，较少见；周围神经源性肿瘤中常见的有三种，即神经鞘瘤、神经纤维瘤和恶性神经鞘瘤。

【CT表现】

肿瘤大多位于脊柱旁沟，密度较均匀，类圆形。多数神经鞘瘤因含较多的黏液基质，总体密度较肌肉低，增强后呈不均匀强化。良性者边缘光滑锐利，可压迫邻近骨质造成骨质吸收，压迹光整。恶性者呈浸润性生长，边界不清楚，内部密度不均匀。病变侵及椎管内外时，CT可显示病变呈哑铃状。

【MRI表现】

肿瘤呈长T1、长T2信号。增强扫描瘤体有明显强化，囊变部分不强化。MRI对骨质破坏的显示不如CT，但对瘤体与椎管的关系及脊髓是否受压等显示则明显优于CT。

【实例分析】

1．现病史　患者，男，48岁，体检时偶然发现脊柱旁占位性病变。

2．行CT及MRI检查　见下图。

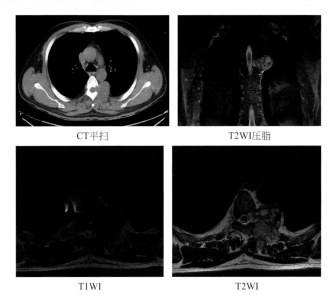

CT平扫　　　　　　　　　　　　T2WI压脂

T1WI　　　　　　　　　　　　T2WI

3．问题

（1）请描述该病的影像学表现并做出诊断。

（2）脊柱旁神经源性肿瘤的主要鉴别诊断有哪些？

4．参考答案

（1）CT平扫示T5层面脊髓左侧经椎间孔向外突出一类椭圆形软组织肿块，边界清晰，椎间孔扩大，邻近肋骨骨质局部吸收。MR平扫示T5椎体左旁见不规则软组织肿块，T1WI呈等低信号，T2WI呈高低混杂信号，压脂T2WI呈不均匀高信号，边界较清，内部见多发囊变坏死区，向扩大的T5/6左侧椎间孔延伸，略呈"哑铃状"，邻近椎体骨质局部吸收。诊断为神经鞘瘤。

（2）需要与髓外造血、脊膜膨出、巨淋巴细胞增生症、椎旁脓肿等鉴别。

纵 隔 气 肿

【临床与病理】

纵隔内气体积聚即称为纵隔气肿。发生纵隔气肿后，患者突然感到胸骨后闷胀、疼痛且向颈部放射，严重时出现气急、发绀、烦躁不安、脉搏细频、血压下降、吞咽困难及声音嘶哑等症状。颈部及锁骨上窝外形变平且饱满，触之有捻发音，此为皮下气肿的特征性表现。皮下气肿还可以蔓延至颜面、上肢及胸壁。

产生纵隔气肿的原因：①纵隔区的穿透伤、肋骨骨折、气管支气管裂伤等。

②各种相关手术，如气管切开术、甲状腺手术等，气体可沿颈部某些间隙进入纵隔。③结核性空洞、肺大疱及肺囊肿等气体可破入间质组织到达肺门而引起纵隔气肿；腹腔或后腹膜腔积气时亦可借正常孔道进入纵隔。④纵隔穿刺可能形成纵隔气肿。

【X线表现】

正位胸片上，纵隔内可见透亮气体影，多以左侧和上纵隔明显。侧位胸片可见胸骨后出现透亮区。纵隔内部分结构可因纵隔内积气而清晰显示。气体亦可向颈部蔓延形成皮下气肿，或向下弥散于心脏与横膈之间。

【CT表现】

可直接观察到纵隔内气体密度影，同时显示胸壁及颈部有无皮下与深部组织间的气肿存在。

【实例分析】

1．现病史　患者，男，38岁，外伤伤及头部及全身多处5小时。
2．行CT检查　见下图。

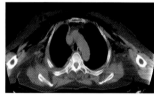

CT纵隔窗　　　　　　　　CT肺窗

3．问题
（1）请描述该病的影像学表现并做出诊断。
（2）大量纵隔气肿可引起哪些临床表现？
4．参考答案
（1）纵隔及胸壁皮下见大量气体影，纵隔位置尚居中。诊断为纵隔气肿、皮下气肿。
（2）大量纵隔气肿时可压迫胸内大血管影响血液循环，出现呼吸困难，心悸、心率增快等症状，查体可发现颈胸部触及有"握雪感"。

气胸与液气胸

【临床与病理】

气胸是指脏胸膜或壁胸膜破裂，气体进入胸膜腔造成的积气状态。胸膜腔内气体与液体并存时，为液气胸。气胸与液气胸的临床症状与患者有无肺基础疾病、气胸发生的速度及积气积液量的多少等因素有关，主要表现为有突发性呼吸困难及胸痛等。脏胸膜破裂主要是胸膜下肺大疱破裂或胸膜下肺病灶坏死破溃等引起。少许患者并无明显的肺部病变，突然用力时使肺内压升高，肺泡及脏层胸膜破裂而形成气胸，称为自发性气胸。液气胸多由外伤引起，也可是医源性原因即手术或胸腔穿刺抽液时漏入气体引起。胸膜黏连带撕裂、支气管胸膜瘘和食管胸膜瘘也可引起气胸或液气胸。

【X线表现】

典型者表现为外凸弧形条带状均匀低密度影，无肺纹理，其内侧为压缩的肺组织。液气胸在立位检查时表现为横贯胸腔的液平面，液体呈均匀高密度影，肋膈角消失。液体上方见气体和压缩的肺组织。

【CT表现】

肺窗观察，脏层胸膜线呈弧形线样致密影，与胸壁平行，并向胸壁方向凸出，其外侧为无结构的透亮区，内侧为压缩的肺组织。

【实例分析】

1．现病史　患者，女，28岁，突发胸闷、憋气4天。
2．行CT检查　见下图。

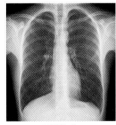 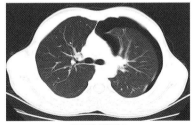

X线胸片　　　　　　　　　　CT平扫(肺窗)

3．问题
（1）请描述该病的影像学表现并做出诊断。
（2）什么是张力性气胸？
4．参考答案
（1）X线示：左侧胸腔内见外凸弧形条片状均匀低密度影，无肺纹理，其内侧为压缩的肺组织。CT示：左侧脏层胸膜线呈弧形线样致密影，胸膜腔内见气体影，左肺组织受压改变。诊断为左侧气胸。
（2）若胸膜裂口呈活瓣样，气体只进不出或易进难出，则形成张力性气胸。

胸膜增厚、粘连和钙化

【临床与病理】

炎症性纤维素渗出、肉芽组织增生、外伤出血机化均可引起胸膜增厚、粘连

141

及钙化。轻度者多发生在肋膈角区，表现为肋膈角变浅、变平，膈运动轻度受限。广泛性胸膜增厚粘连时，可见患侧胸廓塌陷，肋间隙变窄，肺野密度增高，沿肺野外侧及后缘可见带状密度增高阴影，肋膈角近似直角或消失，膈升高且膈顶变平，其运动微弱或消失，纵隔可向患侧移位。胸膜钙化多见于结核性胸膜炎、脓胸、出血机化、肺尘埃沉着病。包裹性胸膜炎时，胸膜钙化可呈弧线形或不规则环形。

【X线表现】

轻度胸膜增厚粘连X线常见肋膈角变钝、变平或消失。胸膜明显增厚者，表现为局部肺野密度增高。胸膜钙化时，表现为肺野边缘的片状、不规则点状或条状高密度影。

【CT表现】

对轻微的胸膜增厚即可显示，表现为细线样软组织密度影。明显的胸膜增厚，表现为粗线状或层状软组织密度影。胸膜钙化呈点状、线状或斑片状高密度影。

【实例分析】

1．现病史　患者，男，35岁，3年前曾患肺结核合并结核性胸膜炎。

2．行CT检查　见下图。

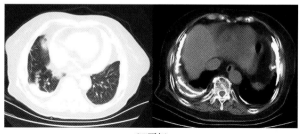

CT平扫

3．问题

（1）请描述该病的影像学表现并做出诊断。

（2）胸膜增厚、粘连与钙化需要与哪些疾病相鉴别？

4．参考答案

（1）双侧胸膜较明显增厚，并可见弧形钙化影，右侧为著。肺窗示右肺胸膜下见絮状密度增高影，边界模糊。诊断为双侧胸膜增厚、钙化；右肺少许炎症。

（2）胸膜增厚、粘连与钙化的诊断一般不难。X线胸片上轻度的胸膜增厚需要与少量胸腔积液鉴别。后者虽然肋膈角也变钝，但在透视下可见液体随膈肌一起上下运动。CT上呈明显或不规则的胸膜增厚者需要与胸膜间皮瘤或胸膜转移瘤等鉴别，后两者多呈结节状，有融合倾向，临床上有明显的胸痛症状，可资鉴别。

冠状动脉硬化

【临床与病理】

依据病变程度不同，冠心病主要临床表现也有所不同，主要包括：①心绞痛，典型的稳定型心绞痛表现为心前区、胸骨体上段或胸骨后有压迫、发闷、紧缩感，伴濒死、恐惧感，常由体力劳动、情绪激动等诱发，疼痛可放射至左肩、左上肢内侧，通常停止活动后或舌下含服硝酸甘油3～5分钟内症状逐渐消失。不稳定型心绞痛表现为无明显规律或诱因的胸痛，发作时间、持续时间和程度等也不稳定。②心肌梗死及其并发症，急性心肌梗死最常见的表现是剧烈胸痛，可向胸部其他部位和肩部、颈部放射，伴胸闷和呼吸困难。

冠状动脉粥样硬化的病理改变分为四个阶段：①脂质浸润，前期血管内膜改变，常有内皮细胞损伤。②脂点、脂纹和粥样斑块形成，由于脂质浸润，血管内膜上有点片状黄色隆起。③由粥样斑块发展成纤维斑块，此时有钙化发生。④复合性斑块，斑块中央脂质坏死，内膜破溃形成粥样溃疡，血小板聚集，可形成血栓。

【CT表现】

根据CT密度值将斑块划分成钙化斑块、非钙化斑块和混合斑块。

【实例分析】

1. 现病史　患者，男，55岁，约40天前无明显诱因出现胸骨后疼痛，伴咽喉部紧缩感，劳累、情绪激动等情况可诱发疼痛，休息后约5分钟症状可缓解。

2. 行CT检查　见下图。

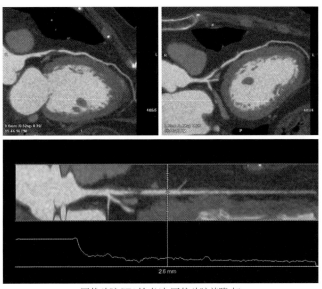

冠状动脉CTA检查(左冠状动脉前降支)

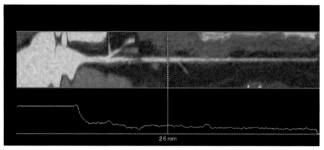

冠状动脉CTA检查(左冠状动脉前降支)

3．问题

（1）请描述该病的影像学表现并做出诊断。

（2）冠状动脉狭窄的CAD-RADS分级。

4．参考答案

（1）左冠状动脉前降支近段见非钙化斑块影，相应管腔重度狭窄；中远段局部走行于心肌浅层，远端穿出，相应管腔未见明显狭窄。诊断为左冠状动脉前降支近段非钙化斑块合并管腔重度狭窄，发生于中远段壁冠状动脉。

（2）0%为无狭窄，1%～24%为轻微狭窄，25%～49%为轻度狭窄，50%～69%为中度狭窄，70%～99%为重度狭窄，100%为闭塞。

心 包 积 液

【临床与病理】

心包炎、心力衰竭、肾衰竭、心包肿瘤、心脏创伤特别是动脉瘤破裂引起心包积血或心脏术后等，都可以引起心包积液。由于心包肌肉弹性较大，少量积液或持续慢慢增长时，对循环系统可无明显影响。但当短期内积液量迅速增加时，可引起心包内压力迅速升高，导致心包压塞。

【X线表现】

少量心包积液时可为阴性，中大量心包积液时表现为心影增大，呈"烧瓶状"。

【CT表现】

表现为心包腔内的液性密度影。如为左、右心功能不全引起心包积液时，通常为漏出液，呈水样密度；而感染、肿瘤等导致的心包积液通常为渗出液，密度略高于水；若为心包积血，则CT值与血液相近。

【实例分析】

1. 现病史　患者，女，56岁，反复胸闷、憋气4年余，再发胸闷、憋气10天。
2. 行CT检查　见下图。

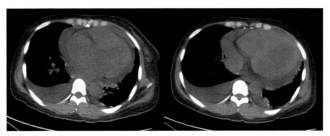

CT平扫-纵隔窗

3. 问题
（1）请描述该病的影像学表现并做出诊断。
（2）请描述心包积液在X线上的特征征象。
（3）引起心包积液的常见原因有哪些？

4. 参考答案
（1）心包下见带状液性密度影，双侧胸膜腔见弧形液性密度影。诊断为心包积液；双侧胸腔积液。
（2）X线胸片上表现为心影的增大，呈"烧瓶样"或球形改变，又称"普大形心"。
（3）结核、感染、风湿、心力衰竭、肿瘤、创伤等，都可以引起心包积液。

主 动 脉 瘤

【临床与病理】

主动脉瘤是指各种病因导致的主动脉管腔扩张大于正常主动脉的1.5倍以上的疾病，最常见的病因是动脉粥样硬化、先天性遗传性疾病、动脉炎、外伤等。主动脉瘤的危险因素包括高血压、吸烟、慢性阻塞性肺部疾病等。按发生部位，可分为升主动脉瘤、胸降主动脉瘤、腹主动脉瘤。按病理解剖和瘤壁的组织结构将主动脉瘤分为真性动脉瘤和假性动脉瘤。

真性动脉瘤指由于血管壁中层弹力纤维变性，形成局部薄弱区，在动脉压力作用下使主动脉壁全层扩张或局限性向外膨凸形成的动脉瘤。假性动脉瘤为主动脉壁破裂造成出血，瘤壁由血管周围结缔组织、血栓构成，临床上主要表现为进行性增大的搏动性肿块和血管杂音，血肿压迫组织会产生相应的症状和临床表现。

（一）真性动脉瘤

【X线表现】

对于累及升主动脉、主动脉弓及胸主动脉的真性动脉瘤，表现为主动脉的局限性扩张。对于腹主动脉瘤则难以发现。

【CT表现】

CTA是目前诊断动脉瘤的主要手段。CTA的评估内容和征象主要包括：①动脉瘤的形态和特征，主动脉增宽，超过正常径线的50%，即可诊断为动脉瘤。真性动脉瘤多呈囊状、梭形，与主动脉腔相连续，无明确瘤颈和内膜片。②主动脉管壁广泛粥样硬化和溃疡形成，动脉瘤体管壁增厚、密度增高。③动脉瘤腔内多有偏心性附壁血栓，血栓形态不规则。

【MRI表现】

无须注射对比剂，可显示主动脉瘤的形态、大小、类型、范围、附壁血栓、瘤体与主动脉及其分支的关系。

（二）假性动脉瘤

【X线表现】

对于累及升主动脉、主动脉弓及胸主动脉的假性动脉瘤，表现为病变处有异常膨凸影。对于腹主动脉假性动脉瘤则难以发现。

【CT表现】

CTA的评估内容和征象主要包括：①假性动脉瘤的形态和特征，瘤体大小不一，形态不规则，与主动脉连通的瘤腔可见对比剂充盈，多不规则，常有与主动脉成角的"瘤颈"，为外穿的破口形成，瘤腔内为大量附壁血栓，瘤体通常较大，而对比剂充盈部分较小。②假性动脉瘤的位置，位置不固定，但主动脉弓及弓降部更易形成假性动脉瘤。③可伴有邻近部位的分支血管受累，压迫周围脏器，有胸腔积液或心包积液的形成。

【MRI检查】

与CT有相同的价值。但检查时间较长，不适合急诊。

【实例分析】

1. 现病史　患者，男，64岁，约2周前无明显诱因出现劳作后背部疼痛，间断发作，呈针刺样，休息后可缓解。无心前区疼痛，无发热、咳嗽等症状。
2. 行CT检查　见下图。

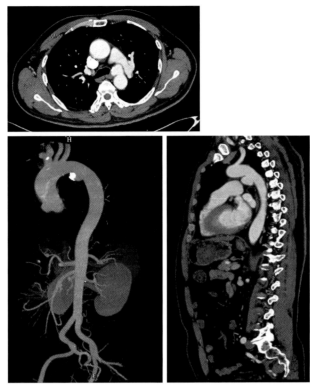

主动脉CTA

3．问题

（1）请描述该病的影像学表现并做出诊断。

（2）主动脉瘤破裂的影像学表现有哪些？

4．参考答案

（1）主动脉CTA示主动脉弓下见瘤样膨凸影，相应管壁见斑片钙化影，扩张管腔大于正常主动脉的1.5倍。诊断为主动脉瘤。

（2）主动脉瘤发生破裂时，可见胸腔积血或腹膜后积血征象，局部管壁连续性中断，并见对比剂外渗。

主动脉夹层

【临床与病理】

主动脉夹层指各种病因导致主动脉内膜出现破口，血液由内膜破口进入主动脉壁中层，造成主动脉内膜与中层分离的一种病理状态。该病较为凶险，特别是累及主动脉根部的夹层，病死率较高。急性主动脉夹层最主要的症状是剧烈疼痛，多突然发生，呈撕裂样或刀割样，疼痛的部位随着主动脉内膜撕裂的范围或其他血管及器官的受累而不同。主动脉主要分支血管的受累将导致相应组织器官灌注不足和缺血，表现为相应的临床症状或并发症。

【X线表现】

胸片显示主动脉增宽，心影可正常或增大（合并主动脉瓣关闭不全时）；腹主动脉夹层X线平片无法显示。

【CT表现】

主动脉CTA是确诊主动脉夹层的首选检查方法，可明确夹层累及的范围和程度，并进行分型；可逐一显示分支血管受累情况，确定真假腔，可以鉴别典型夹层与不典型夹层。

CTA诊断主动脉夹层的内容和征象主要包括：①内膜破口的定位，在CTA上，破口表现为内膜连续性中断，破口可有一个或多个。②内膜片，内膜片影是诊断主动脉夹层的直接征象。内膜片将主动脉管腔分为真腔和假腔，形成"双腔主动脉"，并可追踪内膜撕裂延伸的范围和程度。③鉴别真腔和假腔，真腔一般较小，与未受累的正常主动脉管腔相连续，可见内膜钙化内移，有内膜撕裂口；而假腔一般较大，包绕真腔，不与正常主动脉管腔相连续，假腔内可有血栓形成。④主要分支血管受累情况，特别是主动脉瓣、冠状动脉、升主动脉扩张程度，头臂动脉等的受累程度，该信息有助于决定外科术式。同时应注意腹腔干、肠系膜上动脉、肾动脉等重要脏器血管，若受累可引起血管狭窄或闭塞，导致相应器官或组织缺血、坏死。⑤主动脉破裂，主动脉破裂是主动脉夹层最严重的并发症，预后差，病死率高。CTA发现主动脉破裂的征象主要有对比剂外溢到主动脉管腔外、心包积血、胸腔积血、腹膜后血肿等表现。

【MRI表现】

MRI可显示夹层的上述解剖变化和血流动态，大视野、多体位直接成像，无须对比增强即可显示撕脱的内膜片及破口；对比增强MRA能清晰显示真、假腔及腔内血栓，并满足分型的诊断要求。由于MRI检查时间长，不适合急诊检查等。

【实例分析】

1. 现病史　患者，男，66岁，约5小时前无明显诱因突发胸背部持续性疼痛，呈撕裂样，伴胸闷，无黑矇或一过性晕厥，无头晕、头痛，无心慌，无恶心、呕吐，无腹泻，无大小便失禁。既往有高血压病史10余年。

2. 行CTA检查　见下图。

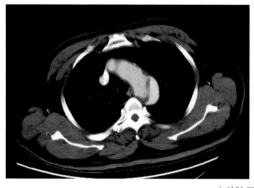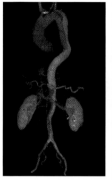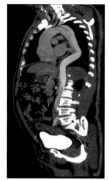

主动脉CTA

3．问题

（1）请描述该病的影像学表现并做出诊断。

（2）试述主动脉夹层的 Debakey 分型和 Stanford 分型。

4．参考答案

（1）CTA 扫描示主动脉弓上三支后方至左侧髂总动脉管腔内见内膜片影，将主动脉分为真腔和假腔。诊断为主动脉夹层。

（2）Debakey 分型分为三型。Ⅰ型：破口位置在升主动脉，夹层广泛，向近端扩展可引起主动脉瓣关闭不全及冠状动脉阻塞，向远端扩展可累及主动脉弓头臂血管、胸主动脉、腹主动脉及其分支，远端可达髂动脉。Ⅱ型：破口位置在升主动脉，累及范围仅局限于升主动脉。Ⅲ型：破口位置在左锁骨下动脉开口以远的降主动脉，累及范围可局限于胸主动脉，也可向下累及腹主动脉及髂动脉。Stanford 分型分为 A 型和 B 型。A 型即为 Debakey 分型的Ⅰ型和Ⅱ型；B 型即为 Debakey 分型的Ⅲ型。

肺动脉栓塞

【临床与病理】

肺动脉栓塞简称肺栓塞。肺栓塞患者可无明显临床症状，或仅有轻微的不适。急性肺栓塞典型的临床表现为呼吸困难、胸痛，少见咯血。肺动脉大分支或主干栓塞或广泛的肺动脉小分支栓塞可出现严重的呼吸困难、发绀、休克或死亡。较大的栓子堵塞肺动脉大分支或主干可引起急性右心衰竭而死亡。实验室检查，肺栓塞患者血浆 D- 二聚体（交联纤维蛋白降解产物）明显增高，敏感性达 90% 以上，但具有非特异性，心肌梗死、脓毒血症或术后等 D- 二聚体也可增高。肺动脉栓塞多发生在叶、段肺动脉及其以下分支，多为双侧多支血管栓塞。血栓部分或完全阻塞血管腔。

约小于 10% 的肺栓塞患者可发生肺梗死，可在肺栓塞后立即发生或 2 ～ 3 天后发生，多累及肺段，单发或多发，偶可累及肺叶。肺梗死的组织学特征为肺泡出血和肺泡壁坏死，梗死灶的周围可形成纤维化，局部胸膜皱缩。

【X 线表现】

（1）肺栓塞　较小动脉分支栓塞 X 线表现可正常。较大分支栓塞或多发性小分支栓塞可有如下表现。①肺缺血：又称韦斯特马克（Westermark）征，即病变区域肺血灌注量下降，表现为纹理减少或消失、透亮度增加。多发性肺小动脉栓塞引起广泛性肺缺血，显示肺纹理普遍减少和肺野透亮度增加。②肺动脉改变：阻塞远端因血流减少而变细。③肺体积缩小：肺栓塞多发生在肺下叶且右肺下叶多见，表现为肺下叶体积缩小、膈肌升高、叶间裂下移，可合并盘状肺不张。④心影增大：慢性肺栓塞可引起肺动脉高压，右心室增大。

（2）肺梗死 发生肺梗死时，表现为与受累肺动脉供血区相匹配的肺内实变影，边界不清；若为肺段实变，则边界清楚，呈楔形，基底部较宽紧连胸膜，顶端指向肺门，可合并少量胸腔积液。约半数患者的病灶在3周内可完全消散。病变吸收后梗死残留部位呈条索状纤维化，并局限性胸膜增厚及黏连。

【CT表现】

肺栓塞可经CT肺血管成像（CT pulmonary angiography，CTPA）检查而确诊。

（1）急性肺栓塞：直接征象是血管内部分附壁的充盈缺损，肺动脉管腔狭窄，严重时肺动脉完全阻塞，管腔截断。

（2）慢性肺栓塞：直接征象是血管腔内完全附壁的充盈缺损，如血管完全阻塞且栓子机化，则肺动脉萎缩变细。间接征象包括肺血流分布极不均匀、肺动脉呈残根状，即中心肺动脉增宽与外围动脉不相称。

（3）发生肺梗死时，改变同X线表现。

【MRI表现】

肺叶及叶以上的肺栓塞MRI较易诊断，血栓在SE序列上呈中等-高信号，MRA或CE-MRA显示肺动脉血管与肺栓塞清晰。

【实例分析】

1. 现病史 患者，女，54岁，约6个月前常于清晨起床活动后出现剑突下不适，性质描述不清，伴出汗，持续20～30分钟可缓解，无胸痛、胸闷，无肩背部放射痛，无反酸、烧心，无晕厥、呼吸困难等。3天前无明显诱因出现症状加重，发作次数较前频繁。辅助检查：生化，高密度脂蛋白胆固醇1.04mmol/L，总蛋白61.4g/L，白蛋白35.8g/L，D-二聚体2.29mg/L FEU。

2. 行CT检查 见下图。

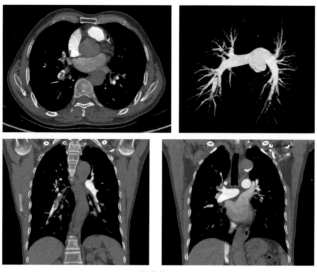

肺动脉CTA

3．问题

（1）请描述该病的影像学表现并做出诊断。

（2）请描述肺栓塞患者发生肺梗死的影像学表现。

（3）引起肺栓塞的主要病因有哪些？

4．参考答案

（1）肺动脉CTA示右肺上、下叶肺动脉分支管腔内低密度充盈缺损影，相应管腔明显狭窄。诊断为肺栓塞。

（2）肺梗死在CT上表现为，尖端指向肺门、胸膜为基底的三角形或楔形的均匀磨玻璃密度影或实变影。

（3）大多数肺栓塞患者的栓子源自下肢深静脉的血栓，久病卧床、妊娠、外科手术后、心肌梗死、心功能不全和抗血栓因子ID缺乏，可发生深静脉血栓，是发生肺栓塞的主要病因。

（杲霄源　郭淑栋　陶原　康芳）

第三部分　消化系统

胃肠道穿孔

【临床与病理】

胃肠道穿孔为一种临床急腹症，主要是由于消化性溃疡、憩室穿孔、钝器伤或者是肿瘤坏死等造成的，以胃十二指肠溃疡引起的穿孔多见，男性发病显著高于女性。穿孔导致胃肠道气体、胃酸、碱性胆汁等内容物外溢至腹腔而诱发腹膜炎症。临床表现为突发、剧烈腹痛呈刀割样，板状腹。

【X线表现】

（1）直接征象　立位腹部平片发现单侧或双侧膈下新月形游离气体影。

（2）间接征象　①肠郁张；②腹水征；③腹脂线模糊；④腹膜后及纵隔、皮下积气。

【CT表现】

（1）直接征象　①胃肠道管壁的连续性中断，可见有破口。②腹腔内可见有异物贯穿胃肠道管腔内外。

（2）间接征象　①患者肝脾周围以及肝门区见裂隙样新月形游离气体影，且在连续层面观察该气体影与肠腔无关，成为"孤立气体征"。②胃肠道管壁出现节段性增厚。③腹腔内有游离性积液。④CT表现示对比剂外溢等。

【实例分析】

1．现病史　男性患者，68岁，突发全腹剧烈疼痛，呈持续性刀割样，被动屈曲体位。查体：腹式呼吸减弱，全腹压痛、反跳痛。

2．行X线及CT检查　见下图。

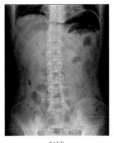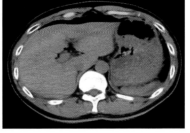

| X线 | CT平扫 |

3．问题

（1）请对该疾病做出诊断，并说明诊断依据。

（2）哪些部位穿孔时，腹腔内可能见不到游离气体？请举例说明。

4．参考答案

（1）诊断为消化道穿孔。诊断依据：①临床上该病多见于老年男性，突发全腹剧烈疼痛，呈持续性刀割样，被动屈曲体位。②查体示腹式呼吸减弱，全腹压痛、反跳痛。③X线见双侧膈下新月形游离气体影。④CT见肝胃前间隙见新月形游离气体密度影，呈"孤立气体征"；肝周、脾周少许液体密度影。

（2）①小肠、阑尾穿孔；②胃后壁溃疡穿孔：游离气体进入小网膜囊；③空腔脏器（十二指肠、乙状结肠等）向腹膜后穿孔。

肠 梗 阻

（一）单纯性小肠梗阻

【临床与病理】

（1）病因　①肠壁受黏连带压迫（最常见）；②肠腔内有肿物、寄生虫、胆石或毛粪石等；③肠结核、放射性肠损伤等。

（2）病理　①肠腔梗阻后，梗阻上游肠腔扩张，充满气体、液体，下游肠曲空虚。②经口咽下的气体及细菌分解食物及血液弥散到肠腔内的气体增多，从而使梗阻近段肠管扩张明显。③梗阻以上肠腔内压力明显增高，肠腔扩张加重，而使血液循环障碍发生坏死，更有造成穿孔的可能。

（3）临床表现　急性腹痛、呕吐、停止排气、排便及腹胀四大症状，伴有肠鸣音亢进。

【X线表现】

①小肠积气、扩张：气体在中上腹部层层地平行排列、相互靠拢，肠壁呈"鱼肋样"或"弹簧样"黏膜皱襞或皱襞稀少。②肠腔积液：多个"阶梯"状排列的气液平面（特征性表现），液平面较短，气柱高。

【CT表现】

（1）梗阻以上肠管扩张，伴多发气-液平面。

（2）狭窄段的CT表现为肿瘤样不规则狭窄、肠壁不规则增厚，可见组织肿块及淋巴结增大。

（3）黏连性肠梗阻肠壁光滑，见不到明确的器质性病变。

（4）肠套叠表现为同心圆结构。

（5）肠系膜扭转伴血管病变表现为肠壁环行增厚，肠壁强化减弱，局限性肠系膜水肿。

（6）炎性肠梗阻：常见的小肠炎性病变为克罗恩病和肠结核，病变部位主要在回肠末段或盲肠、升结肠。一般病变范围较长，呈跳跃性，肠壁增厚，肠壁增强后呈分层状强化，颇有特征性。

（二）绞窄性小肠梗阻

【临床与病理】

（1）病因　肠系膜血管狭窄、血液循环障碍引起小肠坏死所致。

（2）病理　①血液丢失，肠绞窄引起静脉回流障碍，肠黏膜充血或淤血，以致小血管破裂而出现出血性梗死，血液大量渗入肠腔或腹膜腔内。②毒素吸收，是细菌所产生的大量内毒素引起毒血症而加重休克。③体液、电解质丢失，体液、电解质丢失且不能回收，脱水迅速。

（3）临床表现　腹痛、呕吐、腹胀并常伴有休克。

【X线表现】

（1）"假肿瘤征"：见于完全性绞窄性肠梗阻。因闭襻肠曲完全被液体充满所造成。该充满液体的肠曲，在周围肠曲的衬托下，呈圆形、轮廓较清楚的软组织肿块影，称"假肿瘤征"。

（2）"咖啡豆征"：见于不完全性绞窄性肠梗阻。近端肠管内的大量气体和液体进入闭襻肠曲，使其不断扩大呈椭圆形、边缘光滑、中央有一条分隔带的透亮影，形如咖啡豆，称"咖啡豆征"。

（3）多个小跨度肠曲肠襻：肠曲形成特殊排列形态，如"C"字形、"8"字形、"一串香蕉"形等。

（4）"长液面征"：液平面较长，其上气柱低而扁。

（5）空、回肠换位征。

（6）当绞窄时间过长，结肠内可有少量气体出现。

【CT表现】

CT平扫可见肠壁密度增加、积气、肠系膜出血等征象，证明肠管缺血严重甚至已处于梗死。肠绞窄可见梗阻肠段肠壁强化缺如、肠壁积气、"靶征""漩涡征"和"鸟嘴征"。梗阻肠壁增厚、肠系膜水肿、腹水等征象，对急性绞窄性小肠梗阻的诊断具有价值。

（三）麻痹性肠梗阻

【临床与病理】

（1）病因　腹部手术后、腹部炎症、胸腹部外伤和感染而引起整个肠动力丧失，肠内容物通过障碍，肠道积气扩张。

（2）临床表现　有肠梗阻症状，但腹部柔软，肠鸣音减弱或消失。

【X线检查】

胃、小肠和大肠呈均等积气、扩张，立位可有气-液平面。扩张的肠管互相靠近，但一般肠间隙正常。如有肠间隙增宽，常提示腹腔内有感染。

【CT表现】

腹腔内大小肠均充气扩张，肠管内可见气-液平面，积气较积液明显。

【实例分析】

1．现病史　患者男性，29岁。突发腹痛3天，伴呕吐、停止排气排便2天。

2．行X线、CT检查　见下图。

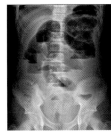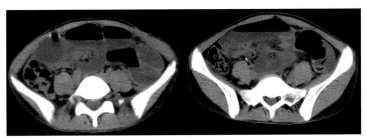

X线　　　　　　　　　　　　　　　　　CT平扫

3．问题

（1）请描述该病的影像学表现并做出诊断。

（2）鉴别该病是否为完全性的关键点有哪些？

（3）小肠梗阻梗阻部位如何判断？

4．参考答案

（1）影像学表现　①X线：中上腹部部分肠管明显积气、扩张，并见多个宽大气-液平面，呈"阶梯"状排列。②CT：部分小肠肠管积液扩张，伴多发宽大气-液平面，回肠为主；病变区肠系膜模糊，局部呈"漩涡"样改变。诊断为小肠梗阻。

（2）确诊为完全性小肠梗阻的关键点是梗阻远端的小肠和结肠均呈闭塞状态。如在连续观察中，结肠始终有气体，则可能为不完全性肠梗。

（3）①十二指肠梗阻：卧位见胃及十二指肠充气扩张，站立位可见较大液平面。②空肠梗阻：左上腹或中上腹偏左肠曲扩张，液平面数量少，肠曲黏膜皱襞排列紧密，空肠扩张。③回肠梗阻：积气扩张的空回肠占满腹腔，肠曲横贯或斜贯腹腔，平行排列，立位可见高低不平、阶梯状排列的液平面。

肠 套 叠

【临床与病理】

肠套叠是指一段肠管与其相连的系膜套入相邻一段肠管内，形成了套入部和鞘部，肠管套入后由于套入部的肠系膜血管受压、肠管供血发生障碍，导致肠壁淤血、水肿和坏死，是婴幼儿时期冬、春两季好发的常见的急腹症。根据套入部位，肠套叠可分为回结肠型、小肠型和结肠型，以回结肠型最为常见。

临床上，患者常表现为阵发性腹痛、呕吐、红果酱样血便和腹部包块。随着年龄的增长，肠套叠的发病率越低。成人肠套叠多由肿瘤所致。

【X线表现】

（1）腹部立位平片　表现为小肠梗阻征象。①早期，肠管内积气减少，也可出现小范围的不典型气-液平面。②中期，大小不等的"阶梯状"气-液平面，肠管扩张积气，呈拱形、倒"U"形等，有时隐约可见右上腹致密团块影，结肠内可有气体，一般为不完全肠梗阻。③晚期，可出现绞窄性肠梗阻征象。

（2）钡剂灌肠　透视下观察，经肛门插管注入钡剂。钡剂到达套入部时通过受阻，钡首呈"杯口状"或"球形"充盈缺损，鞘部有钡剂进入时可呈现出"弹簧"状或"螺旋"状。

（3）空气灌肠　低压注入空气达到套部时，见"杯口"状或球形充盈缺损，同时见圆形或类圆形的块影，逐渐加压，块影前移、变小甚至消失，大量气体迅速进入小肠呈"沸腾状"或"礼花状"，说明复位成功。如仅少量气体进入小肠，有复套的可能。

【CT表现】

套叠的肿块常由套入部、鞘部及套入的肠系膜异常血管以及病变肠壁组成。

（1）肠壁环形增厚＞2mm：分层状肿物的外层为较薄的套鞘，内层为套入部，以套入的肠系膜脂肪形成新月形或半环形的脂肪密度透亮区最具有诊断特征。套鞘或套入部内的对比剂或气体影则表现为高密度或更低密度的薄环影。套叠较松者尚可见"弹簧状"阴影。

（2）"靶征"：肠套叠的肠管与CT垂直扫描时，则肿块影像表现为圆形或类似环形，各层密度高低相间，称典型的"靶征"。

（3）"同心圆"征：套叠的肠管与CT平行扫描，肠套叠呈高低密度相间的

"香肠"状肿块，呈"同心圆"征。

（4）肠管的形态和排列异常，呈"C"形或"咖啡豆征"，多见于绞窄性肠梗阻。

（5）肠壁强化异常，梗阻越重，强化越差，可出现"双晕征"。

【实例分析】

1. 现病史　患儿，男，2岁，哭闹不止，诉腹部疼痛，大便带血，呈红果酱样。

2. 行X线检查　见下图。

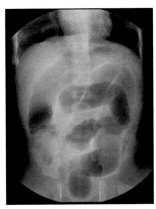 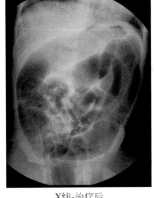

X线-治疗前　　　　　　　　　　X线-治疗后

3. 问题

（1）请描述该病的影像学表现并做出诊断。

（2）对该病诊断最有帮助的CT征象是什么？并做出解释。

（3）该病所见的"靶征"与小肠炎性水肿或肠缺血时出现的"靶征"如何鉴别？

4. 参考答案

（1）影像学表现：①经空气灌肠，空气依次经过直肠-乙状结肠-降结肠-横结肠-升结肠，于回盲部见到"套头征"。②加大注入气体量后，"套头"消失，气体进入小肠，提示整复成功。诊断为肠套叠。

（2）"同心圆"征：见于肠套叠。在CT图像上，断面与套入肠管平行时，肠套叠呈高低密度相间的"香肠"状肿块，称"同心圆"征。

（3）小肠炎性水肿或肠缺血时出现的"靶征"为肠壁黏膜下层由于水肿密度降低所致；而肠套叠时出现的"靶征"为小肠浆膜外脂肪组织形成的低密度带，因而密度更低。

肠 扭 转

【临床与病理】

肠扭转是外科常见的一种严重急腹症，是一段肠袢沿其系膜旋转而造成的闭袢性肠梗阻。肠系膜过长，系膜根部附着处过窄、过松或黏连、挛缩为其发病的解剖因素，肠内容物量骤增，肠蠕动亢进以及突然改变体位等为其常见的诱发因素。小肠扭转是肠扭转中最常见的发生部位，其次为乙状结肠，盲肠较少见。肠扭转临床表现为肠梗阻征象，发病急，变化快，病情凶险。

【X线表现】

（1）腹部见异形肠管，形态多样，表现为"咖啡豆征""8字征""香蕉征"等不同形态特征。

（2）腹腔大量积液，表现为"无气腹"或"少气腹"现象。

（3）肠管气柱低，液面长，扩张肠管透亮度明显降低。

（4）空回肠换位征：由于闭袢内肠管充气扩张，黏膜皱襞可显示较清晰，环形皱襞分布密的是空肠，较少的为回肠。卧位腹部平片中空肠位于右下腹，而回肠位于左上腹，这是典型的空回肠换位征象，并且换位后肠管位置固定，多次复查触诊下变化不大。

【CT表现】

（1）"漩涡征"：多个条带状影围绕一个中心结构呈漩涡状排列，形成软组织团块影，是肠扭转的特异性征象，包括肠管漩涡征及肠系膜血管漩涡征两个方面。

（2）"鸟嘴征"：表现为漩涡处传入肠管和传出肠管由于充满液体，其紧邻漩涡处的肠管呈"鸟嘴样"改变。

（3）肠壁环形增厚，各层次显示清晰，黏膜下层明显水肿。

【实例分析】

1．现病史　患者，女，突发剧烈腹痛、呕吐，来院就诊。

2．行X线及CT检查　见下图。

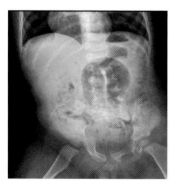

X线

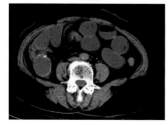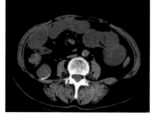

CT平扫

3．问题

（1）请对疾病做出诊断，并说明诊断依据。

（2）上述X线及CT图像分别代表该疾病什么典型征象？并做出解释。

4．参考答案

（1）诊断　小肠扭转。

诊断依据　①临床：突发剧烈腹痛、呕吐。②X线，腹腔内见变形肠管，呈"咖啡豆征"；肠腔积液，"无气腹"。③CT，腹部肠管明显积液、扩张，伴多个气液平面，部分肠管纠集；局部肠管及相应系膜、血管旋转，呈"漩涡征"改变；漩涡处上游及下游肠腔明显积液、扩张，其紧邻漩涡处的肠管呈"鸟嘴样"改变。

（2）①X线：近端肠腔内的液体大量进入闭袢肠管，致其不断扩大呈椭圆形，中央有一条分隔带的透亮阴影，形似咖啡豆，称"咖啡豆征"。②CT：多个条带状影围绕一个中心结构呈漩涡状排列，形成一软组织团块影，是肠扭转的特异性征象，包括肠管漩涡征及肠系膜血管漩涡征两个方面。表现为漩涡处传入肠管和传出肠管由于充满液体，其紧邻漩涡处的肠管呈"鸟嘴样"改变。

急性阑尾炎

【临床与病理】

急性阑尾炎是外科最常见的急腹症，好发年龄以10～40岁居多。根据其病理表现分为单纯性、化脓性、坏疽性三种。

（1）单纯性阑尾炎　阑尾轻度肿胀，表面充血并有少量纤维素渗出，腔内为少量脓性黏液。

（2）化脓性阑尾炎　阑尾明显肿胀，浆膜面高度充血，且有较多的纤维素脓性渗出物附着，伴腔内积脓，可见局限性出血和穿孔。

（3）坏疽性阑尾炎　阑尾广泛坏死而呈灰黑色，易穿孔。急性阑尾炎穿孔后可形成阑尾周围脓肿。

临床上，典型表现为转移性右下腹痛伴反跳痛、恶心、呕吐、发热和中性粒细胞增多。

【X线表现】

（1）腹部平片　①右下腹肠管(回肠末段或升结肠)局限性扩张、积气或有液平面，即"前哨肠袢征"；②当有阑尾周围脓肿或盲肠后位阑尾脓肿时，腰大肌影模糊；③当腰大肌痉挛时，可出现脊柱右弯；④阑尾结石。

（2）X线造影　①阑尾区小气泡影或在立位时观察到液平面；②阑尾邻近肠管激惹痉挛、外压表现；③反射性肠淤滞现象，阑尾附近回肠扩张积气，伴有小液平面；④盲肠挛缩征象，由于炎症刺激收缩，盲肠区局部无气体；⑤腹膜刺激征；⑥气腹征象，大部分阑尾穿孔仅在膈下出现少许游离气体。

【CT表现】

（1）直接征象　阑尾增粗肿大（直径＞6mm），壁厚，腔内积液、积气、粪石。

（2）间接征象　①阑尾盲肠周围炎症；②阑尾周围脓肿，中心为液体的软组织团块，壁厚，边界不清，可出现气-液平面；③阑尾穿孔，阑尾周围脓肿形成、肠腔外气体、肠腔外阑尾粪石及增强扫描阑尾壁缺损可诊断。但是，没有上述征象时，穿孔也不能排除。

【实例分析】

1．现病史　患者，女，29岁，因腹痛来院就诊，起初为脐周痛，后转移至右下腹疼痛，伴反跳痛。

2．行X线及CT检查　见下图。

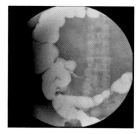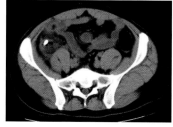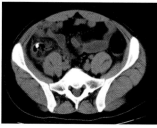

钡灌肠　　　　　　　　　　　　　　　　CT检查

3．问题

（1）请根据以上影像学表现对疾病做出诊断。

（2）该病的主要诊断依据有哪些？

（3）该病的鉴别诊断主要有哪些？

4．参考答案

（1）影像学表现　①X线见阑尾增粗；阑尾腔内见小气泡影。②CT：阑尾增粗，腔内见粪石样高密度影及气体样低密度影；周围脂肪间隙模糊；病变周围见多枚小淋巴结影。

诊断为急性阑尾炎。

（2）主要诊断依据：①转移性右下腹痛、压痛、反跳痛，白细胞升高。②阑尾增粗、管壁增厚、水肿、管腔积液。③阑尾周围脂肪间隙模糊。④增强后阑尾管壁明显强化。

（3）①盲肠、升结肠或末段回肠憩室炎：憩室管壁偏心性增厚、水肿，周围间隙模糊，阑尾未见增粗。②盲肠、升结肠或末段回肠炎症：病变肠壁增厚、水肿，阑尾正常。③盲肠、阑尾肿瘤。④盆腔炎。

食管静脉曲张

【临床与病理】

食管静脉曲张是门静脉高压的重要并发症，常见于肝硬化。正常情况下，食管下半段的静脉网和门静脉系统的胃冠状静脉、胃短静脉之间存在吻合。当门静脉血液受阻时，来自消化器官及脾等的回心血液不能完全进入肝，大量血液通过胃冠状静脉和胃短静脉进入食管黏膜下静脉和食管周围静脉丛，再经奇静脉进入上腔静脉，形成食管或（和）胃底静脉曲张。

临床表现：早期一般无明显症状。重者主要表现为呕血或柏油样大便。门静脉高压所致者可伴脾肿大，脾功能亢进，肝功能异常或腹水等症状。严重出血者可发生休克甚至死亡。

【X线表现】

吞钡后的食管造影表现如下：

（1）早期　局限于食管下段，黏膜皱襞稍增宽或迂曲，管壁边缘略呈锯齿状，管壁软，钡剂通过良好。

（2）进展期　典型表现为食管中、下段的黏膜皱襞明显增宽、迂曲，呈蚯蚓状或串珠状充盈缺损，管壁边缘不规则，食管腔扩张，管壁蠕动减弱，钡剂排空延迟。

【实例分析】

1．现病史　患者，男，61岁，慢性乙肝病史30年余，肝硬化10年余。于当地医院定期查体，无不适感。

2．行X线、CT检查　见下图。

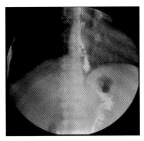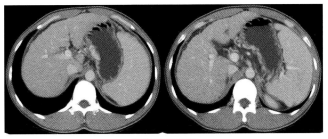

X线　　　　　　　　　　　　CT增强(静脉期)

3．问题

（1）请描述该病的影像学表现并做出诊断。

（2）该病的鉴别诊断及鉴别要点有哪些？

4．参考答案

（1）影像学表现　X线见食管中下段黏膜皱襞迂曲、扩张，呈"串珠状"充盈缺损；病变区食管管壁蠕动稍减弱，排空基本正常。CT静脉期见食管-胃底静脉迂曲、扩张，呈均一强化。诊断为食管静脉曲张。

（2）① 检查过程中由于唾液或气泡产生的充盈缺损：其多随钡剂的下移而消失，而食管静脉曲张的充盈缺损持续存在且不会移位。

② 食管裂孔疝膈上的疝囊：可以出现粗大迂曲或颗粒状胃黏膜皱襞形成的充

盈缺损，当胃内充盈钡剂后较易区别。

③ 食管下段癌：食管下段癌可呈息肉状，病变较局限，上、下界限清楚，充盈缺损不规则，管壁僵硬不能扩张。静脉曲张管壁柔软且伸缩自如，是与食管癌的重要鉴别点。

食 管 癌

【临床与病理】

食管癌好发于40～70岁的男性，男女之比为（2～3）：1。病因尚不明确，饮食引起的慢性刺激、感染及营养缺乏、遗传等均可能为本病的发病因素。临床主要表现为进行性吞咽困难、胸骨后疼痛或咽痛等。

食管癌大多数为鳞状上皮癌（90%），少数为腺癌、小细胞癌等，好发于食管中段，下段次之。腺癌多发生在食管下段，来自下端贲门部之胃黏膜、食管其他部位的异位胃黏膜、食管腺体及Barrett型柱状上皮。

中晚期食管癌的病理形态大致分四型。

（1）髓质型　肿瘤向腔内外生长，管壁明显增厚，肿瘤在腔内呈坡状隆起，表面有深浅不等的溃疡形成。

（2）蕈伞型　肿瘤似蕈伞状或菜花状突入腔内，边界清，表面多有溃疡呈表浅型，伴坏死或炎性渗出物覆盖。

（3）溃疡型　累及甚至穿透肌层的深大溃疡，边缘不规则并隆起，食管狭窄不显著。

（4）缩窄型（硬化型）　癌肿在食管壁内浸润，食管环形狭窄，壁硬，狭窄近端食管显著扩张。

以上各型可混合出现。

【X线表现】

（1）早期　只侵犯黏膜和黏膜下层，无淋巴结转移。①平坦型：切线位可见管壁边缘欠规则，扩张性略差或钡剂涂布不连续；黏膜粗糙呈细颗粒状或大颗粒网状，提示癌性糜烂。病灶附近黏膜粗细不均、扭曲或聚拢、中断。②隆起型：病变呈不规则状扁平隆起，分叶或花边状边缘，表面呈颗粒状或结节状充盈缺损，可有溃疡形成。③凹陷型：切线位示管壁轻微不规则，轴位像为单个或数个不规则浅钡斑，其外围见多数小颗粒状隆起或黏膜皱襞集中现象。

（2）中、晚期　此时肿瘤已侵犯肌层或浆膜层，可有局部或远处淋巴结转移。①髓质型：范围较长的不规则充盈缺损，伴有表面大小不等的龛影，管腔变窄，病灶上下缘与正常食管分界欠清晰，呈移行性，病变处有软组织致密影。②蕈伞型：管腔内偏心性的菜花状或蘑菇状充盈缺损，边缘锐利，有小溃疡形

162

成。③溃疡型：较大不规则的长形龛影，其长径与食管纵轴一致，龛影位于食管轮廓内，管腔轻-中度狭窄。④缩窄型（硬化型）：管腔环形狭窄，边界较光整，与正常区分界清，钡剂通过受阻。

【CT表现】

（1）平扫　①食管壁改变，环形、不规则状增厚或局部增厚，管腔变窄。②食管腔内肿块，圆形或卵圆形，广基底，表面可见龛影。③食管周围脂肪间隙模糊、消失，提示肿瘤外侵。④周围组织和器官受累。

（2）增强：肿瘤轻度强化。较小者强化均匀；较大者强化不均匀，合并低密度坏死灶。

【实例分析】

1．现病史　女性，65岁，吞咽有梗阻感2月余，并逐渐加重。

2．行X线及CT检查　见下图。

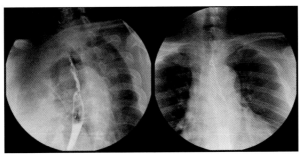

X线

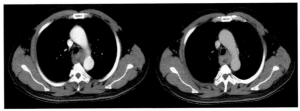

CT增强

3．问题

（1）请根据以上影像学表现对疾病做出诊断，并说明诊断依据。

（2）早期食管癌的定义。

（3）中晚期食管癌的病理分型。

4．参考答案

（1）诊断为中上段食管癌。诊断依据如下。①临床表现：老年女性，吞咽有梗阻感2月余并逐渐加重。②X线：T3～T5水平食管黏膜紊乱，管壁僵硬，可见小龛影，钡剂通过稍受阻。③CT：食管中上段管壁明显环形增厚，致管腔狭窄；增强扫描肿块明显不均匀性强化；病灶周围脂肪间隙模糊；病灶与邻近气管及胸主动脉分界不清。

（2）早期食管癌是指癌组织仅侵犯黏膜及黏膜下层，无淋巴结转移。

（3）中晚期食管癌的病理形态大致分四型。①髓质型：肿瘤向腔内外生长，管壁明显增厚，肿瘤在腔内呈坡状隆起，表面有深浅不等的溃疡形成。②蕈伞型：肿瘤似蕈伞状或菜花状突入腔内，边界清，表面多有溃疡呈表浅型，伴坏死或炎性渗出物覆盖。③溃疡型：累及甚至穿透肌层的深大溃疡，边缘不规则并隆起，食管狭窄不显著。④缩窄型（硬化型）：癌肿在食管壁内浸润，食管环形狭窄，壁硬，狭窄近端食管显著扩张。

胃 溃 疡

【临床与病理】

胃溃疡是指胃壁溃烂形成的缺损，又称壁龛，其先从黏膜开始，逐渐殃及黏膜下层、肌层乃至浆膜层，形成深浅不一的壁龛。胃溃疡好发于胃小弯侧，其次是胃窦部，多为单发。溃疡邻近的组织有不同程度的细胞浸润、纤维组织增生和水肿，逐渐向胃壁过渡，与正常胃壁分界不清。由于纤维组织增生、收缩，溃疡的黏膜皱襞以壁龛为中心，呈放射状纠集。纠集的黏膜皱襞可以直达壁龛的口部或距口部数毫米至 1～2cm 处逐渐变平或消失。

患者有长期的上腹疼痛史，常在饮食失调、过度疲劳、季节变化后发作。疼痛的性质可为钝痛、胀痛、刺痛，多数在进食时缓解。

【X 线表现】

（1）直接征象 胃溃疡的直接征象是龛影，是钡剂填充胃壁缺损处的直接投影，多见于胃小弯，切线呈乳头状、锥状，边缘光滑整齐，密度均匀，底部平整或稍不平。龛影口部常有一圈黏膜水肿造成的透明带，这种水肿带是良性溃疡的特征，依其范围而有不同的表现。①黏膜线：为龛影口部宽 1～2mm 的光滑整齐的透明线。②项圈征：龛影口部的透明带宽数毫米，如一个项圈。③狭颈征：龛影口部明显狭小，使龛影犹如有一个狭长的颈。④慢性溃疡周围的瘢痕收缩而形成的黏膜皱襞均匀性纠集，如车轮状向龛影口部集中且到达口部边缘并逐渐变窄时则为良性溃疡的又一特征。

（2）间接征象 溃疡所造成的功能性或瘢痕性改变。①痉挛性改变：胃壁上的凹陷（又称切迹），小弯溃疡在大弯的相对处出现深的痉挛切迹，犹如一个手指指向龛影，又称"指压迹征"；②胃液分泌增加：潴留液较多，钡剂不易附着于胃壁；③胃蠕动的变化：蠕动增强或减弱，张力增高或减低，排空加速或减慢；④龛影处常有不同程度的压痛及不适感。

溃疡好转或愈合时，以上功能性改变可随之减轻或消失。

（3）胃溃疡的几个特殊类型　①透性溃疡：龛影大而深，深度超过1.0cm，口部有宽大透亮带。②穿孔性溃疡：龛影大，如囊袋状，站立位可见气、液、钡分层现象。③胼胝性溃疡：龛影大，直径不超过2.0cm，深度不超过1.0cm。口部有宽大透亮带伴黏膜纠集。④多发性溃疡：胃内同时出现两个及两个以上溃疡。⑤复合溃疡：胃和十二指肠内同时出现溃疡。

【实例分析】

1．现病史　患者，男，53岁，间断性上腹痛2年余，常为餐后痛，伴反酸、嗳气，未规律服药。

2．吞钡后行X线检查　见下图。

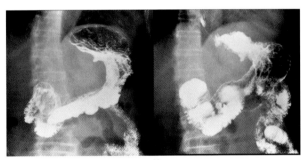

X线

3．问题

（1）根据以上图像对疾病做出诊断并说明诊断依据。

（2）请描述良恶性胃溃疡的鉴别。

（3）胃溃疡恶变指征有哪些？

4．参考答案

（1）诊断为胃溃疡。诊断依据：中老年男性，间断性上腹痛，为餐后痛，伴反酸、嗳气。胃体小弯侧可见龛影，位于腔外，边缘光滑整齐，密度均匀，底部平整。胃黏膜连续性无中断、破坏，胃壁柔软。

（2）良恶性胃溃疡鉴别要点见下表。

鉴别要点	良性	恶性
龛影形状	正面观呈圆形或椭圆形，边缘光滑整齐	不规则，星芒状
龛影位置	突出于胃轮廓外	位于胃轮廓之内
龛影周围与口部	黏膜水肿的表现与黏膜线、"项圈征""狭颈征"等，黏膜皱襞向龛影集中直达龛影口部	指压迹样充盈缺损，有不规则环堤，皱襞中断、破坏
附近胃壁	柔软有蠕动波	僵硬、峭直、蠕动消失

（3）①龛影周围出现小结节充盈缺损；②龛影周围黏膜皱襞呈杵状增粗或中断；③龛影变为不规则或边缘出现尖角征；④治疗过程中龛影增大。

胃　　癌

胃癌是我国最常见的恶性肿瘤之一，好发于40～60岁，男性多于女性，为（2～3）∶1。胃癌可发生在胃的任何部位，50%～60%发生在胃窦部，其次为胃体小弯和贲门。

（一）早期胃癌

【临床与病理】

早期胃癌是指癌组织局限于黏膜内或侵及黏膜下层而尚未到达固有肌层的胃癌，不论其大小或有无淋巴结转移。其多见于胃窦与胃体部，小弯侧最多见，临床症状轻微，多与胃炎与胃溃疡症状类似。早期胃癌肉眼形态分为三型。

（1）Ⅰ型(隆起型)　癌肿向胃腔内生长，隆起高度＞5mm，组织学上常以分化较好的腺癌为多见。

（2）Ⅱ型(浅表型)　癌灶平坦，不形成明显隆起或凹陷，根据其隆起程度分为3种亚型。①Ⅱa型：浅表隆起型，高度≤5mm。②Ⅱb型：浅表平坦型，病灶和周围黏膜同高，无明显隆起或凹陷。③Ⅱc型：浅表凹陷型，癌灶凹陷深度≤5mm，组织学上一般为溃疡早期恶变。

（3）Ⅲ型(凹陷型)　病灶深度＞5mm，形成溃疡，形态不规则，瘤组织不越过黏膜下层。

以上各类型可混合存在。

【X线表现】

（1）隆起型　肿瘤呈类圆形凸向胃腔，为大小不等、不规则的充盈缺损，基底较宽，边界清楚锐利。

（2）浅表型　肿瘤表浅、平坦，沿黏膜及黏膜下层生长，表现为胃小区和胃小沟破坏，呈不规则的颗粒状影，有轻微的凹陷和僵直，边界清楚。

（3）凹陷型　肿瘤形成明显凹陷，深度＞5mm，主要表现为形态不整、边界清楚的龛影，其周边的黏膜皱襞可出现截断、杵状或融合等。

（二）中、晚期胃癌

也称进展期癌，指癌组织越过黏膜下层，浸润至肌层或超过肌层，常伴癌细胞向周围浸润或远处转移。临床主要表现为上腹疼，不易缓解，吐咖啡色血液或有柏油样便，可以扪及肿块或有梗阻症状。

【临床与病理】

Borrmann分型如下。

（1）Borrmann Ⅰ型　又称巨块型、蕈伞型。为表面呈菜花样突向腔内的局限性肿块，基底较宽，但胃壁浸润不明显，可有小点状溃烂，生长慢，转移晚，多为高分化腺癌。

（2）Borrmann Ⅱ型　又称溃疡型。胃癌向胃壁生长，其中心形成火山口样较大的质硬溃疡，溃疡底部不平，边缘隆起，呈环堤状或结节状，与正常胃壁界限清楚，附近较少有浸润。

（3）Borrman Ⅲ型　又称浸润型。肿瘤呈浸润性生长，与正常胃壁界限不清。较大的溃疡形状不规则，环堤较低或不完整，宽窄不一。

（4）Borrmann Ⅳ型　又称浸润型。癌组织在壁内弥漫浸润性生长，但没有肿块及溃疡形成。根据病变累及范围又将其分为两种亚型。

① 病变局限于胃窦及幽门管，致幽门管变窄；

②"皮革胃"，胃癌累及胃的大部或全部，致胃壁弥漫性增厚，胃壁僵硬、胃腔缩窄，如皮革状，呈"皮革胃"。

【X线表现】

（1）充盈缺损　形状不规则，多见于巨块型。

（2）胃腔狭窄　浸润型癌多见，也可见于巨块型。

（3）龛影形成　多见于溃疡型。龛影位于胃轮廓内，呈半月形，外缘平直，内缘有多个尖角，并于龛影周围形成"半月综合征"，半月综合征即龛影周围绕以宽窄不等的透明线，即环堤，轮廓不规则而锐利，常见结节状及指压迹状充盈缺损。

（4）黏膜皱襞破坏、中断、消失。

（5）病变区胃壁僵硬、蠕动消失。

（6）根据胃癌发生部分的不同，又分为以下几种。①贲门胃底癌：胃底贲门区肿块，食管下端管腔变窄，边缘呈虫蚀状，黏膜破坏不规则。②胃体癌：胃体区圆形、类圆形或分叶状充盈缺损，边界清楚，胃壁僵硬，黏膜破坏不连续。③胃窦癌：胃窦不规则狭窄呈"肩胛征""袖口征"。胃壁僵硬，蠕动消失，钡剂排空受阻。 ④全胃癌："皮革胃"。

【CT和MRI表现】

胃壁见大小不等软组织肿块，胃壁增厚、僵硬，呈结节状或凹凸不平，胃周脂肪间隙消失，周围器官浸润及腹膜后、腹腔淋巴结转移；增强检查肿块明显强化。

根据胃癌的CT表现，将其分为四期。

Ⅰ期：肿块局限于腔内，无胃壁增厚，无邻近或远处转移；

Ⅱ期：胃壁厚度＞1cm，但肿瘤未超出胃壁；

Ⅲ期：胃壁增厚，并直接侵及邻近器官，无远处转移；

Ⅳ期：有远处转移的征象和表现。

【实例分析】

1．现病史　患者男，65岁，上腹部隐痛不适2年余。近半年腹痛加重，偶有黑便，体重一个月内减轻5kg。

2．行X线及CT检查　图像如下所示。

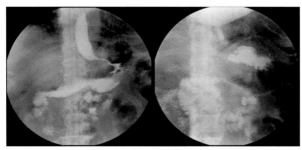

X线(服用泛影葡后)

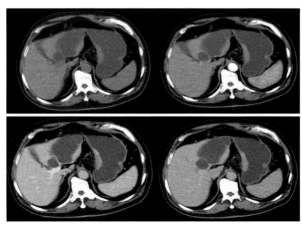

CT平扫＋增强

3．问题

（1）根据以上影像学表现对疾病做出诊断，并描述其影像学表现。

（2）简述早期胃癌的定义及其分型。

（3）简述胃癌转移途径。

4．参考答案

（1）诊断为胃癌。①X线：胃黏膜增粗、紊乱；胃贲门、胃小弯侧局部黏膜中断、破坏，并见不规则充盈缺损。②CT：胃体小弯侧胃壁增厚、僵硬；胃周脂肪间隙稍模糊；增强检查肿块轻/中度强化。

（2）早期胃癌是指癌组织局限于黏膜内或侵及黏膜下层而尚未到达固有肌层

的胃癌，不论其大小或有无淋巴结转移。

早期胃癌肉眼形态分为三型。

Ⅰ型(隆起型)：癌肿向胃腔内生长，隆起高度＞5mm，组织学上常以分化较好的腺癌为多见。

Ⅱ型(浅表型)：癌灶平坦，不形成明显隆起或凹陷。

Ⅲ型(凹陷型)：病灶深度＞5mm，形成溃疡，形态不规则，瘤组织不越过黏膜下层。

（3）①淋巴转移：根据癌肿发生部位，首先可分别转移到幽门上组、幽门下组、胃上组或脾胰组，其次为腹膜后、肠系膜、门静脉周围，还可通过胸导管转移到肺淋巴结或左锁骨上淋巴结。②血行转移：通过门静脉转移到肝内最为常见。③直接侵犯和种植：胃黏液癌细胞如种植在卵巢上形成转移性黏液癌，称库肯勃瘤。

十二指肠球部溃疡

【临床与病理】

十二指肠溃疡较胃溃疡多见，90%以上发生在十二指肠球部，青壮年多见，男女比例为（2～4）：1。临床可表现为中上腹周期性、节律性疼痛，嗳气，嗳酸，有时可出现呕吐咖啡样物、黑便、梗阻等。临床上有饥饿痛、夜间痛的特点。

溃疡多发生在球后壁或前壁，圆形或椭圆形，大小不一。溃疡周围可有水肿区，邻近组织可有炎症改变，可伴有纤维组织增生。由于痉挛或瘢痕收缩，球部可变形，可见黏膜向溃疡纠集。

【X线表现】

（1）直接征象　①龛影：单发或多发。正面观龛影呈圆形或椭圆形，边缘光滑，周围有一圈整齐的透光带或放射状黏膜皱襞纠集。切线位龛影呈小锥形、乳头状或半圆形突向腔外。②球部畸形：球部因痉挛或瘢痕收缩所致。表现为十二指肠球的一侧壁有切迹样凹陷，大弯侧多见；也可形成"山"字形、三叶形或葫芦形畸变。

（2）间接征象　肠道激惹综合征；幽门痉挛；胃分泌液增多；球部固定压痛；常伴胃炎及胃黏膜皱襞增粗迂曲。

【实例分析】

1. 现病史　男性患者，28岁，反复右上腹痛半年余，常为餐前痛，进食后疼痛可缓解，有时夜间疼痛明显，未规律服药。

2. 吞钡后行X线检查　图像如下。

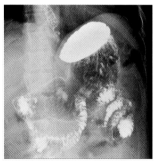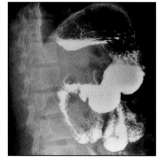

X线检查(a)　　　　　　　　　X线检查(b)

3．问题

（1）根据以上影像学图像对疾病做出诊断，并说明诊断依据。

（2）该疾病的临床特点有哪些？

（3）该疾病典型的X线征象有哪些？

4．参考答案

（1）① 诊断：十二指肠球部溃疡。

② 诊断依据：a.多见于中青年男性，反复右上腹痛半年余，餐前痛，进食后疼痛可缓解；夜间痛。b. X线，十二指肠球部变形；十二指肠球后壁见斑点状龛影，周围黏膜纠集；十二指肠球部激惹。

（2）中上腹周期性、节律性疼痛，常为饥饿痛（餐前疼痛，进食后缓解）、夜间痛，伴反酸、嗳气，有时可出现咖啡样呕吐物、黑便、梗阻等。

（3）①直接征象：十二指肠球部龛影及球部变形。②间接征象：肠道激惹综合征；幽门痉挛；胃分泌液增多；球部固定压痛；常伴胃炎及胃黏膜皱襞增粗迂曲。

十二指肠憩室

【临床与病理】

十二指肠憩室是黏膜、黏膜下层通过肠壁薄弱处向外膨出的囊袋状病变，老年人多见，单发或多发，常见于降段内后壁，壶腹周围最常见，多无临床症状，合并炎症时类似胃炎和溃疡。

【X线表现】

仰卧位或右前斜位可以较好显示十二指肠环，容易发现憩室。憩室呈圆形或卵圆形，大小不一，突出于肠腔之外，以一窄颈与肠腔相连，加压时可见正常黏膜位于憩室内并与肠壁黏膜相连。

【CT表现】

可见十二指肠壁外类圆形囊袋状影，憩室内含气含液时表现为有气-液平面的囊袋影，含气体和食物残渣混杂，呈类蜂窝状囊袋影。增强后憩室壁强化，强化程度与十二指肠壁相近。

【实例分析】

1．现病史　患者女，32岁，平素无不适，查体发现。
2．行钡剂造影及上腹部CT平扫　如下图。

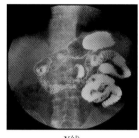 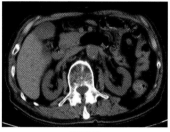

X线　　　　　　　　　　　　　　CT平扫

3．问题
（1）请根据影像学图像对疾病做出诊断，并描述其影像学表现。
（2）该疾病的X线特征是什么？
（3）该病需要与哪些疾病鉴别，鉴别点是什么？
4．参考答案
（1）诊断为十二指肠憩室（水平段）。①钡剂造影：十二指肠水平段类圆形龛影，突出于肠腔之外，以一窄颈与肠腔相连，加压时可见正常黏膜位于憩室内并与肠壁黏膜相连。②CT：十二指肠水平段腔外生长的类圆形囊袋状影，其内充满气体。
（2）突出于肠腔外的类圆形囊袋状影，以一窄颈与肠腔相连，加压时可见正常黏膜位于憩室内并与肠壁黏膜相连。
（3）十二指肠憩室具有典型表现，X线诊断并无困难。但有时因胃远端与十二指肠重叠，可能遗漏，或因憩室部分显示于胃边缘部，误诊为胃溃疡。采用仰卧位或右斜位，可以显示十二指肠各段，以上情况可以避免。

小肠克罗恩病

【临床与病理】

小肠克罗恩病为肠道非特异性肉芽肿性炎症，好发于青壮年，节段性累及口腔到肛门的消化道各段，以回肠末端及结肠最常见。病理特征为肠壁的纵行溃病、非干酪性肉芽肿性全层肠壁炎、纤维化和淋巴管阻塞。早期黏膜充血、水肿，炎性细胞浸润，巨细胞形成，多发小溃疡形成，淋巴管内皮细胞增生，管腔阻塞，淋巴结肿大。病变发展，可累及肠壁全层，引起肠壁增厚，黏膜表面形成肉芽肿，溃疡呈纵行，易形成窦道或瘘管，溃疡多位于系膜侧。临床表现无特异性，主要有腹痛、低热、腹泻或便秘、食欲减退等。

【X线表现】

（1）早期　黏膜粗乱变平，钡剂涂布不良；可见口疮样溃疡。

（2）进展期　①由于病变肠段水肿及痉挛，钡剂很快通过且不停留在该段，呈"跳跃征"；若钡剂通过迅速而遗留一条细线条状影，呈"线样征"。②深而长的纵行线状溃疡，与肠纵轴一致，常合并横行溃疡。③卵石征，克罗恩病纵横交错的裂隙样溃疡在钡剂造影中表现为鹅卵石样或息肉样充盈缺损，病变呈节段性跳跃分布。④病变轮廓不对称，呈假憩室样变形（病变区肠系膜侧僵硬凹陷，而对侧肠轮廓外膨）。

（3）晚期　瘘管或窦道形成，钡剂分流。

【CT表现】

克罗恩病患者常表现为节段性肠壁增厚，厚度多在15mm以内。

（1）急性期　肠壁分层，增强扫描黏膜和浆膜强化，呈高密度，而黏膜下层由于水肿呈低密度，呈"靶征"或"双晕征"改变。

（2）慢性期　因纤维化，肠壁均匀增厚，肠腔变窄，增强扫描增厚的肠壁均匀强化。

（3）肠系膜改变　脂肪增生；炎性浸润时，肠系膜脂肪密度增高；肠系膜蜂窝织炎；肠系膜内淋巴结肿大；增强扫描显示病变区肠系膜血管增多、扭曲、紊乱，直小动脉拉长，间隔增宽，沿肠壁呈梳样排列，称"梳齿征"。

【MRI检查】

（1）肠壁节段性增厚，肠腔狭窄。

（2）活动期肠壁分层强化，呈"靶征"；慢性期，肠壁均匀单一强化。

（3）肠外改变　"梳齿征"；肠系膜淋巴结肿大；肠系膜脂肪密度增高，"脂肪爬行征"或脂肪纤维增殖。

（4）并发症：肠系膜蜂窝织炎；肠壁溃疡，肠瘘形成；腹腔脓肿。

【实例分析】

1. 现病史　男性患者，19岁，不规律腹痛1年余。近1周出现腹泻，每天1～3次。

2. CT检查　如下图所示。

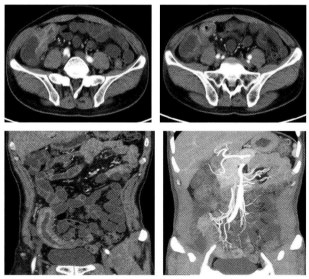

CT增强＋血管重建(MIP)

3．问题

（1）请对疾病做出诊断，并描述该病的影像学表现。

（2）小肠克罗恩病的病理特征是什么？

（3）该病需要与哪些疾病相鉴别，如何鉴别？

4．参考答案

（1）诊断为小肠克罗恩病。 影像学表现：①回肠末段肠壁明显增厚，肠腔狭窄；②肠周脂肪间隙模糊；③增强检查病变区肠壁分层强化，呈"靶征"改变；④病变区肠系膜血管增多、扭曲，呈"梳齿征"改变。

（2）①肠壁的纵行溃疡；②非干酪性肉芽肿性全层肠壁炎；③肠壁纤维化；④淋巴管阻塞。

（3）克罗恩病需要与以下疾病相鉴别。①肠结核：肠结核与克罗恩病都好发于青壮年，最常累及小肠、回盲部及结肠，都是炎症性肠病。但是肠结核痉挛、激惹征更明显，为连续性、全周性管壁侵犯，环状溃疡多见，易引起回盲部受累，瘘管及窦道较少；结合临床结核病史的有无及抗结核药物应用的有效与否，也有一定的鉴别意义。②小肠淋巴瘤：小肠淋巴瘤的发病年龄及好发部位与克罗恩病相似，淋巴瘤表现为多发性小息肉样充盈缺损时可误诊为卵石征，但淋巴瘤的充盈缺损多较大，病变范围较广泛，管壁增厚更明显但管腔狭窄不明显，病变段管腔扩张，黏膜表面有溃疡形成但无裂隙性溃疡，CT检查可见腹腔内淋巴结明显肿大。临床一般症状迅速恶化，可触及腹部包块，伴有浅表淋巴结及肝脾肿大。

溃疡性结肠炎

【临床与病理】

溃疡性结肠炎是原因不明的结肠黏膜的非特异性慢性炎症，青壮年多见，病变以溃疡糜烂为主，累及结肠的大部分，以左半结肠多见，可累及回盲部。早期，黏膜充血水肿，伴有黏膜下淋巴细胞浸润，形成小脓肿，脓肿溃破后形成浅溃疡；进展期，溃疡较大，破入肌层，肠壁弹力减低，可穿孔或形成瘘管；晚期，病变愈合，纤维瘢痕形成，肠腔变窄、肠管缩短。临床主要为大便异常，呈血性黏液稀便，次数多。痉挛性腹痛，便后缓解；食欲缺乏、发热、贫血等。缓解与发作交替出现。少数病例并伴有自身免疫反应症状，如关节炎、虹膜炎等。

【X线表现】

（1）早期　病变区肠腔狭窄，结肠袋变浅甚至消失，肠管蠕动增强，钡剂排空增快。管腔内黏液增多，黏膜挂钡不良。

（2）溃疡形成期　肠管痉挛激惹呈"线样征"；充盈时肠壁边缘呈锯齿状，排空后见小刺状溃疡，溃疡较大时呈"T"状或"纽扣状"。

（3）晚期　肠壁广泛纤维化，肠腔变窄，肠管缩短，结肠袋消失。肠腔宛如铅管，累及回盲瓣者有回流性回肠炎改变，可见结肠中毒扩张，5%可发生癌变。

结肠中毒扩张是本病严重并发症之一，腹部平片示结肠扩张＞5.0cm，横结肠最易受累。

【CT表现】

（1）肠壁连续、对称、均匀性增厚。

（2）肠腔变窄、肠管短缩。

（3）由于溃疡和炎性息肉，病变区黏膜凹凸不平。

（4）增厚的肠壁分层，呈"靶征"改变。

（5）脂肪浸润和纤维化致直肠周围间隙增宽。

【实例分析】

1．现病史　男，36岁，间断下腹痛1年余，伴里急后重，可见黏液脓血便排便后疼痛可减轻。

2．饮入对比剂（甘露醇溶液）后，行全腹＋盆腔CT增强检查　如下图所示。

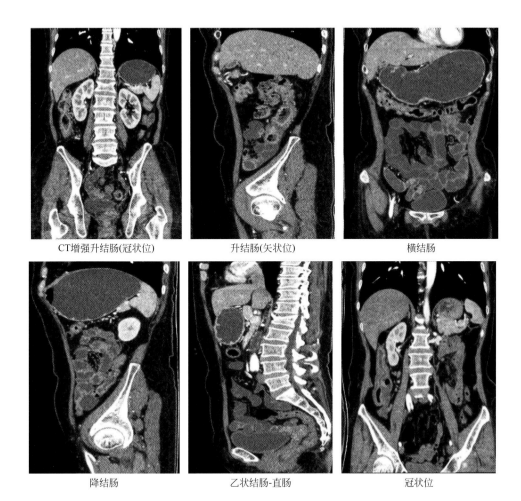

CT增强升结肠(冠状位)　　　　升结肠(矢状位)　　　　横结肠

降结肠　　　　乙状结肠-直肠　　　　冠状位

3．问题

（1）根据CT图像对疾病做出诊断，并说明诊断依据。

（2）该疾病的发病特点是什么？

（3）简述溃疡性结肠炎与克罗恩病、肠结核的X线检查鉴别。

4．参考答案

（1）诊断为溃疡性结肠炎。诊断依据：CT增强显示升结肠、横结肠、降结肠及乙状结肠-直肠肠壁弥漫性增厚，增厚程度不均，管腔变窄，呈"铅管征"样改变，增强检查见增厚的肠壁明显强化，以黏膜面强化最为明显；升结肠内侧缘见多枚大小不等淋巴结。

（2）直肠首先发病，逆行性、连续性累及结肠各段。

（3）溃疡性结肠炎、克罗恩病、肠结核的X线检查鉴别见下表。

	溃疡性结肠炎	克罗恩病	肠结核
病变部位	直肠、左半结肠	末段回肠	回盲部
病变分布	连续性，弥漫性	节段性，跳跃性	区域性，回盲部
溃疡形态	颗粒状，分布均匀，大小一致	系膜缘纵线样溃疡	浅小带状溃疡
黏膜面改变	弥漫性圆形、丝状息肉	卵石征，大而密集	萎缩瘢痕带，假息肉小而散在
回盲部变形	多无	系膜缘对侧囊状变形	明显变形、狭窄、缩短、上移
肠腔狭窄	铅管征	非对称性，一侧狭窄为主	对称性狭窄
并发症	癌变	瘘管形成、肠粘连、梗阻	肠粘连、肠系膜淋巴结钙化、腹水

结 直 肠 癌

【临床与病理】

结直肠癌是常见的胃肠道恶性肿瘤，发病率仅次于胃癌和食管癌。其好发于40～50岁男性，以直肠和乙状结肠最多见。病因不详，可能与饮食习惯有关。临床表现为腹部包块、便血或腹泻，或有顽固性便秘，也可有脓血便或黏液样便。结直肠癌主要表现为便血、大便变细和里急后重感。

结直肠癌以腺癌最多见，依大体病理分三种类型。①增生型：肿瘤向腔内生长，呈菜花样，表面可有溃疡，基底较宽，肠壁增厚。②浸润型：肿瘤沿肠壁浸润，使肠壁增厚，绕肠壁呈环形生长，致肠腔向心性狭窄。③溃疡型：表现为深而不规则的巨大溃疡。临床常常两种类型混合存在，以其中一种为主。

【X线表现】

（1）增生型　腔内出现不规则充盈缺损，病变多位于肠壁的一侧，黏膜破坏消失，局部管壁僵硬平直，结肠袋消失，肿瘤较大时钡剂通过受阻。

（2）浸润型　病变区管腔狭窄，可偏于一侧或呈向心性狭窄，肠壁僵硬，黏膜破坏消失，但界限清楚。此型易造成梗阻，钡剂可止于肿瘤的下界而完全不能通过。

（3）溃疡型　形态不规则，边缘不整齐的较大龛影，周围常有不同程度的充盈缺损或狭窄，肠壁僵硬，结肠袋形消失，黏膜破坏。

【CT和MR表现】

结直肠癌的基本CT和MR表现有肠壁增厚、腔内肿块、肠腔狭窄、肠壁的异常强化。结直肠癌在MRI的T1WI上表现为低信号，T2WI中表现为高信号。由于MRI可以显示肠壁的分层结构，结直肠癌显示为肠壁局限性增厚，局部分层结构消失。

结直肠癌的TNM分期：

（1）T分期

Tis期：位于上皮或固有黏膜层。

T1期：肿瘤局限于黏膜下层。

T2期：肿瘤侵犯固有基层。

T3期：肿瘤突破固有肌层侵入直肠周围脂肪组织。

T4期：肿瘤侵犯周边邻近器官。

（2）N分期

N0：无局部淋巴结转移。

N1：1～3个结直肠周围淋巴结转移。

N2：4个以上结直肠周围淋巴结转移。

N3：沿血供分布的淋巴结大量转移。

（3）M分期

M0：无远处转移。

M1：有远处转移。

【实例分析】

1．现病史　患者男性，58岁，反复脓血便半年余，每天3～4次。近一个月出现腹胀，伴阵发性绞痛，伴体重下降3千克。

2．行CT及MRI检查　图像如下。

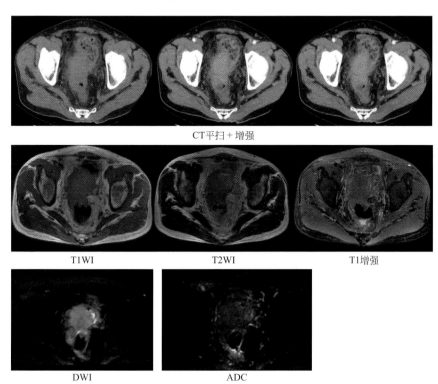

CT平扫＋增强

T1WI　　　　　T2WI　　　　　T1增强

DWI　　　　　ADC

3．问题

（1）请根据影像学表现对该疾病做出诊断，并说明诊断依据。

（2）该疾病在病理学分为哪几型？

（3）该疾病与结肠息肉应当如何鉴别？

4．参考答案

（1）诊断为结直肠癌。①CT：直肠 - 乙状结肠交界区肠壁明显增厚，肠腔变窄；病变区浆膜面毛糙；肠管周围脂肪间隙模糊；病变周围区见多枚肿大淋巴结；增强扫描肿块明显不均匀强化。②MRI：直肠 - 乙状结肠交界区管壁明显不均匀性增厚，管腔狭窄；病变区信号不均匀，见片状长 T1WI、略长 T2WI 信号，T2WI 压脂及 DWI 呈高信号，ADC 图信号减低；肿块边缘模糊，呈菜花状突入肠腔，肠壁浆膜面模糊；肠周脂肪间隙模糊，内见条片状 T2WI 压脂高信号；病变与邻近结构分界欠清晰。

（2）结直肠癌依大体病理分三种类型。①增生型：肿瘤向腔内生长，呈菜花样，表面可有溃疡，基底较宽，肠壁增厚。②浸润型：肿瘤沿肠壁浸润，使肠壁增厚，绕肠壁呈环形生长，致肠腔向心性狭窄。③溃疡型：表现为深而不规则的巨大溃疡。

（3）①息肉一般体积较小，如直径超过1cm，恶变概率增大；②基底的宽度大于高度者，恶性肿瘤的可能性较大；③蒂细而长且能自由弯曲者多为良性；④良性息肉的底部较柔软，可因牵拉而有轻度凹入，而癌肿多出现凹入或皱缩现象，壁僵直；⑤良性者生长缓慢，而癌肿生长迅速。

胃肠道间质瘤

【临床与病理】

胃肠道间质瘤是消化道最常见的原发性间叶源性肿瘤，起源于胃肠道未定向分化的间质细胞。其可发生于食管至直肠的消化道的任何部位，以胃最多见（60% ～ 70%）。位于腹腔内的间质瘤，肿块体积常较大，好发于老年人，男略多于女，临床常见消化道出血与触及肿块。

胃肠道间质瘤可单发或多发，分叶状，呈膨胀性向腔内外生长，以腔外生长多见，质地坚硬、界限清楚，瘤体较大时中心可发生坏死、出血或囊变，肿瘤表面易形成溃疡与消化道相通。肿瘤具有恶性潜能，危险程度与肿瘤大小和核分裂数显著相关。

胃肠道间质瘤多位于胃体上部，根据病变发生部位不同分为三种类型。①胃内型：肿瘤位于黏膜下，腔内生长为主。②胃外型：肿瘤主要位于浆膜下，可向大网膜及邻近组织生长。③混合型：肿块向腔内外同时生长，形成"哑铃状"，也称胃壁型。

【X线表现】

（1）黏膜展平、破坏、局部胃壁柔软，钡剂通过顺畅。

（2）当溃疡或窦道形成时，钡剂外溢。

（3）向腔外生长且肿块较大时，压迫邻近器官。

【CT表现】

（1）胃肠道圆形或类圆形软组织肿块，少数呈不规则形或分叶状，向腔内、腔外或同时向腔内外突出生长。

（2）良性者，肿块直径＜5.0cm，密度均匀，与周围结构分界清楚，偶见小点状钙化。

（3）恶性者，肿块直径＞5.0cm，形态欠规则，可呈分叶状，密度不均，肿块中心可出现坏死、囊变及出血，与邻近结构分界不清，有时可见邻近结构受侵及肝等实质器官转移。

（4）当溃疡或窦道形成时，对比剂可进入肿块内。

（5）增强扫描时肿块中等或明显强化，有坏死囊变者肿瘤实体部分明显强化。

【实例分析】

1. 现病史

（1）病例1　患者，男，49岁，上腹隐痛1月余，呕血、黑便1天，体重一月内下降3.5千克。行CT检查如下。

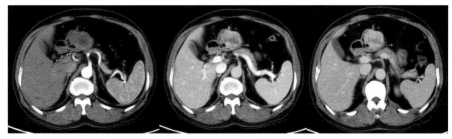

CT增强

（2）病例2　患者，男，57岁，上腹隐痛2月余。行MRI检查，图像如下所示。

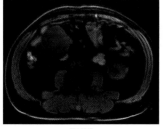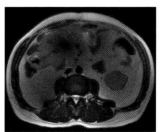

T1WI　　　　　　　　　　　　T2WI

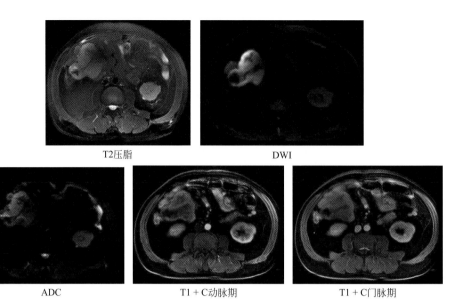

T2压脂	DWI
ADC	T1＋C动脉期	T1＋C门脉期

2．问题

（1）请分别对两病例做出诊断，并分别描述该病的影像学表现。

（2）胃肠道间质瘤需要与哪些肿瘤鉴别？

3．参考答案

（1）①病例1诊断为胃间质瘤。CT：胃体近胃窦区软组织密度影，形态不规则；肿块直径约6.2cm，密度不均匀，中央见低密度囊变坏死区；增强检查肿块明显强化，中央坏死区无强化；病变与邻近肠管分界不清，周围脂肪间隙模糊。②病例2诊断为小肠间质瘤。MRI：右下腹团块状异常信号，边界不清；病灶信号不均匀，以长T1WI、稍长T2WI信号为主，T2WI压脂及DWI呈高信号，ADC图信号减低；增强检查病灶呈中度不均匀性强化；病灶与邻近小肠肠管分界不清，邻近小肠肠管扩张。

（2）①胃癌：胃癌表面欠光整，黏膜中断、破坏，增强扫描肿块强化明显，胃周可见大小不等淋巴结。②胃淋巴瘤：淋巴瘤多呈梭形，表面欠光整，黏膜破坏，常合并溃疡，增强扫描肿块轻/中度强化，可有胃周、腹膜后淋巴结肿大。

肝　囊　肿

【临床与病理】

单纯性肝囊肿是一种退行性疾病，起源于错构瘤性组织。多见于30～50岁，可单发或多发。囊肿内壁被覆柱状上皮细胞，与胆管不相通，周围可有一层薄的纤维基质。小的囊肿无症状或症状轻微，多在体检时偶然发现。当囊肿明显增大时，可压迫周围脏器产生症状，如胃肠受压，可引起恶心、腹胀、上腹部隐痛。

【CT表现】

平扫多数病灶呈类圆形或圆形低密度影，边缘锐利，囊内密度均匀，CT值为0～20HU。增强扫描后囊肿无强化，囊壁菲薄一般不能显示。囊内有出血，囊肿密度增高，CT值超过20HU。合并感染则囊壁发生强化。

【MRI表现】

MRI表现为边缘光滑、锐利，T1WI呈低信号，T2WI呈均匀性高信号的类圆形病灶，DWI可呈高信号，ADC呈高信号，增强检查病灶无强化。

【实例分析】

1. 现病史　患者，男，45岁，体检超声发现肝内见类圆形低回声。体格检查未见明显异常。实验室检查（－）。

2. 行CT、MRI检查　见下图。

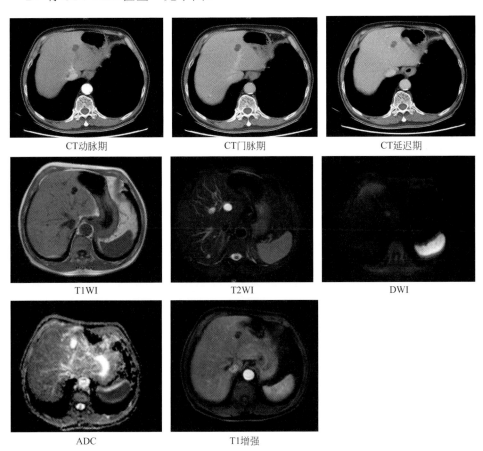

CT动脉期　　　　　　CT门脉期　　　　　　CT延迟期

T1WI　　　　　　　　T2WI　　　　　　　　DWI

ADC　　　　　　　　T1增强

181

3．问题

（1）请对该患者做出诊断，其诊断依据有哪些？

（2）该病应与那些疾病相鉴别，其鉴别点有哪些？

4．参考答案

（1）①诊断为肝囊肿。②诊断依据：无明显临床症状。超声显示低回声。CT表现为肝内见类椭圆低密度影，边界清楚，增强检查无强化。MRI表现为肝内见类圆形异常信号，边缘欠清，T1WI呈低信号，T2WI呈高信号，DWI信号增高，ADC呈高信号，增强检查无强化。

（2）①肝脓肿：有发热病史，增强检查可见"靶征"。②囊肿性转移瘤：转移瘤壁厚薄多不均，且有原发肿瘤病史。③肝棘球蚴病：主要流行于牧区，病灶大小不一，单发或多发，类圆形或圆形，呈水样的囊性病灶，母囊内出现子囊是该病的特征性表现，内外囊剥离表现为"飘带征""水蛇征""双环征"，囊壁钙化常见，呈弧形，囊内母囊碎片、头节及子囊钙化，呈条片状，增强检查无强化。

细菌性肝脓肿

【临床与病理】

细菌性肝脓肿多见于老年人，有糖尿病史或胆石症者多见。临床表现常见肝大、肝区疼痛、触痛以及发热、白细胞升高等急性感染症状。常见的细菌有大肠埃希菌、金黄色葡萄球菌，多见于肝右叶。急性期局部肝组织充血、水肿，白细胞浸润，进一步白细胞崩解，组织液化、坏死形成脓腔。周围肉芽组织形成脓肿壁，脓肿壁周围可见水肿。

【CT表现】

平扫多数病灶呈类圆形或圆形低密度影，中央为脓腔，密度均匀或不均匀，CT值略高于水的密度而低于肝脏的密度，边缘模糊。部分病灶内见气体，可见气-液平面，被认为是肝脓肿的特异性征象。环绕脓腔可见密度低于肝脏而高于脓腔的环状影为脓肿壁。增强扫描，脓肿一般表现为多房或蜂窝状的低密度区，边缘及分隔有明显的强化。随着病变进展，脓腔增大伴有脓肿壁的修复，增强扫描可见单环、双环或三环征。单环代表脓肿壁，周围水肿带不明显；双环又称"靶环征"，包括显著强化的脓肿壁及周围的低密度水肿带；三环又称"双靶征"，除水肿带（外环）外，脓肿壁分两层，外层（中环）为纤维肉芽组织，强化最明显，内层（内环）为炎性坏死组织，无明显强化，但密度高于脓液。病变一过性强化多见于病变的早期和中期，表现为动脉期病灶所在肝段的一过性均匀强化，一般认为是炎症刺激肝动脉扩张，引起肝实质供血增加所致。

【MRI表现】

肝脓肿的MRI表现为圆形或类圆形异常信号影，在T1WI上表现为均匀或不均匀的低信号影，T2WI表现为极高信号影，DWI可呈高信号影。环绕周围的脓肿壁，在T1WI上信号高于脓腔低于肝实质，T2WI表现为中等信号。脓肿壁外侧的水肿带T1WI呈低信号，T2WI呈明显高信号。增强扫描与CT相似。

【实例分析】

1. 现病史　患者，男，53岁，发热7天，体温最高达39℃。白细胞计数 $10.8 \times 10^9/L$，中性粒细胞百分比94.1%，血沉 67mm/h，AFP、CEA、CA19-9及 CA125（–）。

2. 行CT、MRI检查　见下图。

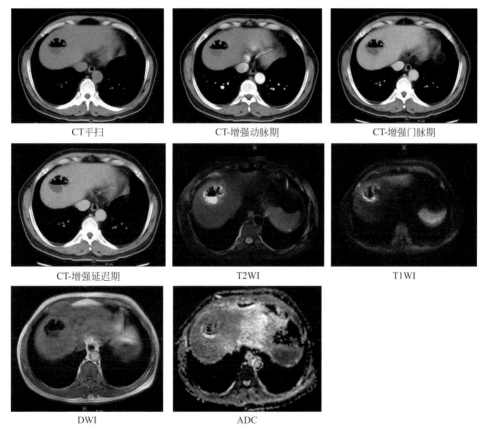

CT平扫	CT-增强动脉期	CT-增强门脉期
CT-增强延迟期	T2WI	T1WI
DWI	ADC	

3. 问题

（1）该患者应诊断为何病？其诊断依据有哪些？

（2）该病应与哪些疾病相鉴别，其鉴别点有哪些？

4. 参考答案

（1）该患者诊断为肝脓肿。诊断依据：①有发热病史。②实验室检查显示，白细胞及中性粒细胞增多，血沉增快，肿瘤指标为阴性。③ CT表现为肝右叶见类椭圆低密度影，其内见气体密度影及液体密度影，并可见气-液平面，病变边缘模糊，增强扫描边缘强化。④MRI表现为肝右叶可见类圆形异常信号，边缘欠清，病变内可见气-液平面，病变实性部分呈等T1稍长T2信号，DWI信号增高，ADC图信号减低。

（2）该病应与下列疾病相鉴别。①原发性肝癌：为实体性肿瘤，中央坏死范围相对较小，周围无水肿，原发性肝细胞癌在动态增强通常表现为早期强化、迅速消退，即"快进快出"表现。②囊肿性转移瘤：转移瘤壁厚薄多不均，周围通常无水肿带，且有原发肿瘤病史。③炎性假瘤：炎性假瘤的强化方式和肝脓肿相似，但在MRI检查中T2WI多为等或略高信号，边界不清，无周围水肿带，病灶内无液化区。结合病史如无寒战、高热、肝区疼痛等表现，一般可鉴别。④肝囊肿：少数肝脓肿壁薄而均匀，脓腔较大，脓液密度与信号接近于水，周围无水肿带，此时应与肝囊肿鉴别。通常肝脓肿壁强化是鉴别诊断的重要依据，部分边界模糊也是重要佐证之一。如囊肿继发感染时，两者很难鉴别。

肝 硬 化

【临床与病理】

肝硬化常见病因为肝炎和酗酒。早期可无明显症状，后期可出现不同程度的腹胀、消化不良、消瘦、乏力、贫血、黄疸、低热。合并门静脉高压则出现腹壁静脉怒张、脾大、腹水。实验室检查见血清转氨酶升高，白蛋白/球蛋白比例倒置。病理上以广泛的肝细胞变性、坏死、再生为特征，伴有结缔组织增生及纤维间隔形成，正常肝小叶结构破坏，假小叶形成，肝脏逐渐变形、变硬而发展成为肝硬化。

【CT表现】

（1）肝脏大小改变：早期肝脏可能增大，CT表现没有特异性，中晚期肝硬化可出现肝叶比例失调，以肝右叶和左叶内侧段萎缩常见，伴有尾状叶和左外叶代偿性肥大。一般来说，正常的尾状叶和肝右叶的比值为0.37，而肝硬化时比值上升为0.65。

（2）肝脏形态轮廓的改变：肝边缘凹凸不平，部分肝段正常形态消失，如尾状叶由菱形变为圆钝，右叶下段正常内凹的前后边缘膨隆等。

（3）肝密度的改变：脂肪变性、纤维化可引起肝弥漫性或不均匀的密度降低。较大而多发的再生结节可表现为散在的略高密度结节。增强扫描时，结节的强化方式与肝实质相同，呈均匀强化。

（4）肝裂增宽：纤维组织增生，肝叶萎缩，致肝裂和肝门增宽。

（5）继发性改变：①脾大，脾外缘超过5个肋单元，或脾下缘低于肝下缘。②门静脉高压，门静脉扩张，侧支循环形成，脾门、胃底、食管下段及腰旁静脉血管增粗迂曲。如出现海绵样变，合并门静脉主干或分支血栓形成，则门静脉周围出现大量迂曲增粗的侧枝循环静脉。③腹水。

【MRI 表现】

在显示肝脏大小、形态改变和脾大、门脉高压征象方面与CT相同。由于细胞损伤、脂肪变性和铁素沉积等并发疾病引起肝脏的信号不均。硬化结节的T1WI呈等信号或高信号，T2WI呈低信号，信号均匀，无包膜，对比增强硬化结节无明显强化，延迟期可见结节周围网格样强化，即结节周围纤维包膜延迟强化。大部分的异型增生结节（DN）在T1WI上呈等/高信号，T2WI上大部分呈低/等信号，少数为低信号，增强早期DN无强化，延迟期与肝实质强化一致，少数也表现为早期有较明显强化，而延迟期仍保持强化。如果DN在T2WI上见到低信号区内有高信号，出现所谓的"结中结"，对比增强有强化，提示有癌变的可能。

【实例分析】

1. 现病史　患者，女，52岁，纳差、腹胀伴尿黄10余天。实验室检查：乙肝表面抗原阳性、乙肝e抗体阳性、乙肝核心抗体阳性，白蛋白降低，AFP阴性。体格检查：肝脏质硬、体积缩小，表面呈结节状，脾脏增大，腹胀。

2. 行CT、MRI检查　见下图。

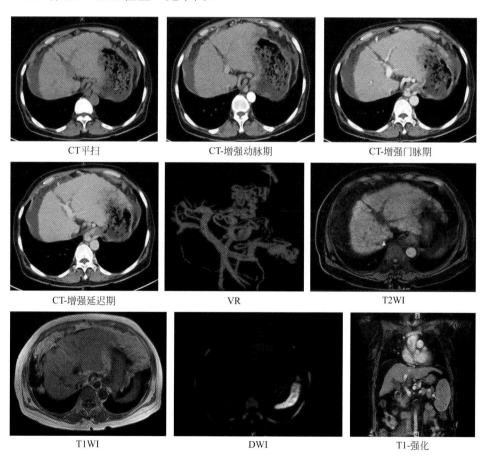

CT平扫	CT-增强动脉期	CT-增强门脉期
CT-增强延迟期	VR	T2WI
T1WI	DWI	T1-强化

3．问题

（1）请描述该病的影像学表现并做出诊断。

（2）肝硬化侧支循环的影像表现有哪些？

（3）与哪些疾病相鉴别？

4．参考答案

（1）该患者诊断为肝硬化。①CT：肝脏轮廓不光滑，各叶比例失调，左叶相对较大，动脉期肝左叶似见结节状轻度强化灶，门静脉期及平衡期未见确切显示；肝、脾周及部分肠管间见液体密度。脾门、食管下段、胃底周围及肝脏前缘血管增粗、迂曲；脾脏体积增大，其内未见明显异常密度。②MRI：肝脏形态不规整，边缘呈细波浪状改变，各叶比例失调，左叶相对较大，肝裂增宽，肝内未见明显异常信号影；脾脏体积明显增大，内见多发结节状低信号影，未见明显异常强化灶；门脉主干、脾静脉及肠系膜上静脉管径增宽，门静脉左支见一增粗迂曲血管影向脐部走行，食管下段、胃底周围、脾门区见多发增粗、迂曲血管影；腹腔内见条片状液体信号影。

（2）肝硬化侧支循环的影像表现：门静脉主干及左右支增粗，脾静脉、肠系膜上静脉及腰旁静脉增粗、走行迂曲。食管、胃底贲门区及脐周见多发增粗、迂曲血管。脐静脉及副半奇静脉开放。

（3）肝硬化应与以下疾病相鉴别。①布加综合征，是由各种原因所致肝静脉和其开口以上段下腔静脉阻塞性病变，常伴有下腔静脉高压为特点的一种肝后门脉高压症，影像学表现为肝肿大、腹水、脐静脉开放，肝段下腔静脉狭窄或肝静脉阻塞，无乙肝病史。②血吸虫性肝硬化，有血吸虫感染史，肝脏体积缩小，肝叶比例失调，肝内见网格样、条索状钙化为特征性改变，降结肠、乙状结肠黏膜钙化。③肝脾肿大，如血液病、代谢性疾病引起的肝脾肿大，必要时可穿刺活检。

肝 细 胞 癌

【临床与病理】

肝细胞癌好发于30～60岁，男性多见，发病与乙型或丙型肝炎及肝硬化密切相关。50%～90%的肝细胞癌合并肝硬化，30%～50%的肝硬化并发肝细胞癌。临床症状多出现在中晚期，表现为肝区疼痛，消瘦乏力，腹部包块。大部分患者血清肿瘤标记物AFP呈阳性。晚期可出现黄疸。

肝细胞癌大体形态可分为3型。①巨块型：直径≥5cm，最多见；②结节型：癌结节可以是单个或多个，癌结节直径＜5cm；③弥漫型：此型最少见，弥漫小结节分布全肝。直径≤3cm的单发结节，或2个结节直径之和不超过3cm的肝细胞癌称为小肝癌。肿瘤一般呈膨胀性生长，压迫周围肝实质，导致纤维组织增生包绕肿瘤，形成假包膜。肝细胞癌容易侵及门静脉和肝静脉而引起血管内癌栓或肝内外血行转移；侵及胆道可引起阻塞性黄疸；淋巴转移可引起肝门及腹主动脉或腔静脉等处淋巴结增大；晚期可发生肺、骨骼、肾上腺和肾等远处转移。

【CT表现】

大多数肝细胞癌合并肝硬化表现，如肝叶比例失调，肝脏体积缩小，肝裂增宽，肝表面及实质内结节样改变，脾大及门静脉高压的各种征象。

CT平扫见绝大多数肝癌为低密度影，也可为等密度或混合密度影，伴有脂肪肝可呈高密度。癌肿内密度常不均匀，有坏死、囊变或脂肪变性者则表现为低密度，合并出血时表现为低密度的病灶中有斑片状高密度区；有时肿块周围出现小的结节灶，称为子灶。瘤周可见低密度环影，即假包膜。增强扫描，动脉期癌灶明显强化，可呈斑片状、结节状早期强化；门静脉期，强化程度迅速下降；延迟期，肝实质继续保持较高程度强化，肿瘤强化程度持续下降而呈相对低密度表现。全部增强过程表现为"快进快出"现象。肿瘤假包膜一般呈延迟强化表现。如门静脉、肝静脉或下腔静脉侵犯或癌栓形成，表现为门静脉、肝静脉或下腔静脉扩张，增强后出现充盈缺损及肝周围杂乱侧支循环；侵及胆道系统，可引起胆道扩张；肝门部或腹主动脉旁、腔静脉旁淋巴结增大提示淋巴结转移。

【MRI表现】

中晚期肝细胞癌在T1WI上呈稍低或等信号，肿瘤内出血或脂肪变性表现为高信号，坏死囊变则出现低信号。40%的肝癌可见肿瘤的假包膜，T1WI上表现为环绕肿瘤周围，厚度为0.5～3mm的低信号环。T2WI上肿瘤呈稍高信号，T2WI脂肪抑制序列肿块表现为更清楚的稍高信号，DWI呈高信号。增强扫描表现如同CT。若门、肝静脉扩张，其内见到软组织信号肿块，则提示癌栓形成。同时也可见到腹部淋巴结肿大等肝外转移征象。

【实例分析】

1. 现病史　患者，男，49岁。右上腹部疼痛1个月。有乙肝病史20余年。AFP 57.66 ng/ml（偏高），CEA，CA19-9、CA125（－）。

2. 行CT、MRI检查　见下图。

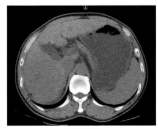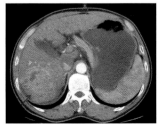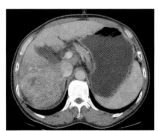

CT平扫　　　　　　　　CT-增强动脉期　　　　　　　CT-增强门脉期

187

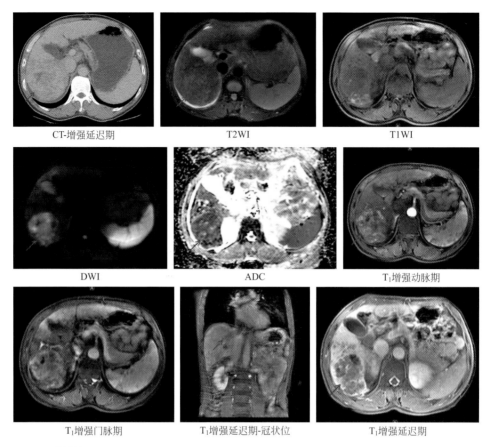

CT-增强延迟期　　　　　　T2WI　　　　　　　　T1WI

DWI　　　　　　　　　ADC　　　　　　　T₁增强动脉期

T₁增强门脉期　　　　　T₁增强延迟期-冠状位　　　　T₁增强延迟期

3．问题

（1）该患者诊断为何病？其诊断依据是什么？

（2）本病应与哪些病变相鉴别，其鉴别要点有哪些？

4．参考答案

（1）该患者诊断为肝细胞癌合并下腔静脉及部分肝静脉内癌栓形成。

诊断依据：①患者乙肝病史20余年，患者实验室检查AFP阳性。②CT表现为肝脏形态欠规整，边缘呈波浪状，肝右叶见团块状低密度影，边界不清，增强扫描动脉期呈明显不均匀强化，延迟期部分区域强化减低，呈"快进快出"表现，肿块内可见强化血管影，下腔静脉及肝静脉内见充盈缺损影；肝周见少许液体密度影。③MRI表现为肝脏形态欠规整，边缘呈波浪状，肝右叶（S5、S6、S7段）见团块状异常信号，呈T2压脂稍高信号，DWI呈高信号，ADC图相应部位信号减低，边界不清，增强扫描动脉期呈明显不均匀强化，延迟期部分区域强化减低，呈"快进快出"表现，病变外凸明显；下腔静脉及肝右静脉内及部分门静脉右支见不规则充盈缺损。肝周见少许液体样信号影。

（2）肝细胞癌应与以下疾病相鉴别。①海绵状血管瘤：a. CT可见血管瘤呈等密度或稍低密度影，动态增强检查肿块边缘开始强化，呈结节状、棉团状，逐渐向中心呈渐进性强化，强化持续时间较长，在门静脉期时仍为高密度；而肝细胞癌则早期强化，呈斑片状或均匀强化，较大者强化不均匀，至门脉期逐渐消退，延迟期呈低密度。b. MRI可见血管瘤在T2WI上呈明显高信号，而肝细胞癌呈稍高信号。②局灶性结节增生：多见于无肝硬化的肝脏，有中心瘢痕。a. CT可见局灶性结节增生在动态增强CT扫描的动脉期呈一过性明显强化，此为其特征性表现，门脉期及延迟期呈等密度，其中心瘢痕延迟强化。b. MRI可见肿瘤在T1WI上呈低信号，T2WI呈高信号，为非特异性所见，与增强CT相同，中心瘢痕延迟强化为其鉴别点。③肝细胞腺瘤：好发于年轻女性，部分有明确的口服避孕药史。a.动态CT增强检查时，动脉期腺瘤多呈明显强化，其强化程度介于肝细胞癌和局灶性结节增生之间；门脉期及延迟期与局灶性结节增生相似，呈等密度。b. MRI检查可见腺瘤多表现为T1WI呈等/低信号，T2WI呈高信号，强化方式等同CT。④富血供的转移性肿瘤：肉瘤、类癌、内分泌瘤、黑色素瘤、胃肠道的黏液腺癌等转移到肝脏时也是有丰富的血供，动脉期肿块明显强化，需与肝细胞癌鉴别。在明确原发肿瘤病史的情况下，诊断不难。在原发肿瘤病史不明确时，鉴别诊断有一定难度。转移性肿瘤多为多发灶，可遍布肝脏。多数富血供的转移瘤在门脉期仍可见到强化，其强化持续时间较肝细胞癌长，多表现为环形强化。⑤血管平滑肌脂肪瘤：需与脂肪变性的肝细胞癌相鉴别。本病在组织学上由脂肪细胞、血管和平滑肌构成，无包膜，病变内含脂肪组织多少不等。在动态CT、MRI上，肿瘤的血管成分明显强化，且延迟强化，可以与肝细胞癌相鉴别。

胆管细胞癌

【临床与病理】

胆管细胞癌是指发生在肝内胆管上皮的恶性肿瘤，多发生在肝内末梢胆管，不包括发生在肝左右肝管、胆总管的胆管癌。胆管细胞癌比较少见，约占原发性肝恶性肿瘤的3.25%。

临床症状多表现为上腹疼痛及腹部包块，胆管阻塞可出现黄疸。AFP为阴性，CA199常为阳性。肿瘤好发于肝左叶外侧段，肿瘤沿胆管黏膜浸润性生长，引起胆管狭窄、阻塞及扩张。多数呈少血供型，肿瘤坏死少见，可出现钙化。

【CT表现】

平扫表现为肝内边缘不清的低密度肿块，肿块内或周围可见不规则扩张的胆管。肿瘤可见钙化灶。增强扫描，动脉期肿瘤边缘不均匀轻度强化，随时间的延长，多数肿瘤强化程度逐渐增加，延迟期有较明显强化，但肿瘤边界不清。周围型胆管细胞癌的这种延迟强化特征与其富含纤维组织有关。局部肝叶萎缩和门静脉分支闭塞也是常见的征象。

【MRI 表现】

胆管细胞癌在T1WI呈稍低信号或等信号，T2WI呈稍高信号，DWI呈高信号，ADC呈低信号。增强扫描与CT相同。肿瘤边界欠清，肿块中央或周围肝实质常发现不同程度的胆管扩张，T2WI显示更清楚。

【实例分析】

1. 现病史　男性，53岁，右侧腹部疼痛不适1月余，有饮酒嗜好，饮酒40年。AFP 171.0ng/ml，CA199 584.0U/ml。

2. 行CT、MRI检查　见下图。

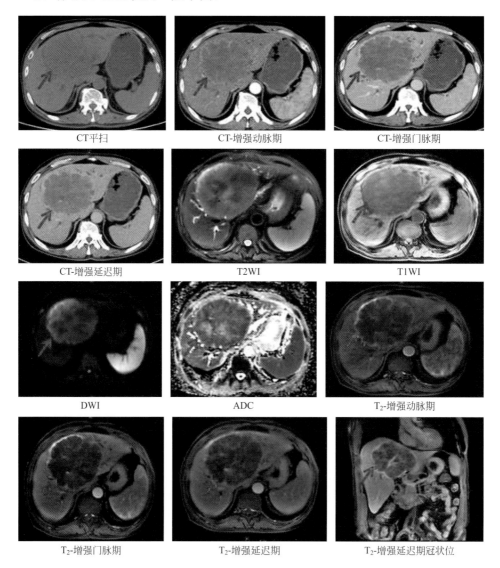

CT平扫　　　　　　　CT-增强动脉期　　　　　　CT-增强门脉期

CT-增强延迟期　　　　　　T2WI　　　　　　　　T1WI

DWI　　　　　　　　ADC　　　　　　　T$_2$-增强动脉期

T$_2$-增强门脉期　　　　　T$_2$-增强延迟期　　　　T$_2$-增强延迟期冠状位

3．问题

（1）请描述该病的影像学表现并做出诊断。

（2）本肿瘤典型临床表现及病理特点有哪些？

（3）哪些病变需要与其鉴别，其鉴别要点有哪些？

4．参考答案

（1）①CT表现：肝脏稍大，形态欠自然，肝左右叶交界处、肝左叶可见一类圆形肿块影，边界清楚，增强扫描示肿块不均匀强化，肝脏周围部强化较明显，呈"持续性"强化的特点，病变周围可见包膜，病变周围肝内胆管扩张。②MRI表现：肝脏稍增大，形态欠自然，肝左右叶交界区见巨大肿块影，呈长T1稍长T2信号影，同反相位信号未见明显变化，T2压脂高信号，DWI呈高或等信号，ADC图信号降低，信号不均匀，增强后病灶呈不均匀强化，边缘强化较明显，呈"持续性"强化的特点，边界欠清，周围部分肝内胆管扩张，门静脉左支局部显示欠清，门静脉右支呈受压移位改变。诊断为胆管细胞癌。

注：本病例病理为（左半肝）胆管细胞癌，中分化，可见多量坏死。

免疫组化：HepPar-1（－），AFP（－），CK19（＋）。

（2）胆管细胞癌临床症状常表现为上腹痛及腹部包块，胆管阻塞可出现黄疸。AFP检查为阴性，CA199常为阳性。多数呈少血供型，癌细胞内无胆汁，常见黏液成分。肿瘤坏死少见，可出现钙化。

（3）鉴别诊断　①肝细胞癌：患者常有肝硬化病史，AFP阳性。肝细胞癌多为富血供肿瘤，CT/MR增强检查为动脉期明显强化，门脉期及延迟期强化程度减低，呈"快进快出"型。②血管瘤：增强检查动脉期可见肿瘤边缘出现散在斑片状、结节状明显强化灶，随着时间延长，散在的强化灶相互融合，同时向肿瘤中央扩展，呈"早出晚归"的特征。③局灶性结节增生：多发生于无肝硬化的肝脏，常见于肝包膜下，有中心瘢痕。局灶性结节增生在动态增强CT的动脉期呈一过性明显强化为其特征性表现，门脉期及延迟期呈等密度，其中心瘢痕延迟强化。局灶性结节增生在MRI上表现为T1WI呈低信号，T2WI呈高信号，动态增强检查与CT相似。④肝腺瘤：好发于年轻女性，部分有明确的口服避孕药史。CT检查可见动脉期腺瘤多明显强化，其强化程度介于肝细胞癌和局灶性结节增生之间；门脉期及延迟期与局灶性结节增生相似，呈等密度。MRI腺瘤多表现为T1WI呈等/低信号，T2WI呈高信号，强化方式等同CT。⑤转移瘤：在明确原发肿瘤病史的情况下，鉴别诊断不难；在原发肿瘤部分不明确的情况下，鉴别诊断有一定难度。转移瘤多为多发病灶，可遍布全肝，CT增强扫描多表现为环形强化。

肝海绵状血管瘤

【临床与病理】

肝海绵状血管瘤是肝内常见的良性肿瘤，好发于女性，可发生于任何年龄段，30 ～ 60岁多见。临床上可无任何症状，偶然在体检中发现。巨大肿瘤时可出现上腹部胀痛不适，多为单发。肿瘤从2cm到20cm不等，超过5cm者称为巨大海绵状血管瘤。

肿瘤内由扩张的异常血窦组成，内衬单侧的血管内皮细胞。血窦间有组织纤维不完全间隔，形成海绵状结构。偶见肿瘤内有血栓的形成和发生钙化。

【CT表现】

平扫检查表现为肝实质内圆形或类圆形稍低密度肿块影，偶可见分叶，边界清晰，CT值约30HU，肿瘤较大者其内密度可不均匀，中心可见更低密度区，呈裂隙状、星芒状或不规则形。对比增强扫描，动脉期病灶边缘结节状、斑片状强化，为动脉供血的扩张血窦；随时间进展，病灶呈向心性强化直至完整填充，强化程度与腹主动脉相同；延迟扫描，整个肿瘤均匀强化，且强化程度逐渐下降，但高于或等于周围正常肝实质的强化程度。整个对比增强过程表现为"早出晚归"的特征。部分海绵状血管瘤延迟扫描中心可有无强化的不规则低密度区，为纤维组织或血栓成分。

【MRI表现】

MRI检查可见边界清楚的肿块，肿瘤T1WI表现为圆形或边缘分叶的类圆形的均匀低信号，T2WI表现为显著高信号，在肝实质低信号背景的衬托下，肿瘤表现为边缘锐利的明显高信号灶，称为"灯泡征"。Gd-DTPA增强扫描强化方式与CT相似。

【实例分析】

1. 现病史　患者，女，58岁。既往体健，体检超声发现肝右叶内见一不均匀性强化回声占位，边界清楚，CDFI示内部血流丰富。体格检查：无明显异常。

2. 行CT、MRI检查　见下图。

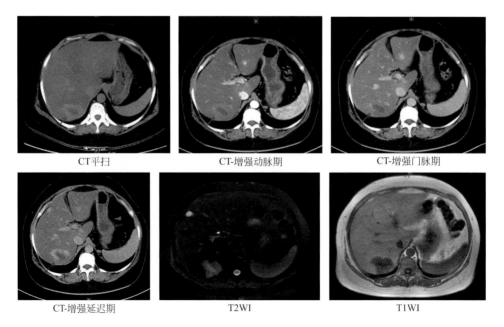

CT平扫　　　　　　　　CT-增强动脉期　　　　　　　CT-增强门脉期

CT-增强延迟期　　　　　　　T2WI　　　　　　　　　T1WI

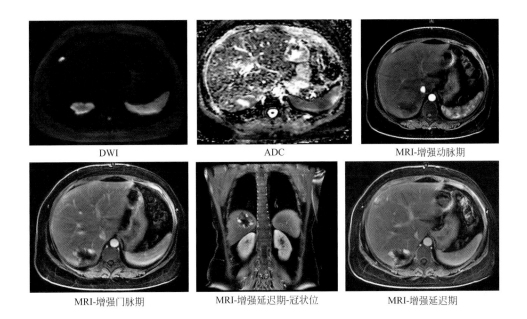

| DWI | ADC | MRI-增强动脉期 |

| MRI-增强门脉期 | MRI-增强延迟期-冠状位 | MRI-增强延迟期 |

3．问题

（1）请描述该病的影像学表现并做出诊断。

（2）肝海绵状血管瘤的鉴别诊断有哪些？

4．参考答案

（1）该患者诊断为肝海绵状血管瘤、脂肪肝。①CT：肝脏大小、形态可，肝裂不宽；密度普遍性减低。肝右后叶见不规则片状异常强化影，可见分叶，增强检查显示动脉期病灶边缘见斑片状及结节状强化灶，随着时间延迟，病灶呈向心性强化，中心低密度区无明显强化。②MRI：肝脏大小、各叶比例正常，信号欠均匀，肝右后叶见不规则片状异常信号影，呈长T1长T2信号影，DWI及ADC呈高信号，可见分叶，边界清晰，增强检查病变呈渐进填充式强化，延迟期小病灶呈均匀高信号，中心仍见未强化区。

（2）鉴别诊断　①肝细胞癌：多伴有肝硬化的病史。CT平扫为低密度影，增强扫描表现为动脉期明显强化，门脉期及延迟期迅速廓清，呈"快进快出"表现，可见假包膜，部分肿块可见脂肪变性。MRI可见肿瘤在T1WI上表现为低信号，T2WI表现为高信号，DWI呈高信号，强化方式与CT相同。②局灶性结节样增生：多见女性，多位于肝包膜下，有中心瘢痕。CT平扫呈低/等密度影，增强扫描表现为动脉期呈一过性明显强化为其特征性表现，门脉期及延迟期呈等密度，其中心瘢痕呈延迟强化；MRI检查表现为肿瘤在T1WI上呈低信号，T2WI呈高信号，为非特异性表现，与CT增强扫描相同，中心瘢痕延迟强化为其鉴别点。

③肝细胞腺瘤：多见于口服避孕药的育龄期女性，腺瘤较大，可有出血、囊变，有完整包膜。CT平扫表现为低密度影，并发出血则密度增高，边清，增强扫描表现为动脉期明显强化，门脉期及延迟期呈等-低密度。MRI检查表现为肿瘤在T1WI上表现为低信号，出血则表现为高信号，T2WI呈高信号，无特异性，增强扫描与CT相同，为其与肝海绵状血管瘤的鉴别点。④肝炎性肌纤维母细胞瘤：病因不详，常见于中年男性，多数无临床症状。病理为大量纤维结缔组织增生伴有浆细胞为主的慢性炎性细胞浸润而形成的结节病变。CT平扫表现为肝实质内见类圆形、圆形、不规则形低密度肿块，边界清楚或模糊，增强扫描表现为动脉期轻度强化，门脉期或延迟期病灶边缘强化，分隔强化。

肝脏局灶性结节性增生

【临床与病理】

肝脏局灶性结节性增生（FNH）为肝内少见的良性病变，原因不明。女性多见，也可见于儿童。一般无临床症状。肿瘤较大时可出现腹部包块，偶有肿块破裂出血。

病理上，FNH由正常肝细胞、血管、胆管和肝巨噬细胞组成，但无正常肝小叶结构。病灶中央为星状纤维瘢痕，向周围呈放射状分隔。肿块无包膜，但与周围肝实质分界清晰，长径一般为4～7cm。

【CT表现】

CT平扫常表现为等密度或稍低密度肿块。增强扫描时动脉期肿块明显强化，门脉期及延迟期强化程度逐渐下降，最终呈等密度。中央的纤维瘢痕组织，临床上也称为瘤巢，其动脉期不强化，随着增强时间的延长，逐渐强化，而呈等或高密度，为FNH的特征性表现。

【MRI表现】

肿块在T1WI上呈等或稍低信号，T2WI呈等或稍高信号。如肿块内出现瘤巢，即T1WI呈低信号，T2WI呈高信号，增强扫描特点与CT相同，其瘤巢表现为延迟强化。

【实例分析】

1. 现病史　患者，女，51岁，查体发现肝内占位性病变，AFP、糖类抗原199（CA199）、CA125、癌胚抗原（CEA）（-）。

2. 行CT、MRI检查　见下图。

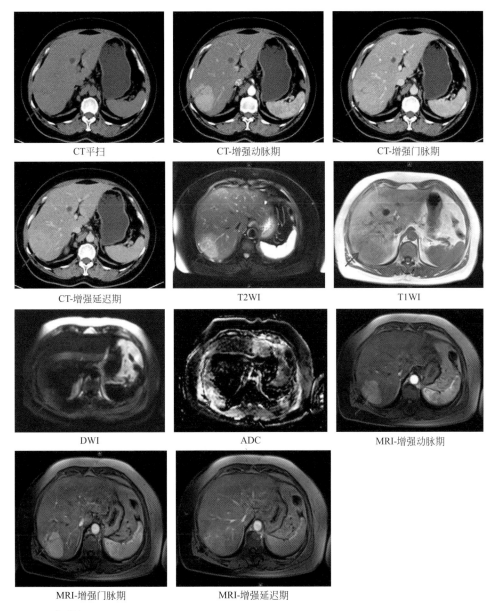

CT平扫	CT-增强动脉期	CT-增强门脉期
CT-增强延迟期	T2WI	T1WI
DWI	ADC	MRI-增强动脉期
MRI-增强门脉期	MRI-增强延迟期	

3．问题

（1）请描述该病的影像学表现并做出诊断。

（2）哪些病变需要与其鉴别，其鉴别要点有哪些？

4．参考答案

（1）①CT：肝脏大小、形态可，密度稍减低；肝右叶可见团片状异常密度影，平扫呈等密度，动脉期强化程度明显高于邻近肝实质，静脉期及延迟期强化程度与肝实质相近，其内见条索状低密度影，呈延迟性强化。②MRI：肝脏大小、形态可，肝裂不宽，肝右叶见团块状异常信号影，T1WI呈稍低信号，T2WI

呈高信号影，DWI及ADC均呈稍高信号，增强后病变动脉期明显不均匀强化，内见条片状、斑片状无明显强化瘢痕区，强化后期其内条片状瘢痕明显延迟性强化，边界尚清楚。③诊断：肝局灶性结节性增生、脂肪肝。

（2）FNH应与以下病变相鉴别。①肝细胞癌：患者常有肝硬化病史，AFP阳性。肝细胞癌多为富血供肿瘤，CT/MR增强检查为动脉期明显强化，门脉期及延迟期强化程度减低，呈"快进快出"型。②血管瘤：增强检查动脉期可见肿瘤边缘出现散在斑片状、结节状明显强化灶，随着时间延长，散在的强化灶相互融合，同时向肿瘤中央扩展，呈"早出晚归"的特征。③纤维板层型肝细胞癌：少见的特殊类型肝癌，好发于年轻患者，没有慢性肝脏疾病，男女发病率相似。多为分叶状肿块，边界清晰，可有假包膜。AFP、CEA均为正常或略升高。CT平扫见稍低密度影，内可见中央星芒状瘢痕，肿瘤内偶可见钙化灶，动脉期肿瘤强化明显，瘢痕平扫呈低密度，各时相均不强化；MRI平扫肿瘤在T1WI上呈不均匀性低信号，T2WI呈混杂性高信号，中央瘢痕及纤维索条在T1WI和T2WI均呈低信号，多不强化。④肝腺瘤：好发于年轻女性，部分有明确的口服避孕药史。CT见动脉期腺瘤多明显强化，其强化程度介于肝细胞癌和FNH之间；门脉期及延迟期与FNH相似，呈等密度。腺瘤MRI多表现为T1WI呈等/低信号，T2WI呈高信号，强化方式等同CT。⑤转移瘤：在明确原发肿瘤病史的情况下，鉴别诊断不难；在原发肿瘤不明确的情况下，鉴别诊断有一定难度。转移瘤常为多发病灶，多表现为环形强化。

肝 转 移 瘤

【临床与病理】

肝转移瘤是肝脏最常见的恶性肿瘤之一。临床症状包括原发性肿瘤和恶性肝脏肿瘤的症状，多在原恶性肿瘤的基础上，出现肝大、肝区疼痛、消瘦、黄疸、腹水等，AFP多为阴性。

肿瘤转移至肝脏主要途径：邻近器官肿瘤直接侵犯、经肝门部淋巴结转移、经门静脉转移、经肝动脉转移。大多数来自门静脉系统引流脏器的恶性肿瘤。转移瘤组织学特征与原发癌相似。转移灶可发生坏死、囊性变、病灶内出血以及钙化等。来自肾癌、恶性间质瘤、绒毛膜上皮癌、胰岛细胞癌、甲状腺癌的转移多血供丰富；来自胃癌、胰腺癌、食管癌、肺癌的恶性肿瘤多为少血供；结肠黏液癌、胃癌、卵巢囊腺癌、肾癌、乳腺癌、黑色素瘤的转移瘤有钙化倾向；恶性间质瘤、结肠癌和类癌的转移常有囊变。

【CT表现】

平扫可见肝实质内多发、大小不等、类圆形或圆形的低密度肿块影，少数可单发；肿块密度常不均匀，发生钙化或出血则可见肿瘤内有高密度影，肿瘤液化坏死、囊变则肿瘤中央呈水样低密度。增强扫描多表现为动脉期肿瘤边缘强化，中心坏死区不强化，或强化不明显，表现出"牛眼征"；门脉期肿瘤实质部分呈稍低密度影。

【MRI 表现】

绝大多数肝转移瘤病灶在T1WI上呈稍低信号，在T2WI上呈稍高信号，信号强度与原发癌有关。25%的肿瘤中心在T2WI上呈高信号，T1WI呈低信号，称为"环靶征"。有时肿瘤周围T2WI呈高信号环，称为"亮环征"，这可能与肿瘤周边水肿或血供丰富有关。

【实例分析】

1. 现病史　患者，男，62岁，上腹部不适1月，加重3天。结肠癌切除时间2年。实验室检查：AFP、CA199、CEA、CA125阴性。

2. 行CT、MRI检查　见下图。

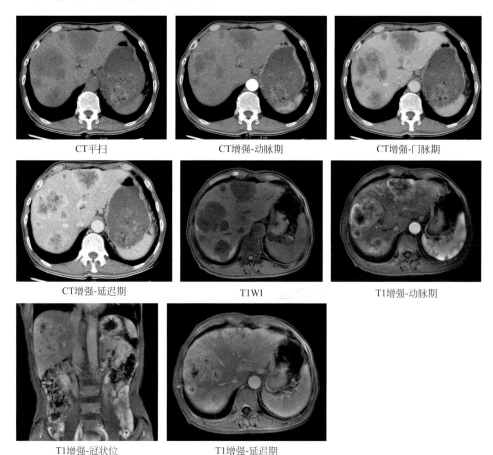

CT平扫　　　　　　　CT增强-动脉期　　　　　　CT增强-门脉期

CT增强-延迟期　　　　　　T1WI　　　　　　　T1增强-动脉期

T1增强-冠状位　　　　　T1增强-延迟期

3．问题

（1）请描述该病的影像学表现并做出诊断。

（2）肝转移瘤的鉴别有哪些？

4．参考答案

（1）该患者诊断为肝转移瘤。①CT：肝脏大小、形态可，肝裂不宽，其内见多发斑片状及团片状低密度影，边缘模糊，增强扫描呈边缘强化。②MRI：肝内见多发大小不等异常强化灶，T1WI呈低信号，大部分边界较清楚，部分呈分叶状，增强扫描动脉期肿瘤边缘强化，中心坏死区不强化，表现为"牛眼征"。

（2）肝转移瘤与以下病变相鉴别。①肝血管瘤：无原发肿瘤手术史，平扫呈低密度，边界清楚，动态增强扫描，表现为"快进慢出"改变，早期结节周边强化，延时强化向中央填充，无包膜。②肝癌：多有肝硬化病史，AFP阳性。平扫呈低密度，增强后动脉期明显强化，门脉期及延迟期呈低密度，呈"快进快出"改变，可见假包膜。部分结节内见脂肪变性。③局灶性结节样增生（FNH）：多见女性，多位于肝包膜下，有中心瘢痕。CT平扫呈低/等密度影，增强扫描表现为动脉期呈一过性强化，此为其特征性表现，门脉期及延迟期呈等密度，其中心瘢痕呈延迟强化；MRI可见肿瘤在T1WI上呈低信号，T2WI呈高信号，与CT增强扫描相同，中心瘢痕延迟强化为其鉴别点。④肝细胞腺瘤：多见于口服避孕药的育龄期女性，腺瘤较大，可有出血、囊变，有完整包膜。CT平扫表现为低密度影，并发出血则密度增高，边界清楚，增强扫描表现为动脉期明显强化，门脉期及延迟期呈等/低密度。⑤肝炎性肌纤维母细胞瘤：病因不详，常见于中年男性，多数无临床症状。病理为大量纤维结缔组织增生伴有浆细胞为主的慢性炎性细胞浸润而形成的结节病变。CT平扫表现为肝实质内见类圆形、圆形、不规则形低密度肿块，边界清楚或模糊，增强扫描表现为动脉期轻度强化，门脉期或延迟期病灶边缘强化，分隔强化。

胆囊结石并胆囊炎

【临床与病理】

胆囊结石多见于中青年。患者主要临床症状为反复、突发性右上腹绞痛，疼痛为持续性，并放射至后背和右肩胛下部，可3～4小时后缓解，同时出现呕吐，如合并胆囊炎则疼痛不缓解。

根据化学成分不同，胆结石可分为胆固醇性、色素性和混合性结石。胆固醇性结石一般较大，常单发，圆形或类圆形，大小可达数厘米，剖面呈放射状，质柔软。色素性结石主要成分为胆红素钙，呈泥沙样或颗粒状，剖面见分层状，结石多发。混合性胆结石包含两种成分，大小、数目不等，常呈多面体形，切面成层。

【CT 表现】

CT 上胆结石分为高密度（CT 值＞20HU）、等密度（CT 值 0 ～ 20HU）、低密度（CT 值＜0HU）。高密度结石 CT 平扫容易显示，表现为单发或多发，类圆形、多边形或泥沙状的高密度影；结石在胆囊造影 CT 表现为胆囊内的等、低密度充盈缺损影，其位置可随体位变换而改变（此项检查目前少用）。

【MRI 表现】

胆囊结石在 T1WI 多数呈低信号，少数可呈高信号，与胆结石成分有关，在 T2WI，高信号的胆囊内清楚显示低信号的结石。MRCP 可显示胆囊内类圆形、结节状充盈缺损影。

【实例分析】

1．现病史　患者，男，55 岁，突发腹部疼痛 6 小时，AFP、CEA、CA125（–），CA199 70.40U/ml。

2．行 CT、MRI 检查　见下图。

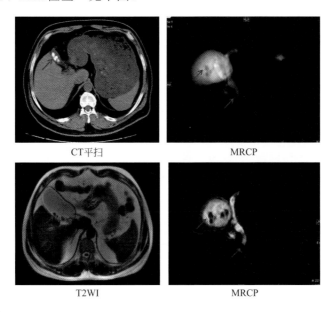

CT 平扫　　　　　　　　　　　MRCP

T2WI　　　　　　　　　　　MRCP

3．问题

（1）请描述该病的影像学表现并做出诊断。

（2）该病的首选检查方法是什么？

（3）该病的鉴别诊断有哪些？

4．参考答案

（1）该患者诊断为胆囊结石并胆囊炎，胆总管结石。其 CT 表现为胆囊无增大，内可见多发结节状高密度影，胆囊壁稍厚。MRI 表现为胆总管下段可见结节状充盈缺损影，致管腔狭窄，以上肝内胆管扩张；胆囊显影，T2WI示囊壁较厚，其内可见多发结节状充盈缺损影。

（2）该病的首选检查方法是超声检查。

（3）胆囊结石需与以下疾病相鉴别。①胆囊息肉：胆囊息肉密度较低，位置固定，胆囊结石可随体位改变而变化，增强检查息肉可轻度强化。②胆囊癌：胆囊壁局限性增厚，囊壁向腔内突起呈乳头状或菜花状肿物，增强检查呈明显强化。

胆　囊　癌

【临床与病理】

胆囊癌为胆系最常见的恶性肿瘤，原因不明，可能与胆囊结石及慢性胆囊炎的长期慢性刺激有关。易发生于中老年，女性多见。进展期临床常表现为右上腹持续性疼痛、黄疸、消瘦、肝大和上腹部包块。

胆囊癌好发于胆囊底或颈部，70%～90%为腺癌，少数为鳞癌。80%的肿瘤为浸润性生长，呈环形增厚；20%的肿瘤呈乳头状生长，表现为菜花样肿块突入胆囊腔内，肿瘤较大时可占据整个胆囊。晚期肿瘤可侵犯肝、十二指肠、结肠肝曲等周围器官；也可通过肝动脉、门静脉或胆道发生远处转移；或/和经淋巴结转移至肝门、肠系膜和腹膜后淋巴结。

【CT表现】

胆囊癌CT表现分为三种类型：胆囊壁增厚型、腔内型和肿块型。肿块型比较多见，胆囊腔内几乎全部被肿瘤占据，形成软组织肿块，可见累及周围肝实质；胆囊壁增厚型占15%～22%，表现为胆囊壁呈不规则形或结节状增厚；腔内型占15%～23%，表现为突向胆囊腔的单发或多发乳头状肿块，肿块基底部胆囊壁增厚。CT增强检查可见肿瘤及其局部胆囊壁明显强化，有时可见胆管受压、不规则狭窄和上部扩张，晚期可见肝门部、十二指肠韧带及胰头部淋巴结肿大。

【MRI表现】

MRI表现为胆囊壁增厚，胆囊内见T1WI呈等/低信号、T2WI呈稍高信号的实性肿块影，增强检查呈明显强化。T2WI上显示肿块周围肝实质出现不规则高信号带，提示肿瘤侵及肝脏。

【实例分析】

1．现病史　患者，男，53岁，右上腹部疼痛不适一月余，AFP、CA199、CA125（－），CEA 18.2ng/ml。

2．行CT检查　见下图。

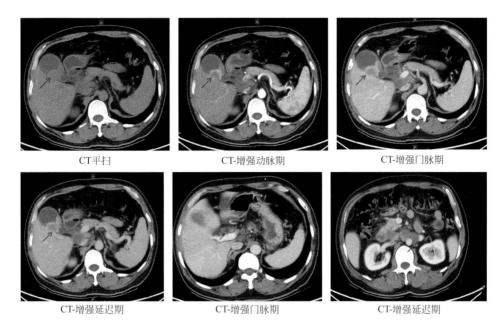

| CT平扫 | CT-增强动脉期 | CT-增强门脉期 |

| CT-增强延迟期 | CT-增强门脉期 | CT-增强延迟期 |

3．问题

（1）请描述该病的影像学表现并做出诊断。

（2）该病的鉴别诊断有哪些？

4．参考答案

（1）该患者诊断为胆囊癌。其CT表现为胆囊壁不均匀性明显增厚，可见向腔内突入的不规则团块影，边界不清，增强扫描呈不均匀较明显强化，病灶局部与肝脏分界不清，病变周围脂肪间隙模糊；肝门区及腹膜后见多发肿大淋巴结，增强扫描呈轻度不均匀性强化。

注：该患者病理显示胆囊中分化肠型腺癌，以管状、乳头状腺癌为主，可见脉管内癌栓，未见确切神经侵犯，肿瘤侵犯胆囊全层并侵犯肝脏被膜，胆囊断端未见受累。pTNM分期为T3NxMx。

（2）鉴别诊断　①慢性胆囊炎：胆囊癌表现为胆囊壁明显不规则增厚，增强检查呈明显强化，可伴有明显的胆管扩张、周围肝实质侵犯和肝内转移；胆囊炎常表现为胆囊壁均匀性增厚，常伴胆囊结石。②胆囊良性病变（胆囊息肉、肉芽肿、腺瘤等）：胆囊良性病变肿块多＜1cm，形态多规则、光整，胆囊壁无增厚；胆囊癌多形态欠规整，局部胆囊壁增厚。③原发性肝癌，原发性肝癌侵及胆囊：晚期胆囊癌侵及肝脏需要与原发性肝癌侵及胆囊相鉴别，胆囊癌伴有胆管扩张的概率要高于肝癌；胆囊癌在增强扫描后显示明显强化，且持续时间长；如软组织肿块内见到结石影，则考虑为胆囊癌；胆囊癌侵犯门静脉形成癌栓的概率明显低于肝癌；患者有肝炎、肝硬化病史，AFP检测等亦有助于两者鉴别。④胆囊腺肌样增生症：胆囊肿瘤样病变，在胆囊内呈局灶性、节段性、弥漫性分布。罗-阿窦时其主要表现为在MRI上表现为胆囊壁内多个T2WI为高信号。

急性胰腺炎

【临床与病理】

急性胰腺炎是最常见的胰腺疾病，主要由胆系疾病或饮酒所引发。急性胰腺炎起病急骤。

（1）主要症状　发热、恶心、呕吐、腹胀等胃肠道症状；上腹部持续性剧烈疼痛，常放射到胸背部，严重者可出现休克症状；上腹部压痛、反跳痛和肌紧张。

（2）实验室检查　血白细胞计数升高；血、尿淀粉酶升高。

（3）病理改变　急性胰腺炎由于胰蛋白酶原溢出至胰腺间质和胰周组织内而被激活形成胰蛋白酶，胰蛋白酶具有消化自身组织的作用，而引起急性胰腺炎。

（4）病理分类　①急性单纯性水肿性胰腺炎：是胰腺炎中最轻的类型，仅显示胰腺水肿和细胞浸润，胰腺体积增大，胰腺内散在少数小的局灶性坏死，胰腺周围脂肪组织轻度皂化；②急性出血坏死性胰腺炎：是胰腺炎较重的类型，胰腺实质和胰腺邻近组织发生广泛的坏死、出血、液化，肾筋膜增厚。

【CT表现】

（1）急性单纯性水肿性胰腺炎　少数轻型患者，CT可无阳性表现。多数病例均有不同程度的胰腺体积弥漫性或局限性明显增大，密度均匀、不均匀减低，胰腺轮廓清楚或模糊，渗出明显者除胰腺轮廓模糊外，还可有胰周积液，肾前筋膜及肾周筋膜增厚。增强CT扫描，胰腺均匀强化，无不强化的坏死区。

（2）急性出血坏死性胰腺炎　①胰腺体积常有明显增大，且呈弥漫性。胰腺体积增大通常与临床严重程度一致。②胰腺密度改变与胰腺病理变化密切相关。胰腺水肿则见CT值降低，坏死区的CT值更低；而出血区的CT值明显增高；整个胰腺密度不均匀；增强扫描坏死区无强化。③胰腺周围的脂肪间隙消失，胰腺边界由于炎性渗出而变得模糊不清。④胰周往往出现明显积液，常首先累及左侧肾旁前间隙，进一步发展可扩散到对侧。肾筋膜可因炎症而增厚，炎症还可穿过肾筋膜进入肾周间隙内。

【MRI表现】

胰腺肿大、外形不规则，T1WI表现为低信号，T2WI表现为高信号，胰腺的边缘模糊不清。胰腺炎产生的胰腺内、外积液，MRI上表现为T1WI低信号、T2WI高信号区。如果胰腺炎合并有出血时，随着正铁血红蛋白的出现，可表现T1WI和T2WI均呈高信号。增强扫描：坏死胰腺组织不强化。

【实例分析】

1.现病史　患者，男，46岁，腹痛1天，呈持续性胀痛，伴腹胀。有酗酒史。体格检查：板状腹，压痛、反跳痛明显。实验室检查：WBC 13.3×10⁹/L，血淀粉酶 610.6U/L，CRP 86.9mg/L，AFP、CEA、CA199（–）。

2．行 CT、MRI 检查　见下图。

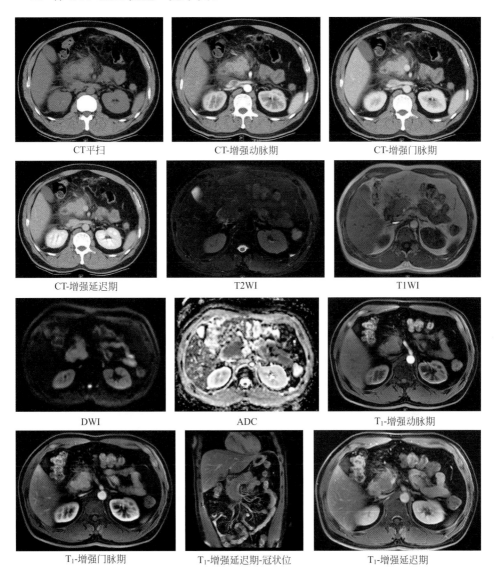

CT平扫　　　　　CT-增强动脉期　　　　　CT-增强门脉期

CT-增强延迟期　　　　　T2WI　　　　　T1WI

DWI　　　　　ADC　　　　　T₁-增强动脉期

T₁-增强门脉期　　　　T₁-增强延迟期-冠状位　　　　T₁-增强延迟期

3．问题

（1）请描述该病的影像学表现并做出诊断。

（2）简述该病的实验室检查特点是什么？

（3）该病的鉴别诊断有哪些？

4．参考答案

（1）影像学表现　①CT：胰腺饱满，未见明显异常密度影及强化灶，周围脂肪间隙模糊，内见液体密度影，邻近十二指肠肠壁肿胀；双侧肾前筋膜增厚。②MRI：胰腺饱满、增大，T1WI呈稍低信号，T2WI呈稍高信号，DWI信号稍高，边缘欠清，门静脉期及延迟期强化程度略低于邻近胰腺实质，周围脂肪间隙模糊，邻近十二指肠肠壁肿胀。诊断为急性水肿型胰腺炎。

（2）急性胰腺炎的实验室检查特点是血中白细胞计数升高，血、尿淀粉酶升高。

（3）急性胰腺炎与以下疾病相鉴别。①自身免疫性胰腺炎：为自身免疫介导的一种慢性胰腺炎，病理特点是胰腺肿大和胰腺实质内致密度淋巴细胞、浆细胞浸润，伴随纤维化，后期胰腺萎缩和硬化。可见IgG4阳性浆细胞。该病分为弥漫性、局限性，好发于中老年男性。典型影像学表现为胰腺弥漫性肿大，呈腊肠样外观，胰周可有包膜样环状影，为炎症、周围液体或胰周脂肪组织纤维化所致。主胰管不规则狭窄，呈弥漫性或节段性，增强扫描动脉期胰腺强化程度较低，门脉期、延迟期病变呈渐进性延迟性强化，强化程度逐渐均匀。②慢性胰腺炎：由急性胰腺炎迁延、反复发作而形成。胰腺广泛纤维化，胰腺体积缩小，胰管扩张，且粗细不均呈串珠状，胰管结石和沿胰管分布实质内钙化灶为特征性改变。

慢性胰腺炎

【临床与病理】

慢性胰腺炎的发生有多种因素。据国外报道，70% ～ 80%的病例与长期酗酒有关。酒精作用可减少胰液的分泌，使胰液中的蛋白质成分增加，在小胰管中沉积，引起阻塞，继而发生慢性炎症和钙化。国内报道多达半数左右的慢性胰腺炎患者是由急性炎症反复发作而致，其中有些与胆石症及胆管炎症有关。

临床表现：①上中腹部疼痛为慢性胰腺炎的最主要症状。饮酒和饱餐可诱发疼痛或使疼痛加重。②体重减轻：由厌食或因腹痛不敢进食所致。严重的病例胰液分泌减少致消化不良和腹泻，使体重减轻进一步加重。③胰腺功能不全：由于胰岛细胞和腺体大量破坏，损害胰腺的内、外分泌功能，前者可并发糖尿病，后者引起消化不良、脂肪泻。

病理上分为酒精性和梗阻性慢性胰腺炎两大类。其共同特点为胰腺纤维化，质地变硬，体积缩小，正常小叶结构消失；晚期腺体完全萎缩，被纤维和脂肪组织取代，胰岛组织被破坏。酒精性慢性胰腺炎的特点为小导管和主导管均扩张，管腔内有蛋白类物质或栓子，并有碳酸盐沉着，胰管结石和胰体钙化比较常见。梗阻性慢性胰腺炎的特点为大导管有中度扩张，而小导管仍为正常大小；导管上皮完整，管腔内无堵塞物且很少钙化。

【CT表现】

慢性胰腺炎的CT表现多样，轻型病例CT表现可完全正常。主要阳性表现为：①胰腺体积变化，慢性胰腺炎病例腺体大小可能正常、缩小或增大。②胰管扩张，多数病例CT可显示胰管不同程度的扩张，典型的表现为串珠状主胰管扩张。③胰管结石和胰腺实质钙化，为慢性胰腺炎较可靠的CT征象。④假性囊肿，约34%病例同时伴有假性囊肿。

【MRI表现】

胰腺弥漫或局限性增大，也可呈胰腺萎缩。T1WI表现为混杂的低信号，T2WI表现为混杂的高信号。假性囊肿在T1WI上表现为低信号，T2WI上表现为高信号，如合并有出血、蛋白成分、感染或坏死物质则表现为不均匀的混合信号。钙化灶在MRI上表现为低信号或无信号。MRCP可清楚显示串珠状扩张的主胰管。

【实例分析】

1. 现病史

（1）病例1　患者，男性，67岁。间断腹痛10月，加重2天。既往急性胰腺炎病史。血淀粉酶69.0U/L。

（2）病例2　患者，男，57岁，发现大便带油2个月，腹泻3天，体重减少13kg。CEA、CA199、AFP正常。血淀粉酶正常。

2. 行CT、MRI检查

（1）病例1　见下图。

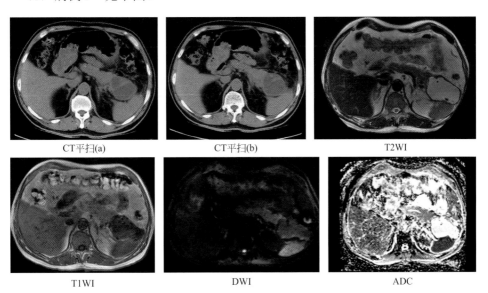

CT平扫(a)　　　　　　　CT平扫(b)　　　　　　　T2WI

T1WI　　　　　　　　DWI　　　　　　　　ADC

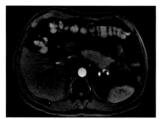
MRI-增强动脉期

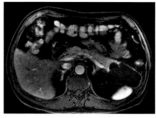
MRI-增强门脉期

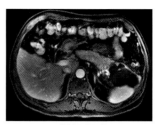
MRI-增强延迟期(a)

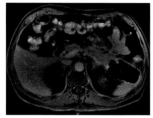
MRI-增强延迟期(b)

（2）病例2　见下图。

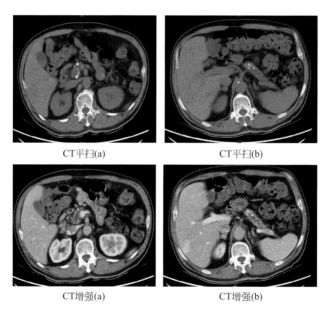
CT平扫(a)　　　　　　　　CT平扫(b)

CT增强(a)　　　　　　　　CT增强(b)

3．问题

（1）请描述病例1、2的影像学表现并做出诊断。

（2）胰腺假性囊肿与哪些疾病相鉴别？

4．参考答案

（1）病例1　①CT：胰腺形态欠规整，胰腺体部见斑点状钙化影，胰腺尾部见不规则形低密度影，边界尚清，其周围脂肪间隙稍模糊。②MRI，胰腺尾部见不规则形异常信号影，T1WI呈低信号，T2WI呈高信号，边界尚清，DWI上信号不高，增强后环壁强化，胰腺周围可见条片状长T2信号影。诊断为慢性胰腺炎

206

并胰腺尾部假性囊肿形成。

病例2　CT：胰腺体积缩小，其内密度欠均匀，内见多发斑片状高密度钙化影，边缘尚清晰，主胰管扩张、迂曲，增强检查未见明显异常强化灶。诊断为慢性胰腺炎。

（2）胰腺假瘤囊肿与以下疾病相鉴别。①胰腺浆液性囊腺瘤：好发于30～50岁，女性多见，一般无症状，可有上腹部不适，疼痛等，无急性胰腺炎病史，有时可扪及肿块。CT或MRI可见边界清楚的分叶状囊实性肿物，多为单发，偶可见多发，中心可见稀少的间隔，囊液在CT上表现为低密度，在MRI T1WI上表现为低信号，T2WI上表现为高信号，增强扫描肿瘤的实性部分和纤维间隔可强化。②黏液性囊腺瘤：多见于中年女性，临床上早期多无症状，随着肿瘤增大可出现上腹部疼痛、腹部包块等症状。CT表现为边界清晰的圆形或卵圆形囊实性肿块，多呈分叶状，囊壁较厚，肿瘤内可见纤维间隔和实性结节，有时可见乳头状结节突入腔内，增强扫描肿瘤壁、纤维间隔和实体肿瘤部分较明显强化；MRI表现为肿瘤在T1WI上呈低信号，T2WI上呈高信号，强化方式与CT相同。③先天性囊肿和潴留性囊肿：在诊断上一般不难鉴别，但合并出血或感染导致囊肿的密度升高，需与假性囊肿鉴别。结合临床病史在假性囊肿的鉴别中有很大帮助。

胰　腺　癌

【临床与病理】

胰腺癌多发生于40岁以上的中老年人。临床表现主要为腹部胀痛不适、胃纳减退、体重减轻、黄疸和腰背部疼痛。胰腺癌以胰头部最常见，占60%～70%，其次为胰体和胰尾。胰头癌常因早期侵犯胆总管下端，引起梗阻性黄疸而发现较早；胰体、胰尾癌早期症状常不明显，多因肿块就诊，发现时常已是晚期。

胰腺癌绝大多数起源于胰管上皮细胞，富有纤维组织，为质地坚硬的灰白色肿块。胰腺癌为少血供肿瘤。仅极少部分胰腺癌起源于腺泡上皮。胰腺癌可局部直接侵犯或通过血行、淋巴转移。胰头癌常直接侵犯胆总管、十二指肠；胰体癌常直接侵犯腹腔干、肠系膜上动脉起始部；胰尾癌常侵犯脾门。胰头癌易侵犯肠系膜上静脉或门静脉汇合部，胰体胰尾癌易侵犯脾静脉，再经门静脉转移到肝脏。胰腺癌经淋巴常转移至胰周及后腹膜淋巴结。

【CT表现】

胰腺癌CT征象可分为直接征象和间接征象。

（1）直接征象　主要为胰腺肿块，可伴有胰腺轮廓改变，表现为局限性膨大、突出的肿块影，边缘呈分叶状。平扫肿块为等密度，内部液化坏死区呈不规则低密度影。增强扫描动脉期呈均匀或不均匀的低密度病灶，液化坏死区表现为更低密度；门脉期及延迟期扫描仍为低密度，但肿瘤和正常胰腺组织之间的密度差不如动脉期明显，肿瘤边界模糊。

（2）间接征象　①胰腺周围血管或脏器受累、侵犯改变，嗜神经、嗜血管生长；②梗阻性胆管、胰管扩张，呈"双管征"；③胰腺尾部萎缩；④胰头饱满；⑤淋巴结转移，以腹腔动脉和肠系膜上动脉根部旁淋巴结转移最常见；⑥脏器转移，最常转移至肝脏。

【MRI表现】

MRI表现为胰腺内见轮廓不规则的肿块，与胰腺分界不清，肿瘤在T1WI上多为低信号，正常胰腺为高信号，T2WI上表现为高信号或等、低信号，增强扫描与CT相同。胰周脂肪受侵，T1WI上表现为脂肪层部分消失，呈虫蚀状；血管内瘤栓在T1WI上呈低信号，T2WI上高信号；MRCP可显示胰管梗阻的部位、形态和程度。

【实例分析】

1. 现病史　患者，女性，54岁，腹胀、腹痛2月，进食后加重。体格检查：腹部轻压痛，腹胀，未触及肿块。实验室检查：CA199＞1000U/ml，CA125 113.3U/ml。

2. 行CT、MRI检查　见下图。

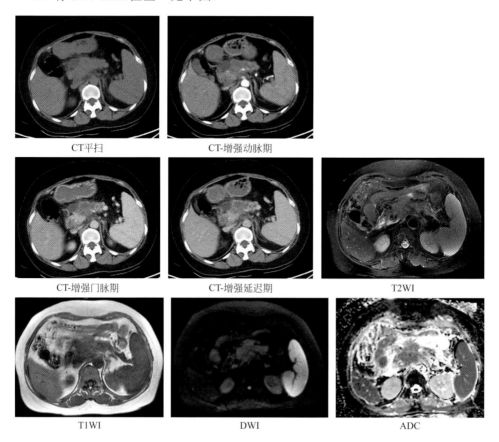

CT平扫　　　　　　　　　　CT-增强动脉期

CT-增强门脉期　　　　　CT-增强延迟期　　　　　T2WI

T1WI　　　　　　　　　　DWI　　　　　　　　　　ADC

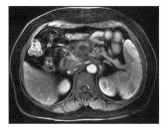 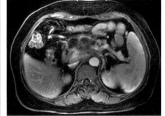 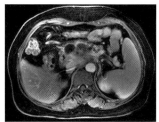

| MRI-增强动脉期 | MRI-增强门脉期 | MRI-增强延迟期 |

3．问题

（1）该患者应诊断为什么疾病，其依据是什么？鉴别诊断有哪些？

（2）胰腺癌的生物性特点有哪些？

4．参考答案

（1）该患者诊断为胰腺癌。

诊断依据　①腹胀、腹痛2月，进食后加重。②影像学表现：CT表现为胰腺形态欠规整，胰腺颈部呈混杂密度影，增强检查不均匀强化，动脉期强化程度低于胰腺，边界模糊，胰腺周围及腹膜腔脂肪间隙模糊。MRI表现为胰腺形态欠规整，胰腺颈部见不规则形异常信号影，T1WI呈低信号，T2WI呈稍高信号，DWI稍高信号，ADC稍低信号，边缘不规整，增强扫描动脉期病变强化程度低于周围正常胰腺，边界模糊，偏上部可见小囊片状长T1、长T2信号影，边界清楚；相邻腹腔干动脉分支受侵并表现为粗细不均。胰腺尾部萎缩显示不清。③实验室检查显示CA199明显升高。

鉴别诊断　①胰腺囊腺瘤或癌：CT和MRI主要表现为囊实性肿块，一般较大，单发或多发，可有分隔，肿块边缘较规则，肿瘤血管较丰富，周围血管和邻近结构为推压改变，而不是侵犯受累的表现。增强扫描壁结节及囊壁见不规则强化。②胰岛细胞瘤：多发生在胰体尾部，肿瘤血供丰富。功能性胰岛细胞瘤，直径常小于2cm；非功能性肿瘤，肿瘤较大，肿瘤内部可有坏死区。在CT和MRI动态增强扫描动脉期和门静脉期均表现为明显强化改变，且持续时间较长。③慢性胰头炎：胰腺头部增大，但外形光滑，无分叶；增强后密度均匀或欠均匀；胆总管正常或扩张，但形态规整；周围血管及脏器无明显侵犯；胰头部显示钙化，或胆总管内见到结石。

（2）胰腺癌的生物性特点是嗜神经、嗜血管生长。

胰腺囊腺瘤

【临床与病理】

胰腺囊腺肿瘤发生率占胰腺肿瘤的10% ~ 15%，主要为浆液性囊腺瘤和黏液性囊腺瘤。

浆液性囊腺瘤为一种少见的胰腺良性肿瘤，常发生在胰体尾部，老年女性多见。肿瘤边界清楚，直径2～25cm，切面呈蜂窝状，肿瘤由无数个1～20mm的小囊构成，内含透明液体。浆液性囊腺瘤临床上一般无症状，无恶变倾向。

黏液性囊腺瘤常有恶变的可能，实际上是潜在的恶性肿瘤。故目前把黏液性囊腺瘤和囊腺癌统称为黏液性囊性肿瘤。本病多见于40～60岁的女性，胰体尾部多见。肿瘤常很大，直径2～30cm，为单囊或几个大囊组成，囊内充满黏液。小的肿瘤(1～3cm)多为良性，肿瘤直径超过5cm要考虑恶性的可能，超过8cm则多为恶性。

【CT表现】

① 浆液性囊腺瘤：肿瘤CT平扫呈分叶形，中心纤维瘢痕和纤维间隔使病变呈蜂窝样，囊内含低密度液体。中央纤维瘢痕和分隔若可见条状不规则钙化或特征性日光放射状钙化，则高度提示为浆液性囊腺瘤。增强扫描后肿瘤的蜂窝状结构更清晰。

② 黏液性囊腺瘤和囊腺癌：肿瘤可为大单囊，也可为几个大囊组成。囊壁厚薄不均、囊内有线状菲薄分隔。囊壁有时可见壳状或不规则钙化，有时可见乳头状结节突入腔内。恶性者囊壁常较厚。增强扫描可见囊壁、分隔、壁结节强化。依影像学表现确定肿瘤的良恶性有一定的难度。不规则厚壁及突入腔内的壁结节提示恶性可能大，有转移病灶则为恶性的可靠证据。

【MRI表现】

表现为边界清楚的分叶形、类圆形或卵圆形肿块影，在T1WI上为低信号，T2WI上为高信号。

① 浆液性囊腺瘤：呈蜂窝状，肿瘤包膜和瘤内纤维间隔T2WI表现为低信号，肿瘤中央纤维瘢痕及钙化也表现为低信号。

② 黏液性囊性肿瘤：肿瘤体积大，直径可达10cm以上，可为单囊或多囊，呈圆形或卵圆形。囊壁较厚，多囊者有纤维分隔，可有乳头样或脑回样突起。多囊时各囊腔信号强度可不同，这可能与出血和蛋白含量有关。如显示出乳头样结节或脑回样突出，在鉴别诊断时更有帮助。增强扫描与CT表现相同。

【实例分析】

1. 现病史　患者，女性，60岁，查体发现胰腺占位两个月。实验室检查：AFP、CEA、CA199、CA125（-），血常规检查正常。体格检查：无明显异常。

2. 行CT、MRI检查　见下图。

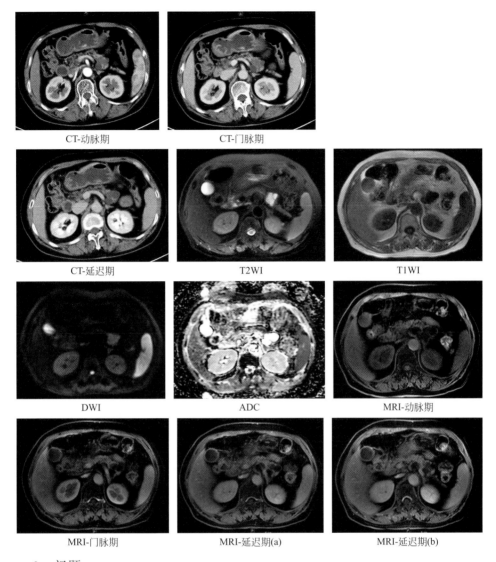

CT-动脉期   CT-门脉期

CT-延迟期   T2WI   T1WI

DWI   ADC   MRI-动脉期

MRI-门脉期   MRI-延迟期(a)   MRI-延迟期(b)

3．问题

（1）请描述该病的影像学表现并做出诊断。

（2）该病的鉴别诊断有哪些？

4．参考答案

（1）该患者诊断为胰腺囊腺瘤。①CT：胰腺体尾部交界区见不规则团块状囊实性异常强化灶，边界欠清，边缘呈分叶状，增强扫描实性部分边缘明显强化。②MRI：胰腺体部见一不规则形多囊状异常信号影，T1WI表现为低信号，T2WI表现为高信号，DWI呈稍高信号，ADC呈高信号，其内见分隔，边缘清楚，增强囊壁及分隔明显强化。

注：该患者病理显示（胰体尾部）送检胰腺组织内查见肿物，长径3cm，镜下肿瘤构成于多个小囊，囊腔被扁平上皮，囊腔间间质内未见确切胰岛组织，结

合临床，考虑为微囊性囊腺瘤。

（2）胰腺囊腺瘤与以下病变相鉴别。①胰腺假性囊肿：胰腺假性囊肿多有胰腺炎或胰腺外伤史，囊内容物不强化，囊壁薄，没有壁结节，增强扫描囊壁可轻度强化。②先天性囊肿：为先天性原始胰导管的内皮细胞发育异常。临床多无症状。壁菲薄，无强化。③胰腺导管内乳头状黏液性肿瘤（IPMT）：是一种胰腺外分泌性肿瘤，好发于老年男性，胰腺钩突部为好发部位。该肿瘤发生在胰腺导管内，来源于导管上皮，呈乳头状生长，分泌黏液，导致主胰管和（或）分支胰管进行性扩张。发生在主胰管的 IPMT 表现为部分或广泛的主胰管明显扩张，扩张的导管内见壁结节或乳头状突起，增强扫描时见强化。分支胰管型好发于胰腺钩突部，主要表现为分叶状或葡萄串样囊性病变，也可融合呈单一大囊样肿块，主胰管可轻度扩张。

胰腺神经内分泌肿瘤

【临床与病理】

胰腺神经内分泌肿瘤为起源于胰腺内分泌细胞的肿瘤，占胰腺肿瘤的 2%～10%，根据其有无激素分泌功能分为功能性和非功能性两种。前者因分泌激素不同再分为胰岛素瘤、胃泌素瘤、舒血管肠肽瘤、胰高血糖素瘤和生长激素释放抑制激素瘤等。可发生于任何年龄，但儿童少见，其性别差异通常不明显。

功能性者其临床表现以其分泌激素而定，例如胰岛素瘤可表现为低血糖昏迷；胃泌素瘤则表现为顽固性消化性溃疡。内分泌激素检查可确定诊断。影像学检查目的在于明确肿瘤的部位、肿瘤向周围扩散以及有无周围淋巴结和肝脏转移等情况。功能性胰腺神经内分泌肿瘤较小时就可分泌相应的激素而引起明显的临床症状，因此，患者就诊时肿瘤体积常较小，在 1～2cm，呈圆形或类圆形，多数边界清晰，有纤维假包膜。非功能性者多无任何症状，常因肿瘤较大产生压迫症状以及恶性者出现转移症状而就诊。

根据 2010 年消化系统 WHO 分类指南，胰腺神经内分泌肿瘤分级根据核分裂象和 Ki-67 指数，可分为 3 级。G1 级：核分裂象＜2 个 /10HPF，Ki-67 指数＜2%；G2 级：核分裂象 2～20 个 /10HPF，Ki-67 指数 3%～20%；G3 级：核分裂象＞20 个 /10HPF，Ki-67 指数＞20%。肿瘤病理级别越低，其分化程度越好，肿瘤越表现为良性生物学行为。

【CT 表现】

（1）功能性神经内分泌肿瘤　CT 平扫见多数肿瘤较小，不造成胰腺形态和轮廓改变，且密度类似正常胰腺，有时可突出于胰腺边缘。仅少数肿瘤较大，出现局限性肿块。增强 CT 表现，绝大多数功能性肿瘤为富血供肿瘤，因而动脉期肿瘤强化明显高于正常胰腺组织，但静脉期肿瘤密度与正常胰腺组织密度接近，故动态 CT 增强检查有利于发现这种强化特征。少数肿瘤为少血供，甚至为囊性改变。恶性胰腺神经内分泌肿瘤除显示上述胰腺肿瘤本身病变外，还可发现肝或胰周淋巴结转移。

（2）非功能性胰腺神经内分泌肿瘤　CT表现为胰腺较大肿块，直径可达3～24cm，平均10cm，多发生在胰体、尾部。肿块密度可不均匀，可出现液化坏死。1/5病变内有结节状钙化。增强CT表现，肿瘤实质部分表现较明显强化，坏死部分仍呈低密度。如果发现肝转移、局部淋巴结肿大，则提示为恶性。

【MRI表现】

胰腺神经内分泌肿瘤多为圆形、卵圆形，边界清楚，T1WI为低信号，T2WI为高信号。动态MRI扫描强化方式与动态CT增强相同。恶性肿瘤发生转移时，病灶T2WI表现为高信号，增强检查呈富血供肿瘤表现。

【实例分析】

1．现病史　患者，女性，68岁。发作性意识模糊5年，再发加重3天，多于清晨出现，发作时自测血糖2.6mmol/L，进食后症状好转。实验室检查：空腹胰岛素53.43mIU/L，血糖1.62 mmol/L，AFP、CEA、CA125、CA199（-）。体格检查：无明显异常。

2．行CT、MRI检查　见下图。

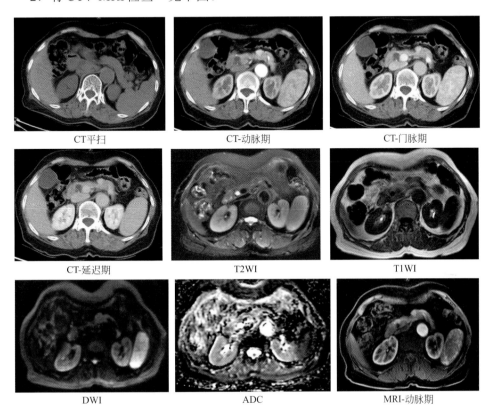

CT平扫	CT-动脉期	CT-门脉期
CT-延迟期	T2WI	T1WI
DWI	ADC	MRI-动脉期

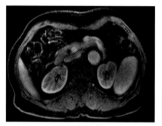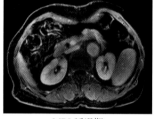

MRI-门脉期　　　　　　　　　MRI-延迟期

3．问题

（1）请描述该病的影像学表现并做出诊断。

（2）请叙述本病的鉴别诊断。

4．参考答案

（1）诊断为胰岛细胞瘤。①CT：胰腺体部可见结节状等密度影，并局部突出于胰腺轮廓之外，边界较清，增强扫描动脉期明显强化，强化程度高于正常胰腺，门脉期及延迟期略高及接近于胰腺密度。②MRI：胰腺体部见结节状稍短T1、稍短T2信号影，DWI呈等信号，边界清晰，增强扫描动脉期呈明显强化，门脉期及延迟期呈稍高信号。

注：该患者病理为（胰腺）神经内分泌肿瘤，结合临床，符合胰岛素瘤。

免疫组化：CgA（+），Syn（+），CD56（+），CK（+），Ki-67增值指数约1%。

（2）胰岛细胞瘤与以下病变相鉴别。①胰腺癌：胰腺癌为少血供肿瘤，动态增强扫描强化不及胰腺实质，呈相对低密度或信号；胰腺癌常引起胰腺主导管的阻塞，易侵犯血管、神经，胰岛细胞瘤极少引起胰管的阻塞，也很少侵犯血管；胰腺癌的转移灶为乏血供，而胰岛细胞瘤为恶性，其转移瘤亦为富血供。②胰腺囊腺瘤：无功能性肿瘤需与胰腺囊腺瘤相鉴别。胰腺囊腺瘤分为浆液性及黏液性，囊壁厚薄不均，常为大囊，少数由多个小囊组成，分隔菲薄，可见蛋壳钙化，增强扫描囊壁及分隔轻度强化。③胰腺假性囊肿：无功能性肿瘤需与胰腺假性囊肿相鉴别。胰腺假性囊肿多有胰腺炎或胰腺外伤史，囊内容物不强化，囊壁薄，增强扫描囊壁轻度强化。

脾　梗　死

【临床与病理】

脾梗死是指脾动脉或其分支闭塞，造成局部组织的缺血坏死。梗死的原因主要有动脉粥样硬化形成血栓，慢性白血病致脾动脉内皮细胞下白细胞浸润，镰状细胞贫血所致的微循环内凝血和血流停滞，心脏内附壁血栓脱落等。脾功能亢进患者进行介入放射学治疗，用明胶海绵行部分脾动脉栓塞，造成部分性脾梗死而减轻脾功能亢进的症状。

临床上，大多数脾梗死无症状，但有时可出现左上腹痛、左膈抬高和胸腔积液；少数可闻及摩擦音。

病理表现：脾梗死多发生于脾前缘，近脾切迹处梗死灶大小不等，常有数个或几个梗死灶相互融合形成大片状。脾梗死后，其坏死组织被纤维组织取代，因瘢痕收缩，脾边缘局限性凹陷。大梗死灶不能完全纤维化，其中央液化，形成囊腔，周围被纤维结缔组织包裹。

【CT表现】

脾梗死早期表现为脾内三角形低密度影，基底位于脾的外缘，尖端指向脾门，边缘清楚或略模糊。增强后病灶无强化，但轮廓较平扫时清楚。少数梗死灶可呈不规则形。当病灶内伴有出血时，可见到不规则形高密度影。少数脾梗死可伴有包膜下积液，表现为脾周新月形低密度影。急性期后，大的梗死灶中央可伴有囊性变。陈旧性梗死灶因纤维收缩，脾可略缩小，轮廓呈分叶状。

【MRI表现】

MRI对脾梗死检出较敏感，急性和亚急性梗死因病灶内组织水分增加，T1和T2弛豫时间延长，故T1WI表现为低信号，而T2WI表现为高信号。慢性期由于梗死区有瘢痕组织和钙化形成，在T1WI、T2WI上均呈较低信号改变。

【实例分析】

1．现病史　患者，男性，39岁，腹痛2周，加重1天。实验室检查：WBC 37.85×10^9/L，血沉 120mm/h，反应蛋白 172.90mg/L。体格检查：未见明显异常。

2．行CT检查　见下图。

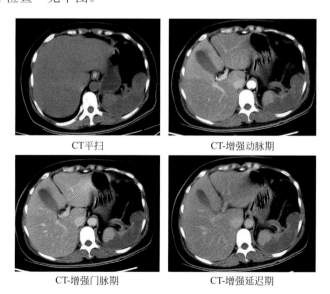

CT平扫　　　　　　　　　　　CT-增强动脉期

CT-增强门脉期　　　　　　　　CT-增强延迟期

3．问题

（1）请描述该病的影像学表现并做出诊断。

（2）脾梗死的鉴别诊断有哪些？

4．参考答案

（1）该患者诊断为脾动脉栓塞合并脾大部分梗死。CT表现：脾脏饱满，密度不均匀，可见大片状无强化影，局部稍向外凸。脾动脉内见条状充盈缺损，管腔重度狭窄。

（2）脾梗死应与以下疾病相鉴别。①脾脓肿：脾脓肿呈圆形、椭圆形低密度影，脓肿壁有强化，周围可见水肿环，有时病灶内尚可见气－液平面。当脾梗死合并感染时，即感染性脾梗死与脾脓肿无法鉴别。②脾破裂：有外伤史，脾轮廓不规则并可见裂隙，同时常合并包膜下出血和积液。

（孟红秀　董立杰　张贝贝　田春梅）

Chapter 04

第四部分　泌尿生殖系统和腹膜后间隙

马　蹄　肾

【临床与病理】

融合肾中最常见的是马蹄肾，为两肾的下极或上极相互融合，以下极融合多见。融合部称为峡部，多为肾实质，少数为纤维组织相连。马蹄肾发生率为0.01%～0.1%，多见于男性，临床上可无症状，或因腹部肿块而就诊，部分病例可有尿路梗阻，感染表现。

【CT和MRI表现】

CT和MRI检查中均可于脊柱前方发现连接两肾下极或上极（少见）的肾实质，其密度、信号强度及强化表现均同正常肾实质，并能显示并发的肾积水等表现。

【实例分析】

1．现病史　31岁男性查体发现双肾异常，无明显不适。

2．行CT检查　见下图。

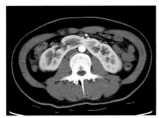 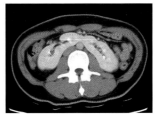

CT增强-动脉期　　　　　　　　　　CT增强-门脉期

3．问题

请描述该病的影像学表现并做出诊断。

4．参考答案

脊柱前方发现连接两肾下极的肾实质，其密度及强化表现均同于正常肾实质。诊断为马蹄肾。

肾盂输尿管重复畸形

【临床与病理】

肾盂输尿管重复畸形即重复肾，较为常见，为一个肾脏分为上、下两部，各有一套肾盂和输尿管。上、下两部多不相等，上段肾体多较小，而下段肾体一般较大，两段表面间有一浅沟。重复的输尿管向下走行时可相互汇合，也可分别汇入膀胱，其中与下方肾盂相连的输尿管在膀胱开口的位置正常，而与上方肾盂相连的输尿管常为异位开口。异位输尿管口可发生狭窄，导致上方肾盂、输尿管积水。

【CT和MRI表现】

CTU和MRU均显示同一侧肾区有两套肾盂和输尿管，表现类似排泄性尿路造影，结合原图像，还有利于明确发生积水扩张的上方肾盂和输尿管。

【实例分析】

1. 现病史　70岁男性，体检发现肾囊肿检查。
2. 行CTU检查　见下图。

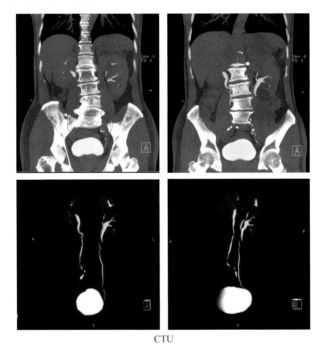

CTU

3. 问题

请描述该病的影像学表现并做出诊断。

4. 参考答案

左肾见两个肾盂、两输尿管上段，两输尿管上段约于肾下极水平汇合。诊断为左侧肾盂、输尿管重复畸形。

肾 囊 肿

【临床与病理】

肾单纯性囊肿极为常见，文献统计55岁以上者约50%有肾单纯性囊肿，30岁以下者则很少发生，无性别差异。本病病因不明。病理上囊肿可单发或多发，多起于肾皮质，常突向肾外，大小不等，可自数毫米直至数厘米；囊内为浆液，囊壁薄呈半透明状，内衬为不连续上皮，形态规则，边界清楚，单个或多个或双侧同时见有病灶，病灶大小不等，其内无分隔；囊内偶有分隔而呈分房状，囊壁偶可发生钙化。单纯性囊肿临床上多无症状，常属意外发现。较大的囊肿可有季肋部不适或可触及的肿块。

【CT表现】

肾内见边缘锐利的圆形水样低密度灶，常突向肾外，壁薄而不能显示，可为单发或多发，累及一侧或双侧肾脏。增强扫描无强化，显示病变更清楚。单纯性肾囊肿偶可发生出血、感染和钙化而成为复杂性肾囊肿。当病灶较小或其内有出血或感染时，可使病变密度升高，边缘模糊。

【MRI表现】

单纯性肾囊肿的形态学表现类似CT表现，呈水样信号强度的长T1信号和长T2信号，增强检查无强化。在复杂性肾囊肿，由于囊液内蛋白含量较高或有出血性成分，而在T1WI上可呈不同程度高信号，而T2WI上仍表现为较高信号。

【实例分析】

1. 现病史　69岁，女性，查体发现左肾囊肿5年，无明显不适。
2. 行CT检查　见下图。

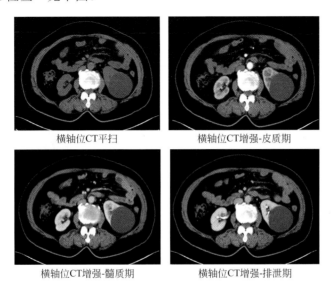

横轴位CT平扫　　　　　　　　横轴位CT增强-皮质期

横轴位CT增强-髓质期　　　　　横轴位CT增强-排泄期

3．问题

（1）请描述该病的影像学表现并做出诊断。

（2）该病鉴别诊断有哪些？

4．参考答案

（1）CT表现为左肾大小形态基本正常，其内见类圆形低密度灶，密度均匀，增强扫描三期无强化，边缘清晰。诊断为左肾囊肿。

注：本病例病理为左肾单纯囊肿。

（2）肾囊肿鉴别诊断　多发性单纯性肾囊肿需与多囊肾相鉴别。多囊肾是一种常染色体显性遗传性病变，有家族史，成人型多见，肾脏体积增大变形，囊肿多且密集，常合并多囊肝，病变同时累及双侧肾脏为主要的鉴别要点。

多　囊　肾

【临床与病理】

多囊肾即多囊性肾病，为遗传性病变，分常染色体显性遗传性多囊肾（成人型）和常染色体隐性遗传性多囊肾（婴儿型），其中成人型多囊肾常合并多囊肝。在此仅介绍成人型多囊肾。

病理上，成人型多囊肾表现为双肾有多发、大小不等的囊肿，早期囊肿间仍有正常肾实质，晚期全部肾实质几乎完全为大小不等的囊肿所替代，囊内容物为尿液及浆液，可伴有出血。约1/2病例合并多囊肝。本病虽为遗传性病变，但通常在30～50岁出现症状，表现为腹部肿块、高血压和血尿等，晚期可死于肾衰竭。

【CT表现】

双肾布满多发大小不等、圆形或卵圆形水样低密度病变，增强检查病变无强化。肾的外形和大小早期大致正常，随病变进展，囊肿增大且数目增多，肾的体积增大，边缘呈分叶状。部分囊肿内可有急性出血而呈高密度。常并有多囊肝表现。

【MRI表现】

MRI表现类似CT表现，囊肿的信号强度多为类似于水的T1WI低信号和T2WI高信号。

【实例分析】

1．现病史　53岁女性，查体发现多囊肝、多囊肾10余年。

2．行CT检查　见下图。

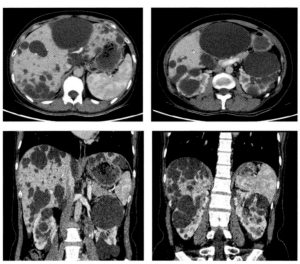
CT增强扫描

3．问题

请描述该病的影像学表现并做出诊断。

4．参考答案

CT表现：双肾体积略大、形态不规整，双肾见多发大小不等圆形或卵圆形水样低密度灶，部分突出于肾轮廓外，增强扫描病变无明显强化。肝脏形态欠规整，肝内见多发大小不等圆形或卵圆形水样低密度灶，增强扫描病变无明显强化。诊断为多囊肾，多囊肝。

泌尿系结石

【临床与病理】

泌尿系结石也称尿路结石，是常见病。结石可位于肾盏、肾盂直至尿道的任何部位。本病多见于青壮年，20～50岁为发病高峰期，约占90%，男性多于女性。

泌尿系结石往往由多种成分组成，其中包括草酸钙、磷酸钙、胱氨酸盐、尿酸盐和碳酸钙等，但多以某一成分为主。不同成分组成的结石的发生率不同，其密度和形态也各不相同。①以草酸钙为主的结石最常见，占全部结石的70%～80%，密度高，多为类圆形、椭圆形或星状。②以磷酸钙为主的结石也较常见，体积多较大，密度高，发生在肾盏肾盂时可呈鹿角状，小的结石则为圆形或砂粒状。③以尿酸盐为主的结石常较小，呈圆形或椭圆形，单纯尿酸盐结石密度较低，若为混合性结石，其密度常高低相间，切面上呈分层表现。④以胱氨酸盐为主的结石少见，为小圆形，可多发，密度低。

泌尿系结石依其发生部位，分为肾结石、输尿管结石、膀胱结石和尿道结石。临床疑为泌尿系结石时，常以腹部X线平片（KUB）和（或）超声作为初查方法。当检查难以确诊或未发现结石者，需行尿路造影或CT检查。

【CT表现】

平扫能确切发现位于肾盏和（或）肾盂、输尿管、膀胱、尿道内的高密度结石影，而某些平片难以发现的阴性结石也可在CT表现中得以显示。应注意肾盂、肾盏小结石不易与肾窦区肾动脉壁钙化影鉴别，特别是当患者年龄较大而有动脉壁多处钙化时，增强检查早期扫描能显示动脉强化，有助于这一鉴别。

【MRI表现】

MRI对钙化不敏感，很少用于检查肾结石。

【实例分析】

1. 现病史

（1）病例1，36岁男性，右侧腰腹部疼痛10天余。

（2）病例2，76岁男性，尿频尿失禁2年。

2. 行CT、MRI检查 （1）病例1，见下图。

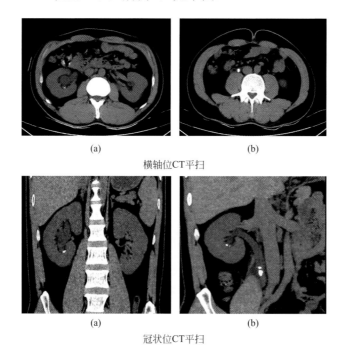

(a) (b)

横轴位CT平扫

(a) (b)

冠状位CT平扫

（2）病例2，见下图。

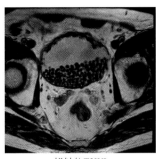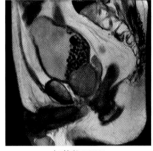

横轴位T2WI   矢状位T2WI

3．问题

（1）请分别描述病例1、2影像学表现并做出诊断。

（2）病例1鉴别诊断有哪些？

4．参考答案

（1）①病例1：右肾下极肾盏、输尿管上段见结节状高密度灶，右侧输尿管上段及以上肾盂肾盏扩张积水。诊断为右肾下极肾盏、输尿管上段结石，并右侧输尿管上段及以上肾盂肾盏扩张积水。②病例2：膀胱充盈可，局部壁增厚且形态不规整，膀胱内见多发结节状T2WI低信号，边界清楚。诊断为膀胱多发结石并膀胱炎。

（2）鉴别诊断 肾结石主要应与髓质海绵肾（双侧肾集合管扩张并细小钙化）和肾钙质沉着症（双侧性，见于高血钙症和肾小管酸中毒）鉴别，后两者钙化均位于肾锥体处，且为双侧多发性，尿路造影、CT或超声检查均可显示这些特征，通常不难鉴别。

肾透明细胞癌

【临床与病理】

肾透明细胞癌约占肾细胞癌的70%，起源于肾脏皮质，多常发生在40岁以后，男女比例为3∶1。肿瘤易发生在肾脏上下两极，表现为肾实质内肿块，周围可有假性包膜，血供多较丰富，较大者易发生出血和坏死、囊变，进展期肿瘤常侵犯肾周组织器官、肾静脉和下腔静脉，并发生局部淋巴结转移和（或）远隔部位转移。

临床上，常见表现为无痛性肉眼血尿、胁腹部痛和腹部肿块，但患者同时具有这三种表现者少见（不足10%）；另有少数患者表现副肿瘤综合征，如红细胞增多症或高血钙症等；具有遗传综合征的肾癌患者，如von Hipple-Lindau综合征，还有其他相应临床表现。

【CT表现】

肾透明细胞癌CT平扫通常表现为肾实质内见单发肿块，少数为多发，呈类圆形或分叶状，常造成局部肾轮廓外突。肿瘤较大者，密度常不均，常伴发出血、坏死、囊变。CT平扫一般呈稍低或等密度，坏死囊变时表现为低密度区，出血时可表现为稍高密度灶。

肾透明细胞癌起源于皮质期，肿块的实性部分增强扫描时明显强化，程度类似肾皮质，并于实质期强化程度迅速减低，呈"快进快出"型。

【MRI表现】

肿块T1WI的信号强度常等于或低于肾皮质；T2WI则多为混杂高信号，有时肿块周边可见低信号环，代表肿瘤的假性包膜，具有一定特征。Gd-DTPA增强检查，强化程度和形式类似CT增强检查。MRI检查还能清楚显示肾静脉、下腔静脉内瘤栓和范围，以及肾周淋巴结转移和远隔部位的转移。

【实例分析】

1．现病史　45岁男性，体检发现右肾包块2年，增大1周。

2．行CTU检查　见下图。

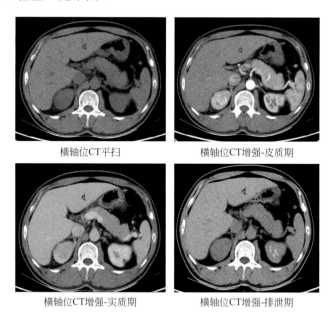

横轴位CT平扫　　　　　　横轴位CT增强-皮质期

横轴位CT增强-实质期　　　横轴位CT增强-排泄期

3．问题

（1）请描述该病的影像学表现并做出诊断。

（2）本肿瘤常见的临床表现有哪些？

（3）本肿瘤鉴别诊断有哪些？

4. 参考答案

（1）右肾上极见团状略低密度灶，边缘较清，内密度不均匀，见小片状低密度灶，增强扫描皮质期呈明显不均匀性强化，强化程度类似肾皮质，高于肾髓质，实质期病变强化程度明显降低，排泄期低于肾实质。诊断为右肾上极透明细胞癌。

注：本病例病理为（右肾）透明细胞肾细胞癌（WHO/ISUP分级为2级），肾被膜、肾盂黏膜、肾上腺、输尿管及血管断端未受累。

（2）临床上，常见表现为无痛性肉眼血尿、胁腹部痛和腹部肿块，但患者同时具有这三种表现者少见（不足10%）；另有少数患者表现副肿瘤综合征，如红细胞增多症或高血钙症等；具有遗传综合征的肾癌患者，如 von Hipple-Lindau 综合征还有其他相应临床表现。

（3）鉴别诊断　①肾血管平滑肌脂肪瘤：其内常含有确切的脂肪成分，CT值测量和MRI预饱和脂肪抑制技术检查均能可靠地明确这一特征。②肾盂癌：病变主要位于肾窦区，一般不造成肾轮廓的改变，且强化程度不及肾透明细胞癌。③复杂性肾囊肿：其壁和分隔薄而均一，无确切强化的壁结节或明显的实性部分。④黄色肉芽肿性肾盂肾炎：是一种少见的慢性肾实质感染性病变。形态学上分两种，一种为弥漫性，肾脏体积增大，形态失常，内部结构紊乱；另一种为局灶性，肾脏局限性实质性结节状影。一般都具有感染的症状，肾区可及触痛性包块，尿中有大量白细胞或脓细胞。结合相关检查，鉴别诊断并不难。

肾血管平滑肌脂肪瘤

【临床与病理】

肾血管平滑肌脂肪瘤是肾脏较为常见的良性肿瘤。一般肿瘤为孤立性，常见于40～60岁女性，约有20%肿瘤见于结节性硬化患者，且常为双侧多发性，并可发生在任何年龄。病理上，肾血管平滑肌脂肪瘤为一种无包膜的组织错构性肿块，由不同比例血管、平滑肌和脂肪组织构成。肿瘤大小不等，可自数毫米直至20厘米以上。临床上，早期无症状，肿瘤较大偶可触及肿块，血尿少见。肾血管平滑肌脂肪瘤是肾脏自发破裂的常见原因，并发出血时导致剧烈腰腹部痛。

【CT表现】

CT表现取决于肿瘤内脂肪与非脂肪成分的比例。典型表现为肾实质内或突向肾外的边界清楚的混杂密度肿块，内见脂肪性低密度灶和软组织密度区，前者为瘤内脂肪成分，后者为病变内血管和平滑肌组织。增强检查见肿块的脂肪性低密度区无强化，而血管性结构较明显强化。肿块大小不一，小者仅为数毫米，大者几乎完全替代正常肾实质并明显突向肾外。并发急性出血时，肿块内和（或）

周边甚至肾外还可见高密度出血灶。

【MRI 表现】

肿瘤形态学表现类似CT表现，肿块在T1WI和T2WI上均呈混杂信号，内见脂肪性高信号或中等信号灶，且可为脂肪抑制技术所抑制而转变为低信号。并发的出血随期龄而表现为不同信号强度。

【实例分析】

1. 现病史　30岁女性，查体发现左肾占位。
2. 行CT、MRI检查　见下图。

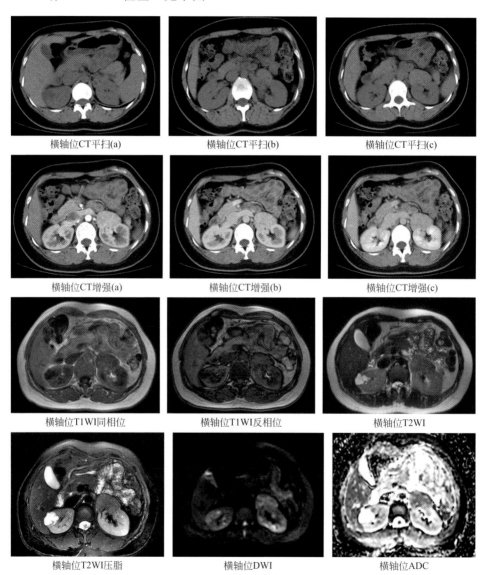

横轴位CT平扫(a)　　　　横轴位CT平扫(b)　　　　横轴位CT平扫(c)

横轴位CT增强(a)　　　　横轴位CT增强(b)　　　　横轴位CT增强(c)

横轴位T1WI同相位　　　横轴位T1WI反相位　　　　横轴位T2WI

横轴位T2WI压脂　　　　　横轴位DWI　　　　　　横轴位ADC

3.问题

（1）请描述该病的影像学表现并做出诊断。

（2）该病鉴别诊断有哪些？

4. 参考答案

（1） ①CT表现：左肾前上部见团状软组织肿块影，内见小斑片状脂肪密度灶，病灶局部凸出于肾轮廓之外，平均CT值约48HU，增强扫描呈不均匀强化，随时间延迟强化程度减低，三期CT值分别约110HU、106HU、84HU。②MRI表现：左肾前上部可见团状异常信号灶，局部凸出于肾轮廓之外，T1WI呈等/稍高信号，T2WI呈等/稍低信号，T1WI反相位见小片状信号减低区，T2WI压脂呈等/稍低信号，DWI呈等稍高信号，ADC局部信号减低。诊断为左肾血管平滑肌脂肪瘤。

注：本病例病理为（左肾）血管平滑肌脂肪瘤，底切缘未见异常。

（2）鉴别诊断 ①乏脂肪型血管平滑肌脂肪瘤与肾透明细胞癌：肾透明细胞癌临床表现多见无痛性肉眼血尿，CT平扫见肿块一般呈稍低或等密度，肿瘤较大者，密度常不均，常伴发出血、坏死、囊变，坏死囊变时表现为低密度区，出血时可表现为稍高或高密度灶。增强扫描呈快进快出表现，MRI表现T2WI为等或稍高信号，增强扫描可见假包膜形成。乏脂肪型血管平滑肌脂肪瘤T2WI病灶信号低于肾实质，呈低或稍低信号。②肾上腺髓质瘤：肾上极的血管平滑肌脂肪瘤应与肾上腺髓质瘤鉴别，两者均含有脂肪成分，易于混淆，CT及MRI检查可显示肾上腺皮质完整与否，有助于两者鉴别。

肾 盂 癌

【临床与病理】

肾盂癌占肾恶性肿瘤的8%～12%，好发于40岁以上男性。病理上属于尿路上皮细胞肿瘤，其中移行细胞癌占 80%～90%，包括乳头状和非乳头状移行细胞癌。前者呈息肉状病变，后者呈结节状或扁平状，表现为肾盂壁增厚，边界不清。肿瘤可向下种植至输尿管和膀胱。典型临床表现是无痛性全程肉眼血尿，并有胁腹部痛，大的肿瘤或合并有肾积水时，还可触及肿块。

【CT表现】

CT表现为肾窦区肿块，其密度高于尿液而低于肾实质。肿块周围肾窦脂肪受压，大者可致其完全消失，并侵入邻近肾实质。肾盂或肾盏梗阻时，出现肾积水表现。增强检查，患肾强化可延迟，肾窦肿块呈轻、中度强化，延时扫描见残存肾盂肾盏明显强化时，能清楚显示肿瘤造成的充盈缺损，CTU则能整体观察肾盂肾盏内肿块。此外，CT表现还能发现局部淋巴结及其他部位的转移。

【MRI表现】

MRI表现与CT表现类似。T1WI上肾盂肾盏肿块的信号强度高于尿液，T2WI上信号则低于尿液。MRU还能清楚显示肿瘤导致的肾盂肾盏内充盈缺损。

【实例分析】

1. 现病史　患者，男，49岁，血尿2月，复发1天。
2. 行CT检查　见下图。

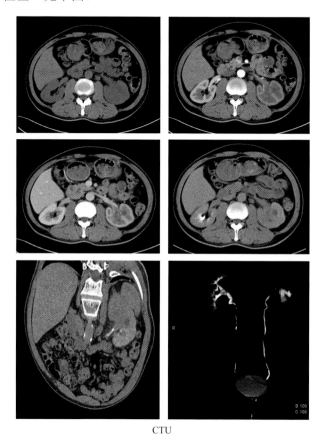

CTU

3. 问题

（1）请描述该病的影像学表现并做出诊断。

（2）该病的鉴别诊断有哪些？

4. 参考答案

（1）左肾形态略饱满，左肾盂偏上部结构较模糊，相应区内见条片状不规则形稍高密度灶，增强扫描见左肾盂偏上部病变轻度强化，左侧输尿管管壁增厚、管腔变窄，增强扫描管壁可见强化，左肾强化密度减低，左侧部分肾盏扩张、积水，排泄期肾盂及输尿管上段见充盈缺损。诊断为左侧肾盂癌。

注：本病例病理为（左侧）肾盂浸润性尿路上皮癌，高级别，侵犯肾实质、

肾被膜、肾门脉管断端。

（2）鉴别诊断　肾盂癌应与肾盂内阴性结石及血块鉴别。阴性结石在CT上表现为密度较高，超声检查呈强回声且后方伴声影；血块在超声检查时内部多呈细小光点，短期复查有明显变化；结石和血块CT增强时均无强化。MRI一般作为肾盂内肿块的辅助检查方法。

膀　胱　癌

【临床与病理】

膀胱肿瘤易发生在40岁以上男性，有多种组织类型，分为上皮性和非上皮性肿瘤。上皮性肿瘤约占膀胱肿瘤的95%，其中大多数为恶性，即膀胱癌。膀胱癌多为移行细胞癌，少数为鳞状细胞癌和腺癌。移行细胞癌常呈乳头状生长，故称乳头状癌，自膀胱壁突向腔内，并常侵犯肌层；部分移行细胞癌及鳞状细胞癌和腺癌呈浸润性生长，造成膀胱壁局限性增厚。膀胱癌易发生在三角区和两侧壁，表面常凹凸不平，可有溃疡，少数肿瘤尚有钙化。肿瘤晚期形成较大肿块，内有坏死区，侵犯膀胱壁全层，进而累及膀胱周围组织和结构，常发生局部淋巴结和（或）远隔性转移。

膀胱癌的主要症状是无痛性肉眼血尿，常并有尿频、尿急和尿痛等膀胱刺激症状。如血块阻塞膀胱出口，则出现排尿困难。

【CT表现】

在低密度膀胱周围脂肪和腔内尿液的对比下，CT平扫可清楚显示膀胱癌，多表现为自膀胱壁突入腔内的软组织密度肿块，常位于膀胱侧壁和三角区；肿块大小不等，呈菜花状、结节状、分叶状或不规则状，与壁相连的基底部多较宽，少数者较窄；密度常均一，少数肿块表面可有点状或不规则钙化。部分膀胱癌无明确肿块，仅表现为膀胱壁局部不规则增厚，表面常凹凸不平。早期增强扫描时肿瘤多为均一强化，偶见其内有坏死性无强化低密度灶，延迟扫描时，腔内充盈对比剂，肿瘤显示更为清楚。当膀胱癌发生壁外侵犯时，CT表现为病变处膀胱壁外缘不清，周围脂肪密度增高，出现索条状软组织密度影乃至肿块影。肿瘤还可进一步侵犯周围器官，如精囊受累时精囊角消失，受累精囊增大；侵犯前列腺时使之增大、变形；当肿块部分或全部包绕子宫或直肠时，则提示这些器官已受累。CT还可发现盆腔和腹主动脉周围淋巴结增大，常提示已发生淋巴结转移。

【MRI表现】

膀胱癌的MRI形态学表现与CT表现相仿。在T1WI上，肿瘤的信号强度类似正常膀胱壁，然而在T2WI上，多为中等信号，要显著高于正常膀胱壁。Gd-DTPA增强检查早期，肿瘤强化且显著高于正常膀胱壁，因此可准确显示肿瘤的范围。MRI检查同样可确定膀胱癌对周围组织器官的侵犯及淋巴结转移情况。

【实例分析】

1. 现病史　患者，男，69岁，无痛性肉眼血尿1天。
2. 行CTU检查　见下图。

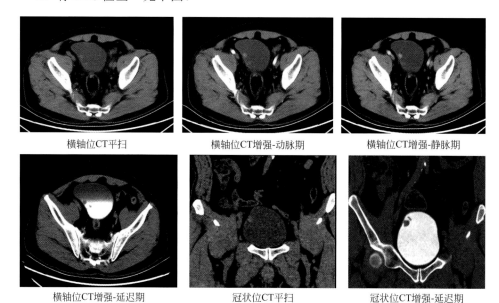

横轴位CT平扫	横轴位CT增强-动脉期	横轴位CT增强-静脉期
横轴位CT增强-延迟期	冠状位CT平扫	冠状位CT增强-延迟期

3. 问题
（1）请描述该病的影像学表现并做出诊断。
（2）本病常见的临床表现有哪些？
（3）该病的鉴别诊断有哪些？

4. 参考答案
（1）①CT平扫：膀胱右侧壁见多发结节状软组织密度灶，部分呈菜花状改变。②增强扫描：早期扫描肿瘤呈明显均匀强化，延迟扫描，腔内充盈对比剂，肿瘤表现为低密度充盈缺损。诊断为膀胱癌（右侧壁）。

注：本病例病理为（膀胱右侧壁）乳头状尿路上皮癌，低级别，未见确切浸润现象。

（2）膀胱癌的主要症状是无痛性肉眼血尿，常并有尿频、尿急和尿痛等膀胱刺激症状，如血块阻塞膀胱出口，则出现排尿困难。

（3）鉴别诊断　①膀胱内阴性结石和血块也可造成膀胱内充盈缺损，但变换体位检查两者多有位置变化，且CT和超声检查时阴性结石分别表现为较高密度和后方伴有声影的强回声病变，鉴别不难。②早期膀胱癌与膀胱其他类型肿瘤可有相似的影像学表现，鉴别多较困难，此时膀胱镜和活检可明确诊断；膀胱癌晚期已有局部延伸或（和）转移时，一般不难与其他类型膀胱肿瘤鉴别。

泌尿系结核

【临床与病理】

泌尿系结核多为继发性，来源于身体其他部位结核灶。泌尿系结核中最常见的是肾结核，而输尿管结核和膀胱结核多继发于肾结核。

肾结核绝大多数由血源性感染引起。首先在皮质和（或）髓质内形成结核性脓肿，进而破入肾盏，产生空洞，并造成肾盏、肾盂的黏膜破坏和溃疡形成，导致肾盏、肾盂狭窄和其壁增厚，肾盂狭窄可致感染蔓延至其余肾盏，进一步侵犯相邻肾实质，造成肾实质的广泛破坏，形成多发空洞，成为结核性脓肾，致肾功能丧失。若机体抵抗力增强，则病变趋向好转，出现钙盐沉积，发生局部钙化，甚至全肾钙化（肾自截）。临床上，肾结核早期多无明显症状，当感染波及肾盂或输尿管、膀胱后，出现尿频、尿痛、脓尿和血尿症状。此外，还可伴有全身症状如消瘦、乏力、低热等，以及贫血、血沉加快、肾功能受损等实验室检查指标的变化。

输尿管结核多由同侧肾结核向下蔓延所致，也可为膀胱结核分枝杆菌随尿液反流所发生的逆行感染。病变早期，输尿管黏膜破坏，溃疡形成，管径扩大；后期因结核性肉芽组织形成，发生管壁增厚、僵直，管腔狭窄甚至闭塞。病变的输尿管也可发生部分乃至全部钙化。临床上，输尿管结核表现同肾结核。

膀胱结核多由肾、输尿管结核蔓延而致。初期膀胱黏膜充血、水肿、形成不规则溃疡和（或）肉芽肿，开始于患侧输尿管口处，其后蔓延至三角区乃至全部膀胱。病变晚期，肌层广泛受累，膀胱壁增厚并发生挛缩。膀胱结核的典型临床表现为尿频、尿痛、脓尿和血尿。

【CT表现】

（1）依肾结核发展阶段不同而表现各异。早期，显示肾实质内低密度灶，边缘不整，增强检查其壁呈环状强化并可有对比剂进入，代表肾实质内结核性空洞，然而肾盂、肾盏的早期破坏难以显示；病变进展，发生肾盏肾盂狭窄，可见部分肾盏乃至全部肾盏、肾盂扩张，呈多个囊状低密度影，CT值略高于水，肾盂壁可显示增厚。肾结核钙化时，呈多发点状或不规则高密度影，甚至全肾钙化。

（2）早期输尿管结核CT常无异常发现或呈轻度扩张，后期则可显示输尿管管壁较弥漫性增厚，管腔呈多发不规则狭窄与扩张，可累及输尿管全程，冠、矢状面重组显示效果较佳。

（3）膀胱结核CT可发现膀胱壁内缘不规则，并可显示膀胱壁增厚和膀胱腔变小。

【MRI表现】

表现类似CT所见，肾实质的脓肿或空洞及扩张的肾盏和肾盂均呈长T1低信号和长 T2 高信号灶，MRU 也可清楚显示这些改变。输尿管结核 MRU 典型表现是输尿管僵硬，不规则，呈多发相间的狭窄与扩张。MRI 诊断膀胱结核很少应用，表现类似 CT 所见。

【实例分析】

1．现病史　患者，女，45 岁，尿频尿急 1 年余，尿痛 8 个月。
2．行 CT 检查　见下图。

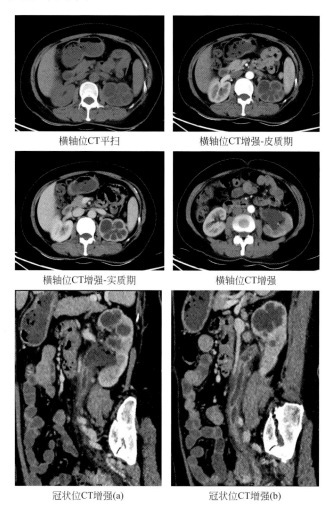

横轴位 CT 平扫

横轴位 CT 增强-皮质期

横轴位 CT 增强-实质期

横轴位 CT 增强

冠状位 CT 增强(a)

冠状位 CT 增强(b)

3．问题
（1）请描述该病的影像学表现并做出诊断。
（2）该病的诊断要点有哪些？
（3）该病的鉴别诊断有哪些？

4．参考答案
（1）左肾髓质内见多发囊状低密度灶，左侧肾盂、肾盏积水、扩张，形态不规则，左侧输尿管扩张并全程管壁增厚，周围脂肪间隙模糊，其周围可见多发略肿大淋巴结影，边缘模糊。增强后左肾实质灌注情况较对侧明显减低。诊断为左肾及输尿管结核。

（2）肾结核的诊断主要依赖于尿中查出结核分枝杆菌和相应的临床及影像学表现，后者多以尿路造影和CT表现为主，可显示病变范围、程度和病期，特别是尿路造影能显示早期肾盏改变，CT则能显示肾盂壁增厚和敏感地发现病灶钙化，均有助于正确诊断。输尿管结核影像学诊断主要靠尿路造影和CT表现，输尿管呈串珠样、软木塞钻状或笔杆状表现和输尿管壁增厚及并存的肾结核表现均是诊断的可靠依据，结合临床典型表现，不难做出诊断。

（3）肾结核应与以下疾病相鉴别。①肾脓肿：可有发热病史，肾区叩痛和局部肌肉紧张，尿中白细胞增多，尿培养可见致病细菌；CT及MRI显示早期肾实质内略低密度影，肾脓肿少有钙化，增强检查可有轻度不规则形强化，内有气-液平面，脓肿成熟期增强检查可见环形强化。②肾乳头坏死：表现为乳头边缘不规则破坏，乳头内多发、米粒大小的含对比剂洞腔，多有止痛类药物滥用、糖尿病、镰状细胞贫血等病史。输尿管结核应与以下疾病相鉴别。①血吸虫病：血吸虫病的典型表现为膀胱壁和输尿管远端管壁呈蛋壳样或轨道样钙化。②肾盂输尿管炎性囊肿：其表现为肾盂、输尿管、膀胱壁多发性、边缘清楚的小充盈缺损，输尿管边缘呈多发、浅切迹样改变。

肾上腺腺瘤

【临床与病理】

肾上腺腺瘤一般分为有功能性腺瘤和无功能性腺瘤，功能性腺瘤主要分泌一些如皮质醇、醛固酮等内分泌激素，如分泌过多，可引起临床一系列症状。

Cushing腺瘤即分泌皮质醇的肾上腺皮质腺瘤，占Cushing综合征的10%～30%。病理上，腺瘤呈类圆形，有包膜，内含丰富脂类物质。Conn腺瘤即分泌醛固酮的肾上腺皮质腺瘤，约占1/3；病理上，Conn腺瘤大多为单发，偶为多发或双侧性；瘤体通常较小，直径多为1～2cm。包膜完整，切面为橘黄色，含有丰富的脂类物质。

【CT表现】

（1）Cushing腺瘤CT表现为单侧肾上腺见类圆形或椭圆形肿块，边界清楚，直径为2～3cm，密度类似或低于肾实质；动态增强检查，肿块快速强化和迅速廓清；同侧肾上腺残部和对侧肾上腺变小。

（2）Conn腺瘤CT表现为单侧肾上腺见孤立性小结节，呈类圆或椭圆形，与肾上腺侧支相连或位于两侧支之间，边界清楚。病变较小，直径多为1～2cm，少数小于1cm，偶尔较大可达3cm。结节密度均一，由于富含脂质，常常近于水样密度；增强检查，肿块呈轻度强化，动态增强表现快速强化和迅速廓清。病侧肾上腺多能清楚显示，可受压、变形，但无萎缩性改变。

【MRI表现】

（1）Cushing腺瘤MRI表现为肾上腺见类圆形肿块，在T1WI和T2WI上，信号强度分别类似或略高于肝实质。由于腺瘤内富含脂质，因而在化学位移反相位图像上信号强度明显下降。动态增强检查表现同CT所见。

（2）Conn腺瘤MRI表现为肾上腺肿块在T1WI和T2WI上信号强度分别类似和略高于肝实质，梯度回波同相、反相位检查能证实肿块内富含脂质，表现为反相位上肿块信号明显减低。增强检查，肿块强化同CT所见。

【实例分析】

1．现病史　36岁女性，高血压病史6年。

2．行MRI检查　见下图。

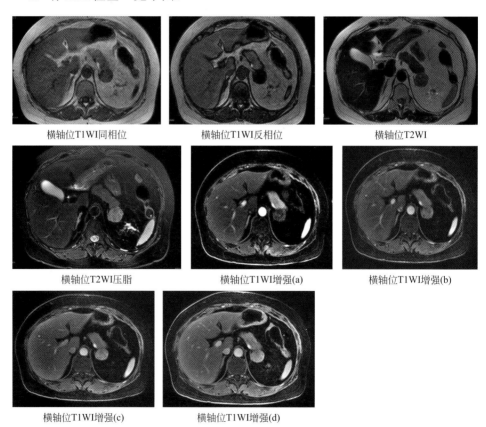

横轴位T1WI同相位　　　横轴位T1WI反相位　　　横轴位T2WI

横轴位T2WI压脂　　　横轴位T1WI增强(a)　　　横轴位T1WI增强(b)

横轴位T1WI增强(c)　　　横轴位T1WI增强(d)

3．问题

（1）请描述该病的影像学表现并做出诊断。

（2）本病可有什么临床表现？

（3）该病的鉴别诊断有哪些？

4．参考答案

（1）左侧肾上腺区见一结节灶，边界清楚，T2WI呈稍高信号，内见点状高信号，T2压脂呈稍高信号，见点状低信号，T1WI同相位呈稍高/低混杂信号，反相位示病灶信号明显减低，增强扫描病灶呈延迟强化。诊断为左侧肾上腺腺瘤。

注：本病例病理为（左侧）肾上腺皮质腺瘤，其内见灶状髓脂肪瘤成分。

（2）Cushing综合征可见于男、女性任何年龄，但最常发生于中年女性。典型症状为向心性肥胖、满月脸、皮肤紫纹、痤疮、毛发多、高血压、月经不规律等。Conn综合征以高血压、低血钾、高醛固酮水平和低血浆肾素活性为主要特征。

（3）鉴别诊断 肾上腺囊肿，CT表现为圆形或类圆形低密度灶，MRI表现为T1WI低信号和T2WI高信号，增强扫描无明显强化，边缘清晰。

肾上腺嗜铬细胞瘤

【临床与病理】

肾上腺嗜铬细胞瘤又称肾上腺髓质腺瘤，肾上腺外嗜铬细胞瘤也称副神经节瘤。嗜铬细胞瘤大多数（75%～90%）起源于肾上腺髓质，10%～15%起源于肾上腺外的嗜铬组织（如交感神经节等）。20～40岁年龄组多发。肿瘤大小不等（直径1～10cm），呈圆形、椭圆形或分叶状，有完整包膜，肿瘤较大时内部可有出血和坏死囊变。90%患者因释放儿茶酚胺而出现继发性高血压，一般为阵发性。

临床三连征：头痛、心悸、多汗（敏感性及特异性>90%）。皮肤苍白，发作数分钟后症状缓解。

肾上腺嗜铬细胞瘤也称10%肿瘤。家族史（10%），恶性（10%），双侧（10%），肾上腺外（10%），最常见于腹主动脉、腰椎旁和肾门，2%位于纵隔及膀胱壁。儿童发病（10%），术后复发（10%），血压正常（10%）。

【CT表现】

肾上腺区见圆形、类圆形或分叶状肿块，大小差异很大，多数为3～5cm。直径<3cm者，84%为实性，密度均匀；≥3cm者，70%出现坏死、出血和囊变，典型者表现为中心囊变。位于肾上腺外者和较小者多密度均匀，呈实性，少数可钙化。增强检查肿瘤实体部分中等至显著、延迟性强化，可持续至15～20分钟，坏死囊变区不强化。CT增强扫描可诱发高血压危象，慎用。

提示肿瘤恶变的征象：瘤体较大(直径通常大于7cm)，形态不规则，边界不清楚，内部密度极不均匀，邻近器官受侵犯甚至远处转移。出现转移是恶性嗜铬细胞瘤的可靠征象。

【MRI表现】

T1WI上，与肝脏类似或略低于肝脏的信号强度，但在T2WI上呈明显的高信号（灯泡征）。肿瘤有坏死或陈旧性出血时，可有短T1或更长T1、长T2信号。注射Gd-DTPA后，可见明显、快速增强，持续时间长。由于肿块多数不含脂肪，在化学位移成像上，无明显反相位信号降低的征象。

【实例分析】

1．现病史　患者约2年前无明显诱因出现血压升高，血压最高达210/130mmHg，可自行降至正常，偶有心慌、胸闷，无头痛、头晕，无腰腹部疼痛。

2．行CT、MRI检查　见下图。

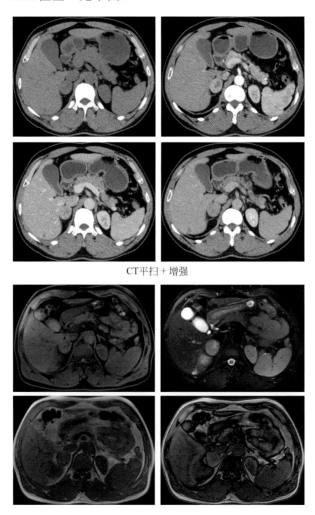

CT平扫＋增强

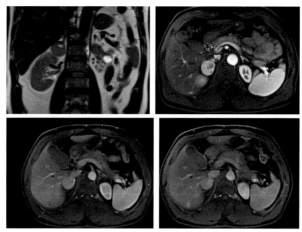

MRI平扫＋增强

3．问题

（1）请描述该病的影像学表现并做出诊断。

（2）本肿瘤也称为什么肿瘤？有何特点？

（3）本肿瘤典型临床表现有哪些？

（4）发生在肾上腺外的嗜铬细胞瘤常见部位有哪些？如何检查有助于发现和诊断本病？

4．参考答案

（1）　①CT表现：右侧肾上腺见类圆形软组织密度灶，大小约2.3cm×2.5cm×2.9cm，密度欠均匀，内见小片状低密度区，边界较清。增强检查，病灶呈明显强化，强化欠均匀，内见小片状低强化区。②MRI表现：右侧肾上腺见类圆形异常信号灶，大小约2.3cm×2.5cm×2.9cm，T1WI呈等信号，T2WI呈高信号，信号欠均匀，内见小片状T1WI低信号、T2WI明显高信号区，边界较清楚。同、反相位未见明显减低信号。增强检查，病灶呈明显强化，强化欠均匀，内见小片状低强化区。诊断为右侧肾上腺嗜铬细胞瘤。

注：本病例病理为（右侧肾上腺）嗜铬细胞瘤。免疫组化：syn+，cgA+，S-100灶+，EMA-。

（2）肾上腺嗜铬细胞瘤又称肾上腺髓质腺瘤，也称为10%肿瘤。家族史（10%），恶性（10%），双侧（10%），肾上腺外（10%），最常见于主动脉、腰椎旁和肾门，2%位于纵隔及膀胱壁。儿童发病（10%），术后复发（10%），血压正常（10%）。

（3）肾上腺嗜铬细胞瘤20～40岁年龄组多发，典型临床表现为阵发性高血压、头痛、心悸、多汗和皮肤苍白，发作数分钟后症状缓解。

（4）发生在肾上腺外的嗜铬细胞瘤（副神经节瘤）常见部位是腹主动脉旁区、纵隔脊柱旁区、膀胱壁。影像学检查以MRI和CT表现为一线检查，

MRI的冠状T2WI预饱和脂肪抑制检查常有助于发现肿瘤；当仍有困难时，利用^{131}I-MIBG显像检查（ECT表现）具有高度特异性的特点，常能做出准确诊断。

前 列 腺 癌

【临床与病理】

前列腺癌多发生于老年男性，在欧美各国发病率较高，居美国男性恶性肿瘤的第2位。我国前列腺癌的发病率相对较低，但近年来在逐渐增高。前列腺癌主要发生在前列腺的周围带（占70%），其生长可侵犯相邻区，并可突破前列腺被膜，进而侵犯周围脂肪、精囊和邻近结构，还可发生淋巴转移和血行转移，后者以骨转移多见且常为成骨性转移。前列腺癌95%为腺癌。值得注意的是，前列腺癌常常合并良性前列腺增生。前列腺癌的早期临床表现类似良性前列腺增生，即排尿困难，晚期则出现膀胱和会阴部疼痛及转移体征。肛门指诊检查可触及前列腺硬结，表面不规则。实验室检查，前列腺特异抗原（prostate-specific antigen，PSA）显著增高；若为轻度增高，游离PSA/总PSA<0.1也具有意义。

【CT表现】

早期前列腺癌CT仅可显示前列腺增大，而密度无异常改变。常规CT增强检查，前列腺组织与肿瘤组织强化程度类似；动态增强检查的动脉期，肿瘤可能表现为富血供结节。对于进展期前列腺癌，CT能够显示肿瘤被膜外侵犯，表现为正常前列腺形态消失，代之以较大的分叶状肿块。肿瘤侵犯肛提肌时，使其增厚。CT可发现盆腔淋巴结转移及远处器官或骨转移。

【MRI表现】

MRI对于发现前列腺癌及确定其大小、范围均有较高价值。前列腺癌与前列腺组织T1WI均为一致性较低信号，难以识别肿瘤；但在T2WI上，前列腺癌典型表现为正常较高信号的前列腺周围带出现低信号结节影，此时，肿瘤与周围组织的信号有显著差异，易于发现早期肿瘤。DWI检查，肿瘤表现为明显高信号结节。肿瘤为富血供结节，动态增强检查的增强早期病灶明显强化，呈高信号。部分病灶可因对比剂快速廓清而信号降低。MRS检查，前列腺结节的Cit峰明显下降，而Cho峰明显增高和（或）（Cho+Cre）/Cit的比值显著增高，均提示为前列腺癌。

【实例分析】

1. 现病史　患者，男，81岁，腰疼5天，查体发现PSA升高1天余（TPSA>100ng/ml，FPSA>50ng/ml），平素患者有排尿困难症状。

2．行MRI检查　见下图。

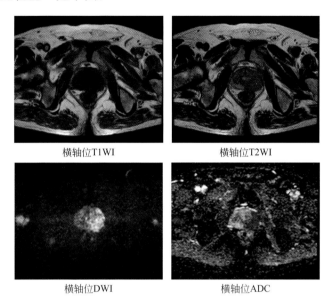

横轴位T1WI　　　　　　　　　　横轴位T2WI

横轴位DWI　　　　　　　　　　横轴位ADC

3．问题

（1）请描述该病的影像学表现并做出诊断。

（2）该病的鉴别诊断有哪些？

4．参考答案

（1）前列腺体积增大，大小约5.6cm×4.5cm×4.0cm。前列腺外周带左侧及邻近移行带内见不规则形T1WI低信号，T2WI低信号，DWI呈高信号，ADC信号减低，边界不清楚，邻近前列腺包膜不完整；外周带右侧信号尚均匀。扫及双侧股骨、右侧耻骨见斑片状T1WI低信号，T2WI低信号，DWI呈高信号，ADC信号略减低，边缘欠清。诊断为前列腺癌（左侧外周带及邻近移行带）并多发骨转移。

注：本病例病理为（左侧）前列腺腺癌。

（2）鉴别诊断　前列腺增生、好发于老年人，多发生在移行带，增生明显时突入膀胱，边缘光滑完整，早期即可压迫后尿道而引起排尿困难，伴有慢性梗阻征象。

前列腺增生

【临床与病理】

良性前列腺增生(benign prostatic hyperplasia，BPH）是老年男性常见病变，60岁以上的发病率高达75%。病理上，前列腺增生主要发生在移行带，腺体组织和基质组织有不同程度增生。当增大的移行带压迫邻近的尿道和膀胱出口时，导致不同程度膀胱梗阻。主要临床表现为尿频、尿急、夜尿及排尿困难。

【CT表现】

CT表现为前列腺弥漫性一致性增大。正常前列腺的上缘低于耻骨联合水平，如耻骨联合上方2cm或更高层面仍可见前列腺，或（和）前列腺横径超过5cm，即可判断前列腺增大。增大的前列腺边缘光滑锐利，密度无改变，但可有高密度钙化灶，代表结石；增强检查，增大的前列腺呈对称性较均一强化。

【MRI表现】

前列腺均匀对称性增大。T1WI上，增大的前列腺呈均一低信号。T2WI上，前列腺周围带多维持正常较高信号，并显示受压变薄，甚至近于消失；而中央带和移行带体积明显增大，当以腺体增生为主时，呈结节性、不均一的高信号，若基质增生明显，则以中等信号为主。DWI和动态增强检查，增大的前列腺内无局限性高信号灶或异常多血供区。MRS检查，增生的移行带由于腺体增生Cit峰明显升高，Cho峰和Cre峰变化不明显。

【实例分析】

1. 现病史　患者，男，63岁，排尿困难。
2. 行MRI检查　见下图。

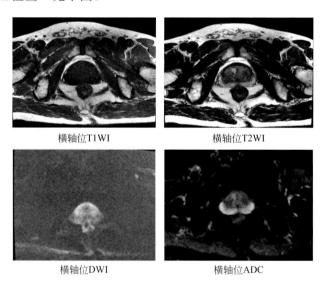

横轴位T1WI　　　　　　横轴位T2WI

横轴位DWI　　　　　　横轴位ADC

3. 问题
（1）请描述该病的影像学表现并做出诊断。
（2）该病的鉴别诊断有哪些？
4. 参考答案
（1）前列腺体积增大，大小约4.4cm×4.5cm×6.4cm，移行带增生为主，内见结节状T1WI等信号，T2WI高、低信号，DWI未见明显高信号，ADC图未见明显减低，外周带受压，内未见明显异常信号灶。诊断为前列腺增生。

注：本病例病理为良性前列腺增生。

（2）良性前列腺增生主要应与前列腺癌相鉴别，前者多发生在前列腺移行带，很少发生在周围带，而后者则相反；此外，增强扫描时，前者轻度强化，后者强化较明显。

子宫肌瘤

【临床与病理】

子宫肌瘤是女性生殖系统中最常见的良性肿瘤。子宫肌瘤好发于30～50岁。肌瘤常为多发，大小不等。发生部位以子宫体最多见（90%），可分为黏膜下、肌壁间和浆膜下肌瘤，也可发生在宫颈。病理上，子宫肌瘤为一实体性的球形肿块，主要由漩涡状排列的平滑肌细胞构成，并有不等量的胶原、细胞外基质和纤维组织。肌瘤外表有一层结缔组织束和纤维构成的假性包膜。肌瘤可发生多种变性，包括玻璃样变、红色样变、囊性变等，也可发生出血、钙化。子宫肌瘤恶变的概率很低，不足1%。

临床上，虽然肌壁间肌瘤最为常见，然而产生明显症状者是黏膜下肌瘤。常见症状是月经过多、经期长且间隔短、不孕和习惯性流产等。

【CT表现】

子宫增大，可呈分叶状表现，主要见于较大的肌层内肌瘤和浆膜下肌瘤。平扫肌瘤的密度可等于或略低于周围正常子宫肌，增强检查肌瘤可有不同程度强化，多略低于正常子宫肌的强化。约10%的子宫肌瘤发生钙化，主要见于绝经后退变的肌瘤。

【MRI表现】

MRI是发现和诊断子宫肌瘤的最敏感方法，能检出直径3mm的子宫肌瘤，也易于分辨黏膜下、肌层内、浆膜下或宫颈部位的子宫肌瘤。在T1WI上，子宫肌瘤的信号强度类似子宫肌；然而在T2WI上，典型肌瘤呈明显低信号，边界清楚，与周围子宫肌信号形成鲜明对比。子宫肌瘤有继发变性者表现不一，取决于变性的类型及范围。多发子宫肌瘤因各肿瘤有不同类型变性而表现各异。有钙化者在T1WI和T2WI均呈低信号；囊性变时T2WI呈高信号；红色变性者在T1WI信号略增高。在T2WI上，肌瘤的周边有时可见高信号环状影，代表扩张的淋巴管、静脉或水肿。

【实例分析】

1. 现病史　患者，女，50岁，查体发现子宫病变。

2．行MRI检查　见下图。

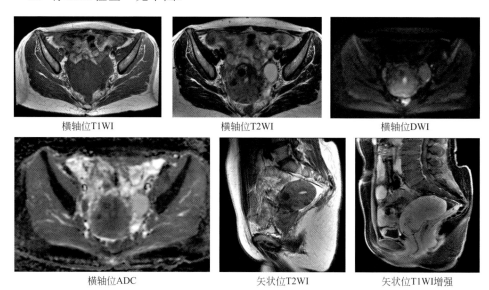

横轴位T1WI　　　　　　横轴位T2WI　　　　　　横轴位DWI

横轴位ADC　　　　　　矢状位T2WI　　　　　　矢状位T1WI增强

3．问题

（1）请描述该病的影像学表现并做出诊断。

（2）该病的鉴别诊断有哪些？

4．参考答案

（1）MRI显示：子宫后倾位，子宫体部肌层内见类圆形异常信号灶，T1WI呈等信号，T2WI呈低信号，DWI呈低信号，ADC图呈不均匀性低信号；增强扫描呈延迟强化，强化程度低于子宫肌层，边缘清晰。诊断为子宫肌瘤。

（2）子宫肌瘤应与以下疾病相鉴别。①子宫腺肌瘤：为异位的子宫内膜向肌层内浸润生长；临床上常有明显痛经病史且瘤体大小可随月经周期而变化；在MRI T2WI上子宫腺肌瘤为等信号，其内可见散在点状的高信号灶，为异位的子宫内膜岛，同时子宫腺肌瘤常合并子宫结合带弥漫性或局限性增厚。②子宫内膜息肉：应与黏膜下肌瘤相鉴别，增强检查子宫肌瘤大多数强化程度低于子宫肌层。③子宫肉瘤：多发肌瘤应与子宫肉瘤鉴别，子宫肉瘤在肌层内呈弥漫性生长，与子宫肌壁间无明显界限，无包膜，形态不规则，轻/中度强化，瘤内伴有出血、坏死。

子宫内膜癌

【临床与病理】

子宫内膜癌是女性生殖系统中常见的一种恶性肿瘤，发病率仅次于宫颈癌。病理上腺癌占绝大多数。肿瘤最初位于子宫内膜，可发生溃疡和坏死，而后向外侵犯子宫肌，并可向下延伸侵犯宫颈。当肿瘤穿破浆膜后，能直接累及宫旁组织、膀胱和邻近肠管。淋巴转移是常见的转移途径，血行转移和腹膜直接侵犯均较少见。

子宫内膜癌发病的峰值年龄为55～65岁。主要症状是阴道不规则出血，特别是绝经后女性，出现白带增多并有血性和脓性分泌物。子宫内膜癌临床诊断主要依靠刮宫和细胞学检查，特别是在肿瘤早期，影像学检查的目的在于评估肿瘤侵犯子宫的深度、范围、淋巴结转移及远隔转移，以便采取适当的治疗方案和估计预后。

【CT表现】

早期肿瘤，当瘤体较小时，CT显示不清。增强扫描可显示肿瘤范围，肿瘤的强化程度低于正常肌层。当病灶侵及宫颈时，可表现出宫颈不对称增大；宫腔积液时可表现出宫腔低密度影；当宫外侵犯发生时，可表现为宫旁软组织密度影，宫旁间隙不清；当发生广泛盆腔内播散时，盆腔内脂肪间隙消失，各器官分界不清，成为冰冻骨盆；当发生远处转移时，可发现远处器官转移灶及肿大淋巴结。

【MRI表现】

MRI检查对于子宫内膜癌临床分期具有较高价值，可判断子宫肌受累的深度、有无宫颈侵犯和宫外延伸，从而利于临床治疗和判断预后。

Ⅰ期肿瘤：病变限于子宫内膜时，T1WI或T2WI上可显示正常，但DWI可表现为明显高信号；当肿瘤侵犯子宫肌时，在T2WI上能较为准确地测量出肿瘤侵犯子宫肌的深度，可见中等信号的肿瘤破坏子宫内膜与子宫肌界面，侵入子宫肌内层（ⅠA期），使低信号联合带发生中断，当突破联合带，可进一步侵犯累及子宫肌外层（ⅠB期）。Gd-DTPA增强T1WI检查，子宫内膜癌的强化程度低于邻近正常子宫肌，能准确评估出肿瘤的范围和侵犯深度。

Ⅱ期肿瘤：T2WI可见中等信号的肿块延伸至宫颈，并扩张子宫颈管；肿瘤进一步向深部侵犯时，可破坏和中断低信号的宫颈纤维基质带。

Ⅲ期和Ⅳ期肿瘤：发生宫旁侵犯，显示肿瘤累及宫旁组织并使其信号发生改变，卵巢受累时则卵巢处出现中等信号肿块，腹膜种植表现为T1WI中等信号和T2WI高信号的结节影，淋巴结转移时显示淋巴结增大。

在DWI上，由于瘤组织内水分子运动受限而表现为较高信号，ADC呈低信号。正常联合带在DWI上为低信号，因而联合带的信号改变可作为肌层受侵的标志，即联合带完整表明病灶局限于内膜，而联合带内出现异常高信号则说明肿瘤已侵犯子宫肌内层。若子宫内膜癌较为局限时，有时在DWI图上不易与正常内膜的高信号相区别，但ADC图上可测得其ADC值低于正常内膜，有助于对病灶的诊断。

【实例分析】

1. 现病史　患者，女，67岁，绝经13年，阴道流血排液4天。
2. 行MRI检查　见下图。

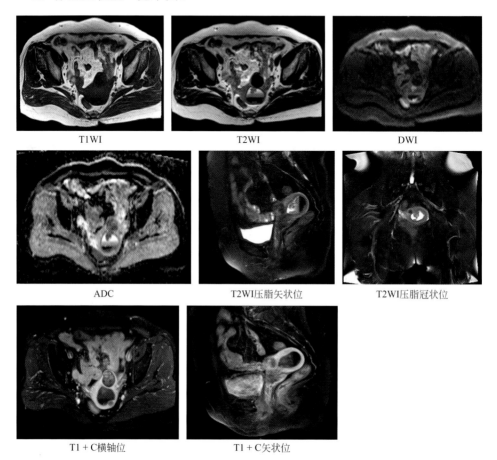

3. 问题
（1）请描述该病的影像学表现并做出诊断。
（2）该病的鉴别诊断有哪些？
4. 参考答案
（1）子宫大小、形态可，子宫内膜明显增厚，呈稍短T1、长T2信号，DWI序列呈高信号，ADC图信号减低，边缘局部欠清；子宫底偏后部结合带不连续，可见片状等T1等T2信号，侵及范围小于1/2肌层厚度。增强扫描子宫内膜及边缘可见强化影，边界不清；子宫肌层内见多发斑片状低强化影，较大者最大直径约12mm；宫颈未见明显异常强化灶。诊断为子宫内膜Ca（ⅠA期）。

注：本病例病理为子宫右侧宫角处子宫内膜样癌，高分化，局限型，侵犯浅肌层，累及宫颈管，宫颈外口及双侧附件未见累及。

（2）子宫内膜癌鉴别诊断　①子宫颈癌：在35～55岁年龄妇女中发病率最

244

高。子宫颈体积增大，形态不规则，T1WI呈等信号，T2WI肿块信号明显高于肌肉组织。宫颈管破坏，或堵塞引起子宫内积液，子宫腔扩大呈水样信号。当子宫内膜癌累及子宫颈管时和子宫颈癌较难鉴别。②子宫腺肌病：MRI表现为子宫呈均匀球形增大，子宫肌层T2WI呈低信号影。临床上子宫腺肌病有明显的痛经史。③子宫平滑肌瘤：与黏膜下和肌壁间子宫肌瘤鉴别。子宫肌瘤多见于绝经期前妇女。体积小的子宫肌瘤内部信号较均匀，体积大的子宫肌瘤表现为子宫增大、变形，在T1WI和T2WI上均为低信号，当病变内发生囊变或出血时信号不均匀。

宫 颈 癌

【临床与病理】

宫颈癌在我国是女性生殖系统最常见的恶性肿瘤。

病理上，宫颈癌多为鳞状上皮癌，约占90%，余为腺癌或腺鳞癌。宫颈癌多发生在鳞状上皮与柱状上皮结合处，具有侵袭性，可破坏宫颈壁而侵犯宫旁组织，进而达盆壁，向下和向上延伸则侵犯阴道和子宫下段。病变晚期，输尿管、膀胱和直肠均可受累。宫颈癌主要沿淋巴道转移，血行转移少见。宫颈癌的治疗方案取决于肿瘤的分期。

临床上，宫颈癌主要见于45~55岁妇女，但目前有年轻化趋势。接触性出血是宫颈癌早期的主要症状，晚期则发生不规则阴道出血和白带增多。肿瘤侵犯盆腔神经可引起剧烈疼痛，侵犯膀胱和直肠则发生血尿和便血。妇科检查可见宫颈糜烂及菜花状或结节状肿物。

【CT表现】

对于早期较小肿瘤，CT平扫显示不清，增强后肿瘤呈不规则强化。当肿瘤较大时，可见宫颈不规则增大。当发生宫旁软组织侵犯时，宫旁间隙模糊，可累及下段输尿管，造成肾积水。累及膀胱或直肠时，膀胱或直肠旁脂肪间隙消失，膀胱或直肠壁不规则增厚。

【MRI表现】

由于MRI检查可明确显示正常宫颈各带解剖和宫颈与阴道的分界，因此对肿瘤范围的显示要优于CT。

Ⅰ期肿瘤：MRI检查难以识别原位癌和微小肿瘤。当肿瘤明显侵犯宫颈基质时，于T2WI上表现为中等信号肿块，宫颈管扩大，宫颈基质低信号中断。

Ⅱ期肿瘤：显示肿瘤突入和侵犯阴道上部，或显示宫颈增大，外缘不规则或不对称，宫旁出现肿块或宫旁脂肪组织内出现异常信号的粗线状影。

Ⅲ期肿瘤：除上述异常表现外，还显示肿块向下侵犯阴道的下部，向外延伸至盆壁，或出现肾积水表现。

Ⅳ期肿瘤：膀胱或直肠周围脂肪界面消失，正常膀胱壁或直肠壁的低信号中断，晚期可出现膀胱壁或直肠壁的增厚或腔内肿块。

绝大多数宫颈癌病灶在DWI上表现为局限性高信号，易与正常子宫颈以及邻近结构区别，可用于评价宫颈基质受侵情况。DWI上的高信号是由于肿瘤细胞密度增加、细胞间隙减少和组织间液压力升高等因素，造成水分子运动受限所致，其ADC值要显著低于正常宫颈。

宫颈癌早期诊断主要依靠临床检查及活检病理诊断，影像检查主要适用于进展期子宫颈癌的分期，判断其侵犯范围，明确有无宫旁侵犯、盆壁或周围器官受侵及淋巴结转移。MRI是宫颈癌分期首选影像检查方法，此外，还有助于鉴别治疗后肿瘤复发与纤维化。

【实例分析】

1. 现病史　患者，女，71岁，绝经30年，阴道流血9个月。
2. 行MRI检查　见下图。

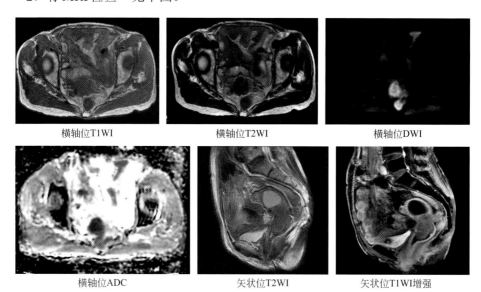

横轴位T1WI　　　　横轴位T2WI　　　　横轴位DWI

横轴位ADC　　　　矢状位T2WI　　　　矢状位T1WI增强

3. 问题
（1）请描述该病的影像学表现并做出诊断。
（2）该病鉴别诊断有哪些？
4. 参考答案

（1）宫颈区见团状异常信号灶，病变T1WI呈等信号，T2WI呈稍高信号，DWI呈高信号，ADC呈低信号，增强扫描病变强化程度略低于宫颈肌层结构、边界不清，内部基质受侵，病变向下突出至阴道上部，宫腔扩张，内见团块状肿块，T1WI呈低信号，T2WI呈高信号，增强扫描未见明显强化。诊断为宫颈癌（Ⅱa期）。

注：本病例病理为子宫颈中分化鳞状细胞癌，侵犯宫颈管深层（>1/2），脉管内查见癌栓，子宫体未见受累，阴道壁断端查见高级别上皮内瘤变。

（2）宫颈癌鉴别诊断　①子宫内膜癌：子宫内膜癌多见于绝经后老年妇女，子宫常呈不规则或分叶状增大，呈等T1长T2信号，其间可混有结节状中等或低信号区，形态不规则，容易向宫颈及宫外侵犯，盆腔内有淋巴结转移。当子宫内膜癌累及子宫颈管时和子宫颈癌较难鉴别。②宫颈囊肿：单发或多发，边界清楚，呈长T1长T2信号，增强后无强化。

卵巢巧克力囊肿

【临床与病理】

功能性子宫内膜发生在正常子宫内膜位置以外的其他任何部位时称子宫内膜异位症。当异位的子宫内膜发生在子宫以外的其他任何部位时称外在性子宫内膜异位，常见于卵巢、子宫的韧带、直肠阴道隔、子宫直肠陷凹、输卵管、大肠、膀胱以及盆腔腹膜。

子宫内膜异位症主要症状有继发性和渐进性痛经，月经失调，不孕，肠道及尿路症状，症状多表现为与月经有关的周期性发作。体格检查发现子宫后倾后屈固定，双侧附件增厚或扪及与子宫相连的不活动囊性肿物。

子宫内膜异位症可位于盆腔组织器官表面，呈大小不等蓝紫色病灶。其中卵巢受累最为常见（80%），如病变限于卵巢表层则可见到大小不等的囊肿，较大者直径为5～6cm，最大可达15cm，囊肿内含暗褐色糊状陈旧血液，故常称为巧克力囊肿。

子宫内膜异位症是一种常见的妇科病，占妇科门诊新病例的4%～17%，在妇科手术中占5%～15%，多见于30～45岁的妇女。

【CT表现】

通常表现为盆腔内囊性肿块并囊腔内积血。由于出血时间不同而有不同的CT密度，既可为水样密度，也可表现为高密度囊肿。多数病灶因周围组织粘连成为轮廓不清、密度不均的囊性肿块。增强表现为囊壁不规则强化而囊内容物无强化。

【MRI表现】

卵巢子宫内膜异位症的表现多种多样，由于病灶内反复出血，而积血的时间与成分不同，造成囊液成分复杂，且合并纤维组织增生和粘连，因此形成不规则囊实性肿块。囊肿典型表现为短T1、长T2信号，也可为长T1、长T2信号或混杂信号。由于重力作用，囊液和细胞成分出现分层，形成液-液平面。囊肿边缘与子宫周围可见不规则软组织信号粘连带。增强扫描，囊肿周围粘连带和腔内分隔可见强化。

【实例分析】

1．现病史　患者，女，38岁，月经周期缩短、下腹坠胀半年，行实验室检查，发现盆腔肿物20余天。

2．行MRI检查　见下图。

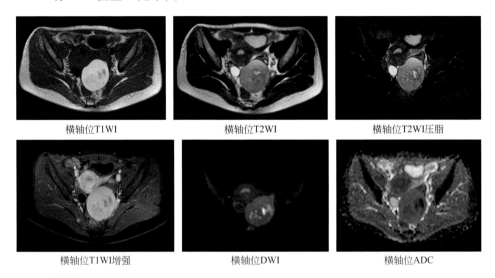

横轴位T1WI　　　　　横轴位T2WI　　　　　横轴位T2WI压脂

横轴位T1WI增强　　　　横轴位DWI　　　　　横轴位ADC

3．问题

（1）请描述该病的影像学表现并做出诊断。

（2）该病的鉴别诊断有哪些？

4．参考答案

（1）子宫左侧附件区见类圆形异常信号灶，以T1WI高信号、T2WI高信号为主，其内亦可见斑片状T1WI低信号、T2WI低信号，T2压脂呈高低混杂信号，内未见明显脂肪信号灶，DWI呈高低混杂信号，ADC图大部呈稍高信号，局部信号减低，增强扫描病灶无明显强化，边缘清晰。诊断为子宫左侧附件区巧克力囊肿。

注：本病例病理为（左侧卵巢）符合子宫内膜异位。

（2）鉴别诊断　①卵巢囊肿：表现为边界清晰锐利的圆形、椭圆形薄壁囊肿，内部结构均匀，呈水样密度/信号。②卵巢囊腺瘤：有浆液性囊腺瘤和黏液性囊腺瘤之分。综合可表现为一个大的单房或多房性囊性肿物，轮廓光整。囊壁薄且规则，囊内也可出现分隔，分隔较薄，间隔呈线样低信号，有时可见小的乳头状突起。当囊内出血时，T1WI、T2WI为高信号。临床无痛经史。③卵巢囊腺癌：肿瘤常大于4cm，表现为囊实性肿块，以实性为主。囊内分隔厚薄不均，可见壁结节。常出现盆壁、盆腔受累，伴有腹膜、肠系膜或大网膜转移，腹水、淋巴结转移。

卵巢囊腺瘤

【临床与病理】

浆液性囊腺瘤和黏液性囊腺瘤分别占卵巢全部肿瘤的23%和22%。病理上，肿瘤均可为多房或单房性，囊壁和内隔均较光滑，内含稀薄或黏稠的液体。

浆液性囊腺瘤多为单侧，可含有钙化，有单纯性及乳头状两型，前者多为单房，囊壁光滑；后者常为多房，内见乳头，恶变率较高，可达30%～50%。黏液性囊腺瘤多为单侧，体积较大或巨大，直径多大于10cm，常为多房，囊内少有乳头生长，恶变率为5%～10%。

卵巢的浆液性囊腺瘤和黏液性囊腺瘤易发生在中年女性，主要临床表现为盆腹部肿块，较大肿块可产生压迫症状，造成大小便障碍。

【CT表现】

肿瘤常表现为盆腔内较大肿块，巨大者可占据大部分盆腹腔。浆液性囊腺瘤呈水样低密度，壁薄且均匀一致，体积一般较小，囊壁上可见乳头状软组织突起。黏液性囊腺瘤密度较高，囊壁较厚，体积大，囊壁上很少有乳头状突起，且多为单侧发生。如肿块呈多房状，各房密度可略有差异。增强检查，壁和内隔或乳头状突起有轻度均匀强化，囊腔不强化。

【MRI表现】

均表现为边界清楚的肿块，大小不等，常为多房状。肿块内多有分隔，常见于黏液性囊腺瘤。浆液性囊腺瘤表现为长T1、长T2液性信号；黏液性者由于含黏蛋白而致肿瘤在T1WI上信号强度有不同程度增高，T2WI上仍呈较高信号。Gd-DTPA增强检查，肿瘤的壁和分隔发生强化。

【实例分析】

1. 现病史

（1）患者1，女，59岁，绝经7年，尿不尽一年余，发现盆腔肿物2天。

（2）患者2，女，14岁，自诉扪及腹部肿物10余天。

2. 行MRI检查

（1）患者1，见下图。

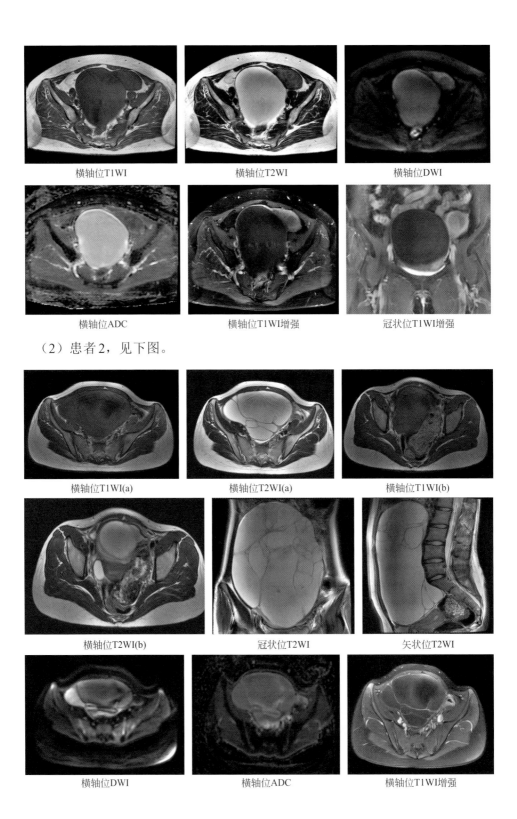

横轴位T1WI

横轴位T2WI

横轴位DWI

横轴位ADC

横轴位T1WI增强

冠状位T1WI增强

（2）患者2，见下图。

横轴位T1WI(a)

横轴位T2WI(a)

横轴位T1WI(b)

横轴位T2WI(b)

冠状位T2WI

矢状位T2WI

横轴位DWI

横轴位ADC

横轴位T1WI增强

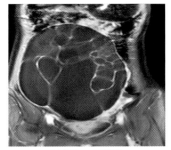
冠状位T1WI增强

3．问题

（1）请分别描述病例1、2影像学表现并做出诊断。

（2）本病的鉴别诊断有哪些？

4．参考答案

（1）①病例1：盆腔内宫体右后上方见团状异常信号灶，T1WI呈低信号，T2WI及T2WI压脂呈高信号，DWI呈高信号，ADC呈高信号，增强扫描囊壁可见强化，囊内未见明显强化，边界清楚，病变与右侧附件关系紧密。诊断为右侧卵巢浆液性囊腺瘤。②病例2：腹盆腔内可见一较大团状异常信号灶，T1WI呈低-稍高信号，T2WI呈高信号，DWI呈稍高信号，ADC信号未见明显减低，其内可见多发分隔影，边缘较清楚，邻近结构受压；增强扫描后病变内大部分未见强化，其边缘及内部分隔可见强化。双侧附件显示不清。诊断为腹盆腔内囊性占位，考虑附件来源，黏液性囊腺瘤可能大。

注：病例1病理为右侧卵巢浆液性囊腺瘤。病例2病理为左卵巢黏液性囊腺瘤。

（2）鉴别诊断　①卵巢囊肿：常为单侧单发，也可为双侧多发。单纯卵巢囊肿内部为水样信号，囊壁较薄，边缘光滑锐利。②卵巢皮样囊肿：囊肿大部分均匀，T1WI低T2WI呈高信号，囊内不定形团块影，结节状无强化角化物，囊壁可强化，囊液无强化；囊壁有局部增厚。③卵巢巧克力囊肿：附件区见大小不一囊肿，囊肿可单侧，也可双侧。根据出血时间的不同，囊内信号不同，常为混杂信号，边缘不规则，囊肿壁与邻近结构分界不清，并可造成盆腔器官的粘连。

卵 巢 癌

【临床与病理】

卵巢癌是卵巢最常见的恶性肿瘤，主要为浆液性囊腺癌和黏液性囊腺癌，而其他类型卵巢癌均少见。其中浆液性囊腺癌最为多见，占全部卵巢恶性肿瘤的40%～60%，双侧者约为5%，其中绝大多数是由浆液性囊腺瘤恶变而来。病理上，肿瘤为囊实性，切面示瘤内有许多大小不等囊性区，内含陈旧性出血，囊壁上有明显乳头状突起。黏液性囊腺癌占卵巢癌的15%～20%，其中约25%为双侧性。肿瘤为多房状，囊内有乳头状增生。

卵巢癌的进展包括局部侵犯、腹膜腔的直接种植和淋巴转移，而血行转移较为少见。黏液性囊腺癌腹膜直接种植可形成腹腔假性黏液瘤。

临床上，卵巢癌早期无症状，发现时已多属晚期。表现为腹部迅速生长的肿块，常合并有压迫症状，多有血性腹水，并有消瘦、贫血、乏力等表现。实验室检查，CA125和CEA明显升高。

【CT表现】

早期，肿瘤难以发现，晚期肿瘤表现为盆腹腔内较大肿块，多发大小不等、形态不规则的低密度囊性部分，其间隔和囊壁厚薄不均，有明显呈软组织密度的实性部分。增强检查，肿瘤的间隔、囊壁和实体部分发生显著强化。多数肿瘤合并有大量腹水。

肿瘤发生局部侵犯时，如输尿管受累，则发生肾积水；侵犯子宫时，造成宫旁脂肪密度增高，子宫增大且形态不规则。肿瘤发生腹膜腔转移时，可见大网膜弥漫性增厚、密度不均匀增高，形如饼状，称为网膜饼。腹膜腔转移也可在肠系膜和壁腹膜表面形成多发的小结节；黏液性囊腺癌发生种植性转移时，形成腹腔假性黏液瘤，表现为盆腔、腹腔内低密度肿块，当位于肝脏外缘处时，呈分隔状表现，致肝表面形成多个扇形压迹。此外，还可发现盆腔、腹膜后和腹股沟淋巴结转移和肝内转移。

【MRI表现】

肿瘤的形态学表现类似CT表现，通常表现为不规则的囊实性肿块，囊液视其内容而在T1WI上表现为低至高信号，而T2WI上均显示为高信号。囊内隔和囊壁形态不规则，增强检查呈明显强化，而其内囊液无强化。MRI检查同样能发现腹水、腹腔的种植性转移，淋巴结转移和邻近结构的直接侵犯。

【实例分析】

1. 现病史　患者，女，51岁，查体发现盆腔肿物1年余。
2. 行MRI检查　见下图。

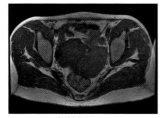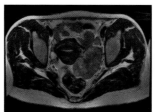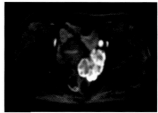

横轴位T1WI　　　　　　横轴位T2WI　　　　　　横轴位DWI

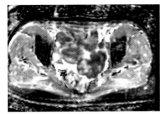
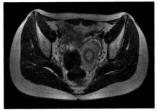
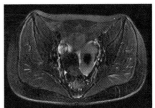

| 横轴位ADC | 横轴位T1WI增强 | 冠状位T1WI增强 |

MRI平扫＋增强

3．问题

（1）请描述该病的影像学表现并做出诊断。

（2）该病的鉴别诊断有哪些？

4．参考答案

（1）子宫左侧附件区见团块状囊实性异常信号影，T1WI显示病变实性部分呈等信号，囊性部分呈稍高信号，T2WI显示病变实性部分呈稍高信号，囊性部分呈高信号，实性部分DWI呈高信号，ADC呈低信号，增强扫描呈不均匀性强化；左侧附件区病变前方（髂内血管旁）见实性异常信号影，T1WI呈稍低信号，T2WI呈稍高信号，DWI呈高信号，ADC呈低信号，增强扫描可见强化，边界尚清。诊断为左侧卵巢癌合并左侧髂血管旁淋巴结转移。

注：本病例病理为（左附件）卵巢浆液性囊腺癌，高级别，输卵管未见受累。

（2）鉴别诊断　①卵巢囊腺瘤：有浆液性囊腺瘤和黏液性囊腺瘤之分。综合表现为一个大的单房或多房性囊性肿物，轮廓光整。囊壁薄且规则，囊内也可出现分隔，分隔较薄，间隔呈线样低信号，有时可见小的乳头状突起。当囊内出血时，T1WI、T2WI为高信号。有时，卵巢囊腺癌不易与卵巢囊腺瘤鉴别，原因是某些病变不典型，致其间表现有所重叠，这是影像学检查的限度。然而，当发现病变同时有直接侵犯或转移征象时，可诊为卵巢囊腺癌。②卵巢转移性肿瘤：通常表现为双侧对称圆形或椭圆形，轮廓清晰光整，与周围组织无粘连，结合临床，有生殖器、乳腺、消化道肿瘤病史。③卵巢囊性畸胎瘤：CT及MRI时可见盆腔内有密度不均匀的肿块，显示内有脂肪、骨、牙齿、软组织和液体成分。

卵巢畸胎瘤

【临床与病理】

囊性畸胎瘤是卵巢常见的良性肿瘤，约占全部卵巢肿瘤的20%。肿瘤由来自三个胚层的成熟组织构成，其中以外胚层组织为主。肿瘤呈囊性，表面光滑，囊壁较厚，内含皮脂样物质、脂肪、毛发，并可有浆液、牙齿或骨组织。大约10%的囊性畸胎瘤为双侧性。恶性发生率很低，不足2%。肿瘤可发生扭转或破裂。

临床上，卵巢囊性畸胎瘤可见于任何年龄，主要见于育龄妇女，通常无症状，大者可触及肿块，发生扭转时出现疼痛。

【CT 表现】

盆腔内见边界清楚的混杂密度囊性肿块，内含脂肪、软组织密度成分和钙化。有时，肿块内可见脂肪液面，偶可在界面处见漂浮物，代表毛发团。囊壁可发生局限性增厚，呈结节状突向腔内，称皮样栓。少数囊性畸胎瘤无明确脂肪成分和钙化，仅含蛋白样液体而呈略高密度，不具特征。

【MRI 表现】

盆腔内见混杂信号肿块。其MRI特征表现为肿块内含有脂肪信号灶，即T1WI上为高信号，T2WI上为中高信号，且在各种序列上均与皮下脂肪信号相同；频率饱和脂肪抑制像上，中、高信号灶的强度明显下降，且与皮下脂肪信号下降程度相似。此外，MRI检查同样可发现液-液平面、由囊壁向内突入的壁结节和由钙化形成的无信号区。

【实例分析】

1. 现病史　患者，女，23岁，月经不规律1个月，发现盆腔肿物16天。

2. 行MRI检查　见下图。

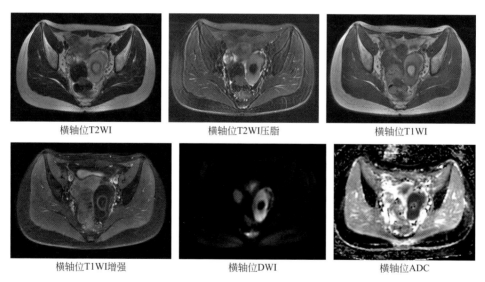

横轴位T2WI　　　横轴位T2WI压脂　　　横轴位T1WI

横轴位T1WI增强　　　横轴位DWI　　　横轴位ADC

3. 问题

（1）请描述该病的影像学表现并做出诊断。

（2）该病的鉴别诊断有哪些？

4. 参考答案

（1）子宫左侧附件区见团状异常信号影，边缘较清楚，呈短/稍短T1、长/稍长T2信号，T2压脂局部信号减低，DWI呈不均匀高信号，ADC信号减低；病灶偏前部见小片状短 T1 长 T2 信号影，T2 压脂呈低信号，边界较清楚；增强扫描病灶边缘呈较明显强化，其内局部呈不均匀轻度强化。诊断为子宫左侧附件区畸胎瘤。

注：本病例病理为（左侧卵巢）成熟性囊性畸胎瘤。

（2）鉴别诊断　①骶前畸胎瘤：影像学表现相似，位置不同，其位于骶前，通常造成直肠、子宫等器官向前移位。②卵巢子宫内膜异位囊肿：可见附件区囊性肿块，大小不等，可单房或多房，形态密度因出血时间不同而表现各异，囊肿内含浓稠血液，因蛋白含量不同密度（信号）不同，MRI 检查在 T1 和 T2 加权像上卵巢子宫内膜异位显示为类似畸胎瘤的脂肪样高信号，T1 压脂后仍呈高信号。③卵巢良性囊腺瘤：在 CT 和 MRI 图像上显示为薄壁囊性肿物，呈单房或多房，多房性囊腺瘤显示囊内细致分隔，囊内容物呈均匀水样或高于水低于软组织密度；囊腺瘤在 T1WI 上为等信号，T2WI 上为高信号；但当卵巢囊腺瘤内容物蛋白含量高，T1WI 呈中高信号，T2WI 呈高信号时不易与含脂多的畸胎瘤鉴别，采用脂肪抑制技术可鉴别。

腹膜后纤维化

【临床与病理】

腹膜后纤维化是以腹膜后组织进行性非化脓性炎症伴纤维组织增生为特点的少见疾病，增生的纤维组织包绕腹主动脉、髂动脉、输尿管等，于影像上通常表现为软组织密度（信号）肿块。既往认为其病因多不明，约 70% 为特发性，但目前研究显示常与自身免疫相关性疾病有关，其余为继发性腹膜后纤维化，与某些药物如甲基麦角类药物，某些感染如结核、梅毒，原发和转移瘤、主动脉瘤，外伤，出血以及放疗，外科手术等有关。

早期细胞活跃期：表现为不成熟的纤维化，疏松的胶原纤维网内含有丰富的毛细血管、成纤维细胞和炎症细胞。晚期纤维化期：血管成分逐渐减少，胶原纤维透明化，成熟的斑块由乏血管和细胞的致密透明胶原和星芒状钙化组成。大体病理特征是沿腹膜后间隙的后部有纤维组织增生，并包绕大血管和输尿管，使其受压狭窄，产生梗阻。这些改变可蔓延至盆腔而导致直肠和乙状结肠狭窄。

临床上，几乎任何年龄都可发病，但多见于中老年男性。大多数患者无明显症状，有的可以表现为非特异性腰、背部疼痛和体重下降。当病变累及输尿管时，产生尿路梗阻症状，直肠、乙状结肠发生狭窄则有排便障碍。少数病例由于下腔静脉受累导致下肢水肿或深静脉血栓的形成。

【CT 表现】

CT 表现多无特异性，视所累及的部位、范围及病变的形态、大小的不同而各异。病变局限在中线及脊柱旁区，多位于肾水平下方，并可向下扩展至髂总动脉水平。病变常呈片状、板状或见边界清楚的软组织密度肿块，包绕腹主动脉、下腔静脉和输尿管，致腹主动脉、下腔静脉甚至髂总动脉显示不清。增强检查，病变强化的程度与其活动性有关，活动期病变由于含有丰富的毛细血管网而有明显强化；腹主动脉和下腔静脉能清楚显示，可有受压表现，但通常无明显向前移位。CT表现还可发现肾盂及上段输尿管积水和下段输尿管狭窄移位。

【MRI 表现】

腹膜后纤维化的MRI诊断略优于CT，其形态学表现类似CT表现。T1WI上病变的信号强度类似腰大肌；T2WI上可与腰大肌信号相同或呈较高信号。前者反映病变处于静止期，由胶原形成所致，具有一定特征性；后者则说明病变在活动期。增强检查，病变发生明显强化。

【实例分析】

1．现病史　患者，男，65岁，腹痛2个月。
2．行CT检查　见下图。

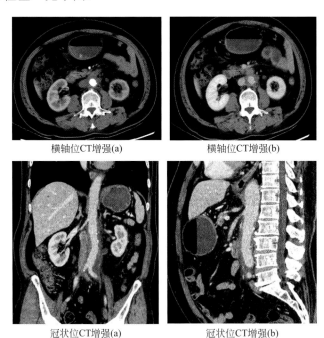

横轴位CT增强(a)　　　　横轴位CT增强(b)

冠状位CT增强(a)　　　　冠状位CT增强(b)

3．问题
（1）请描述该病的影像学表现并做出诊断。
（2）该病的鉴别诊断有哪些？

4. 参考答案

（1）腹主动脉周围可见片状软组织密度灶，呈延迟强化，病灶包绕腹主动脉，腹主动脉无明显向前移位。诊断为腹膜后纤维化。

（2）鉴别诊断　本病需与具有融合表现的淋巴瘤或转移瘤鉴别。淋巴瘤常造成腹主动脉明显前移，转移瘤可查出原发灶表现，且增强CT和MRI检查两者的强化程度均不及活动期的腹膜后纤维化，有助于三者间的鉴别。此外，相关临床表现的差异对病变鉴别也有很大帮助。

腹膜后淋巴瘤

【临床与病理】

淋巴瘤是原发于淋巴结或淋巴组织的恶性肿瘤，分为霍奇金和非霍奇金淋巴瘤两种类型，病变主要侵犯淋巴结和淋巴结外的网状组织。恶性淋巴瘤占全身恶性肿瘤的4%左右。腹膜后淋巴瘤多为全身淋巴瘤的一部分，但也可单独发生或为首先受累部位。受累淋巴结多有增大，质地均匀，有时可有小的坏死灶。

【CT表现】

CT表现为腹膜后淋巴结增大。初期，淋巴结以轻至中度增大为主，表现为腹膜后某一区域见多个类圆形或椭圆形软组织密度结节影，边界清楚；当病变进展时，受累淋巴结明显增大，或相互融合成分叶状团块，其内可有多发不规则小的低密度区。当以腹主动脉和下腔静脉后方淋巴结肿大为主时，将腹主动脉和下腔静脉向前推移，致其显示不清，呈所谓"主动脉淹没征"。CT检查发现盆腔、肠系膜、纵隔或表浅部位的淋巴结增大及其他脏器如肝、脾受累的情况。

增强检查时，增大淋巴结呈轻度强化，无特异性，发生坏死的淋巴结内可见无强化的偏心性低密度灶；能进一步鉴别增大的淋巴结和血管影，并可显示血管被包绕和移位情况。

【MRI表现】

MRI检查能显示局部多个增大的淋巴结或融合成团的增大淋巴结。其信号强度在T1WI为等或稍低信号，略高于肌肉而低于脂肪；T2WI上呈稍高信号，明显高于肌肉信号，并与周围脂肪信号类似，DWI淋巴结内水分子运动受限呈明显高信号，可与腹膜后静脉血管区分，有助于检出小的淋巴结。

【实例分析】

1. 现病史　患者，女，64岁，乏力3个月，伴餐后上腹部闷胀不适，有黑便。

2. 行MRI检查　见下图。

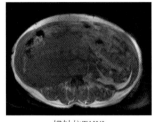
横轴位T1WI

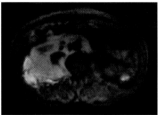
横轴位T2WI压脂

横轴位DWI

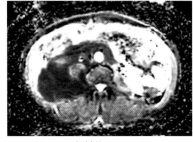
横轴位ADC

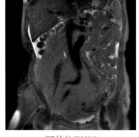
冠状位T2WI

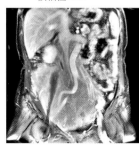
冠状位T1WI增强

3．问题

（1）请描述该病的影像学表现并做出诊断。

（2）该病的鉴别诊断有哪些？

4．参考答案

（1）腹膜后-盆腔内见巨大团片状异常信号灶，T1WI呈等信号，T2WI及T2WI压脂呈稍高信号，DWI呈高信号，ADC呈低信号，增强扫描病变呈渐进性强化，病灶包绕右侧输尿管，致右侧泌尿系扩张积水，病灶内可见右肾动脉、腹主动脉及双侧髂总动脉穿行，管腔显示可，未见明显狭窄及充盈缺损；病灶与邻近组织结构（右肾、膀胱、腹主动脉及肠管等）分界不清，病灶范围较广。诊断为腹膜后-盆腔内淋巴瘤。

注：本病例病理为（腹膜后-盆腔）B细胞性非霍奇金淋巴瘤，倾向为边缘区淋巴瘤。

免疫组化：CD20+，CD79a+，CD3-，CD5-，CD99+，Bcl-2+，TdT-，MPO-，CD56-，syn-，cgA-，S-100-，CD23滤泡树突状细胞+，Bcl-6-，CD10-，CD43-，cyclin D1-，MUM-1-，c-myc-，CK-，vimentin+，ki-67 2%～5%。

（2）鉴别诊断：当淋巴瘤仅累及腹膜后淋巴结时，依据影像学表现也可提示诊断，但应与腹膜后原发肿瘤和转移瘤鉴别，仔细观察肿块表现和累及的范围及原发肿瘤，均有助于鉴别，确诊困难时常需穿刺活检证实。伴有明确原发恶性肿瘤的腹膜后单发、多发或融合在一起的结节状肿块，应考虑为淋巴结转移。

（董景敏　马振滨　许昌　邹雪雪）

第五部分　骨关节系统

05 Chapter

股骨颈骨折

【临床与病理】

股骨颈骨折是指股骨头下至股骨颈基底部的骨折。多见于老年人，特别是绝经后妇女。骨质疏松是重要的原因，轻微外伤即可能引起股骨颈骨折，多为单侧。股骨颈骨折极易损伤股骨头的供血血管，尤其是旋股内侧动脉，导致骨折愈合缓慢，易并发股骨头缺血坏死。

典型症状。①疼痛：髋部除有自发疼痛外，移动患肢时疼痛更为明显。②畸形：患肢多有轻度屈髋、屈膝及外旋畸形。③肿胀：股骨颈骨折多系囊内骨折，骨折后出血不多，又有关节外丰厚肌群的包围，因此，外观上局部不易看到肿胀。④功能障碍：移位骨折的病人在伤后不能坐起或站立，但也有一些无移位的线状骨折或嵌插骨折病例，在伤后仍能走路或骑自行车。对这些病人要特别注意。⑤患侧大粗隆升高：表现为大粗隆在髂-坐骨结节联线之上，大粗隆与髂前上棘间的水平距离缩短，短于健侧。

【影像学表现】

该病首选的影像学检查是平片。在平片常不能显示无错位的微小骨折；典型的骨折面可见硬化；骨小梁成角嵌插造成不规则硬化；嵌插骨折可能被误认为是环形骨赘；股骨头或股骨颈横向的不对称或环形骨赘的不对称；股骨头下型骨折伴内翻可见穿凿样表现，类似病理骨折。

对于没有错位的隐匿性骨折，如果没有MRI检查的禁忌，可首选MRI检查，对于有MRI检查禁忌的患者，可行CT检查后进行多平面的重建再进行观察，尤其是冠状面及矢状面重建是必要的，骨质疏松及骨小梁缺乏会使骨折线模糊，CT在判断粉碎性骨折、伴发骨折和（或）评价解剖关系时很有帮助。

股骨颈骨折分类方法有多种，概括起来可分为3类。

（1）按解剖部位分型　将股骨颈骨折分为头下型、经颈型和基底型。其中头下型和经颈型属于关节囊内骨折，而基底型则属于关节囊外骨折。头下型是指位于股骨颈中部的骨折，基底型是指位于股骨颈基底部与粗隆间的骨折。

（2）按骨折线方向分型(Pauwels分型)　①Ⅰ型：骨折线与水平线夹角为30°；②Ⅱ型：骨折线与水平线夹角为50°；③Ⅲ型：骨折线与水平线夹角为70°。Pauwels认为，夹角越大，即骨折线越垂直，骨折端受到剪式应力，骨折越不稳定，不愈合率随之增加。

（3）按骨折移位程度分型(Garden分型)　①Ⅰ型：不全骨折，股骨颈下方骨小梁完整，该型包括所谓"外展嵌插型"骨折；②Ⅱ型：完全骨折，但无移位；③Ⅲ型：完全骨折，部分移位，骨折远端上移、外旋，股骨头常后倾，骨折端尚有部分接触；④Ⅳ型：完全骨折，完全移位，骨折端完全无接触，而股骨头与髋臼相对关系正常。

【实例分析】

1．现病史　患者，男，54岁，1小时前因车祸伤及右下肢，剧烈疼痛，呈持续性锐疼，不能活动，不能站立。查体：右下肢缩短，外旋外展畸形，局部皮下可见瘀斑，右大腿近端明显肿胀，可触及骨擦音、骨擦感。

2．行X线、CT检查　见下图。

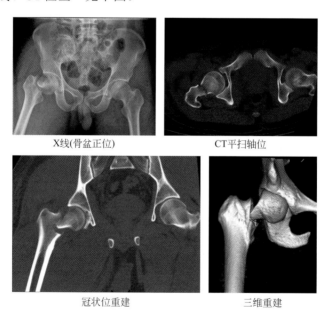

X线(骨盆正位)　　　　　　　　CT平扫轴位

冠状位重建　　　　　　　　　三维重建

3．问题

（1）请描述该病的影像学表现并做出诊断。

（2）本病最常见的并发症是什么？导致该并发症最常见的原因是什么？

（3）本病的分类方法有哪几种？请选择一种进行具体回答。

4．参考答案

（1）①X线：右侧股骨颈骨质不连续，可见线样低密度影，股骨颈明显缩短，远断端略向上外方移位。右髋关节对应关系尚可，关节间隙未见明显变窄。②CT：右侧股骨颈骨质不连续，股骨颈缩短，断端稍分离并远断端略向上外移位，周围软组织肿胀；右髋关节对应关系尚可，关节间隙未见明显异常。诊断为右股骨颈骨折。

（2）股骨颈骨折最常见的并发症是股骨头缺血坏死。最常见的原因是供血血管损伤，尤其是旋股内侧动脉损伤。

（3）股骨颈骨折分类方法有多种，概括起来可分为3类。①按解剖部位分型：分为头下型、经颈型和基底型。其中头下型和经颈型属于关节囊内骨折，而基底型则属于关节囊外骨折。头下型是指位于股骨颈中部的骨折，基底型是指位于股骨颈基底部与粗隆间的骨折。②按骨折线方向分型(Pauwels分型)：Ⅰ型骨折线与水平线夹角为30°；Ⅱ型骨折线与水平线夹角为50°；Ⅲ型骨折线与水平线夹角为70°。③骨折移位程度分型(Garden分型)：Ⅰ型不全骨折，股骨颈下方骨小梁完整，该型包括所谓"外展嵌插型"骨折；Ⅱ型完全骨折，但无移位；Ⅲ型完全骨折，部分移位，骨折远端上移、外旋，股骨头常后倾，骨折端尚有部分接触；Ⅳ型完全骨折，完全移位，骨折端完全无接触，而股骨头与髋臼相对关系正常。

肩关节脱位

【临床与病理】

肩关节是全身活动范围最大、最灵活的关节，但关节盂较浅，关节囊、韧带薄弱松弛，易因外伤而脱位。

肩关节脱位常见青壮年和老年人。根据肩关节损伤机制可分为前脱位和后脱位。肩关节容易向前下方脱位，占95%以上。患者有明显外伤史。

前脱位常伴有以下两种病理损伤：①骨性Bankart损伤，下盂肱韧带盂唇复合体损伤同时伴有关节盂前下方的撕脱性骨折。②Hill-Sachs损伤，关节脱位时，肱骨头和关节盂发生撞击，肱骨头表面凹陷性骨折。肩关节前脱位时发生的肱骨头后外侧凹陷性骨折，是经典的Hill-Sachs损伤；而肩关节后脱位时发生的肱骨头前内侧凹陷性骨折，称为"反Hill-Sachs损伤"。

典型症状：①伤肩肿胀，疼痛，主动和被动活动受限。②患肢弹性固定于轻度外展位，常以健手托患臂，头和躯干向患侧倾斜。③肩三角肌塌陷，呈方肩畸形，在腋窝，喙突下或锁骨下可触及移位的肱骨头，关节盂空虚。④搭肩试验(Dugas)阳性，患侧手靠胸时，手掌不能搭在对侧肩部。

肩关节脱位的并发症可导致关节进一步的损伤，例如肌肉、韧带及肌腱的撕裂，骨折或神经血管的损伤。遭到严重创伤的关节有发生骨关节炎或者再次脱位的可能。

【影像学表现】

X线是该病的首选检查方法，X线征象为构成肩关节的肩胛骨、肩盂和肱骨头的两关节面失去正常关系。按肱骨头分离的程度和方向，分为以下几型。

（1）肩关节半脱位：关节间隙上宽下窄。肱骨头下移，尚有一半的肱骨头对向肩盂。

（2）肩关节前脱位：最多见，其中以喙突下脱位尤为常见。正位片可见肱骨头与肩盂和肩胛颈重叠，位于喙突下0.5～1.0cm处。肱骨头呈外旋位，肱骨干轻度外展。肱骨头锁骨下脱位和盂下脱位较少见。

（3）肩关节后脱位：少见，CT检查可以对脱位引起的肱骨头、肩胛盂压缩性骨折、游离体及骨性Bankart损伤进行诊断。

MRI检查有助于判断关节肩袖、韧带及肌肉的损伤情况。

【实例分析】

1．现病史　患者1.5小时前伤及右肩关节，右上臂不能活动，并伴有明显的疼痛。体格检查：右肩关节明显肿胀，方肩畸形，右上臂不能外旋，拒动。

2．行X线、CT检查　见下图。

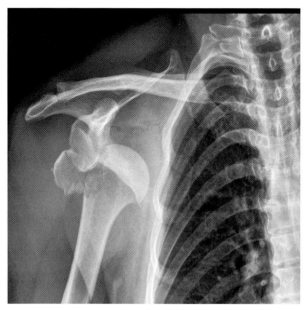

X线(右肩关节正位)

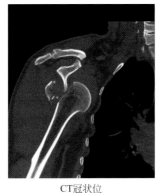
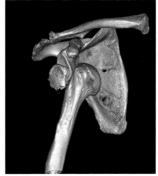

CT冠状位 　　　　　　　　　VR重建

3．问题

（1）请描述该病的影像学表现并做出诊断。

（2）本病常见的并发症有哪些？

（3）根据肩关节损伤机制可分哪两种，最常见的脱位类型常伴有的两种病理损伤是什么？

4．参考答案

（1）①X线：右肩关节对应关系不佳，肱骨头向内前方移位，右侧肱骨头局部骨质不规整，可见片状骨样密度影，断端稍分离移位；右肩关节周围软组织肿胀。②CT：右肩关节对应关系不佳，肱骨头向内前方移位，右侧肱骨头局部骨质不规整，可见片状、小结节状骨样密度影，断端稍分离移位；右肩关节周围软组织肿胀。诊断为右肩关节脱位合并右肱骨头局部撕脱骨折。

（2）肩关节脱位可导致关节进一步的损伤，例如肌肉、韧带及肌腱的撕裂，骨折或神经、血管的损伤。遭到严重创伤的关节有发生骨关节炎或者再次脱位的可能。

（3）根据损伤机制可分为前脱位和后脱位两种，前脱位最常见。前脱位最常见的损伤如下。①骨性Bankart损伤：下盂肱韧带盂唇复合体损伤同时伴有关节盂前下方的撕脱性骨折。②Hill-Sachs损伤：关节脱位时，肱骨头和关节盂发生撞击，肱骨头表面凹陷性骨折。肩关节前脱位时发生的肱骨头后外侧凹陷性骨折，是经典的Hill-Sachs损伤；而肩关节后脱位时发生的肱骨头前内侧凹陷性骨折，称为"反Hill-Sachs损伤"。

椎间盘突出

【临床与病理】

椎间盘由透明软骨终板、髓核和纤维环构成。随年龄增长，髓核出现脱水、变性、弹性减低，纤维环出现裂隙,周围韧带发生松弛等，这些退行性改变为椎间盘突出的内因。急性或慢性损伤造成椎间盘内压增加，为纤维环破裂及髓核突出的外因。椎间盘可向前、外侧和后方突出，以向后方的椎管内突出更具临床意义。向后突出依部位不同可分为后正中型、后外侧型和外侧型。突出的髓核可与椎间盘髓核本体分离，多位于硬脊膜外间隙、神经根管内，少数可疝入硬脊膜囊内，称为髓核游离。此外，髓核还可经相邻上下椎体软骨终板的薄弱区突入椎体骨松质内，形成压迹，称之为Schmorl结节。

本病好发生于30～50岁，男性多于女性。临床表现主要为局部刺激症状及脊髓、神经根的压迫症状。

椎间盘突出以腰椎间盘突出最为常见。腰椎间盘突出症以L_4～L_5、L_5～S_1发病率最高，约占95%。常见的症状有：①腰痛，是大多数患者最先出现的症状，发生率约91%。由于纤维环外层及后纵韧带受到髓核刺激，经椎神经而产生下腰部感应痛，有时可伴有臀部疼痛。②下肢放射痛，虽然高位腰椎间盘突出（L_2～L_3、L_3～L_4）可以引起股神经痛，但临床少见，不足5%。绝大多数患者是L_4～L_5、L_5～S_1椎间盘突出，表现为坐骨神经痛。典型坐骨神经痛是从下腰部向臀部、大腿后方、小腿外侧直到足部的放射痛，在打喷嚏和咳嗽等腹压增高的情况下疼痛会加剧。放射痛的肢体多为一侧，仅极少数中央型或中央旁型髓核突出者表现为双下肢症状。③马尾神经症状，向正后方突出的髓核或脱垂、游离椎间盘组织压迫马尾神经，其主要表现为大小便障碍，会阴和肛周感觉异常。严重者可出现大小便失控及双下肢不完全性瘫痪等症状，临床上少见。

【X线表现】

X线表现无特异性。以下征象可提示诊断：①椎间隙变窄或前窄后宽。②椎体后缘唇样肥大增生、骨桥形成或游离骨块。③脊柱生理曲度异常或侧弯。

【CT表现】

（1）CT直接征象　①椎间盘向周围呈局限性膨隆，致椎间盘外缘曲线的连续性中断，膨隆处密度与相应椎间盘一致，形态不一，边缘规则或不规则。②突出的椎间盘可有大小、形态不一的钙化，多与椎间盘相连，上下层面无连续性。③髓核游离碎片多位于硬膜外，密度高于硬膜囊。

（2）CT间接征象　①硬膜外脂肪间隙变窄、移位或消失。②硬膜囊前缘或侧方及神经根受压移位。

（3）不同类型椎间盘突出的CT表现　①后正中型：位于硬膜囊的前方正中，使硬脊膜囊、脊髓或马尾神经腹侧受压变形、移位。②后外侧型：偏于一侧，除压迫硬脊膜囊、脊髓或马尾神经外，还常使一侧神经根受压、移位，侧隐窝变窄。③外侧型：可突至侧隐窝、椎间孔内，也可在椎间孔外，主要压迫神经根或神经节以及外方的脊神经。局部脂肪压迫吸收，使得神经根与突出的椎间盘之间缺乏对比，不能分辨，称为神经根淹没，为神经根受压的表现。④韧带下型：突出的椎间盘通常局限于椎间盘水平，轮廓完整，常呈弧形。⑤游离型：椎间盘突出可穿破后纵韧带，髓核与椎间盘本体分离。CT表现为不规则形椎间盘突出物，大小不一，与椎间盘外缘可形成锐角，髓核可游离于硬膜外间隙内，密度较相邻神经根鞘或硬膜囊为高，少数可以发生钙化，增强CT髓核无强化，可与硬膜外肿瘤性病变鉴别。⑥硬膜囊内型：CTM（CT椎管造影）显示为硬膜囊内肿物，边缘呈不规则分叶，本型突出为少见类型。

【MRI表现】

（1）直接征象　①髓核突出：突出于低信号纤维环之外，呈扁平形、圆形、卵圆形或不规则形。信号强度依髓核变性程度而异，一般T1WI呈等信号，T2WI呈等或高信号，变性明显者T1WI呈低信号。髓核突出与未突出部分之间多由一"窄颈"相连。②髓核游离：髓核突出于低信号的纤维环之外，突出部分与髓核本体无联系。游离部分可位于椎间盘水平，也可移位于椎间盘上或下方的椎体后方。③Schmorl结节：为椎间盘突出的一种特殊类型，表现为椎体上/下缘半圆形或方形压迹，其内容与同水平椎间盘等信号，周边多绕一薄层低信号带。

（2）间接征象　①硬膜囊、脊髓或神经根受压，表现为局限性弧形受压，与突出的髓核相对应，局部硬膜外脂肪变窄或消失。②受压节段脊髓内异常信号，T1WI呈等或低信号，T2WI呈高信号，为脊髓内水肿或缺血改变。③硬膜外静脉丛受压、迂曲，表现为突出层面椎间盘后缘与硬膜囊之间出现短条或弧状高信号。④相邻骨结构及骨髓改变。

【实例分析】

1．现病史　患者，男，56岁，腰痛5年余，2天前因搬重物导致腰痛加重，并向下肢放射性疼痛。体格检查：腰部前屈活动受限，L$_3$～L$_5$棘突出压痛，直腿抬高实验阳性。

2．行CT、MRI检查　见下图。

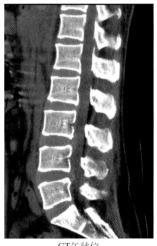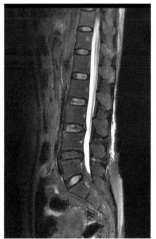

CT矢状位　　　　　　　　　　MRI矢状位

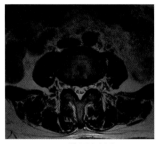
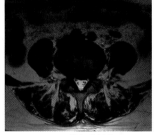

L₃～L₄椎间盘轴位　　　　　　L₄～L₅椎间盘轴位

3．问题

（1）请描述该病的影像学表现并做出诊断。

（2）腰椎间盘突出最常见于哪两个椎间盘？

（3）腰椎间盘突出的MRI直接征象与间接征象有哪些？

4．参考答案

（1）影像学表现：腰椎生理曲度自然，椎体后缘序列连续，部分椎体缘可见不同程度骨质增生。$L_3 \sim L_5$ 椎间盘向后突出，压迫硬膜囊。腰背部皮下可见条片状压脂高信号影，边缘模糊。诊断为腰椎退行性变；$L_3 \sim L_5$ 椎间盘突出；腰背部皮下筋膜炎。

（2）腰椎间盘突出症以 $L_4 \sim L_5$、$L_5 \sim S_1$ 发病率最高。

（3）直接征象　①髓核突出：突出于低信号纤维环之外，呈扁平形、圆形、卵圆形或不规则形。信号强度依髓核变性程度而异，一般T1WI呈等信号，T2WI呈等或高信号，变性明显者T2WI呈低信号。髓核突出与未突出部分之间多由一"窄颈"相连。②髓核游离：髓核突出于低信号的纤维环之外，突出部分与髓核本体无联系。游离部分可位于椎间盘水平，也可移位于椎间盘上或下方的椎体后方。③Schmorl结节：为椎间盘突出的一种特殊类型，表现为椎体上/下缘半圆形或方形压迹，其内容与同水平椎间盘等信号，周边多绕一薄层低信号带。

间接征象　①硬膜囊、脊髓或神经根受压，表现为局限性弧形受压，与突出的髓核相对应，局部硬膜外脂肪变窄或消失。②受压节段脊髓内异常信号，T1WI呈等或低信号，T2WI呈高信号，为脊髓内水肿或缺血改变。③硬膜外静脉丛受压、迂曲，表现为突出层面椎间盘后缘与硬膜囊之间出现短条或弧状高信号。④相邻骨结构及骨髓改变。

化脓性骨髓炎

【临床与病理】

化脓性骨髓炎是指涉及骨髓、骨和骨膜的化脓性炎症，根据病情发展及病理改变，可分为急性化脓性骨髓炎和慢性化脓性骨髓炎。

急性化脓性骨髓炎是由于细菌栓子经滋养动脉进入骨髓，多停留在干骺端邻近骺板的骨松质区域，形成局部化脓性炎症。病灶蔓延发展，脓液可较快地沿骨髓腔蔓延，致骨内压升高，并经哈弗斯管和伏克曼管穿过骨皮质，形成骨膜下脓肿，甚至穿破皮肤，形成脓性瘘管。骨膜下脓肿在骨膜下蔓延后又可经哈弗斯管再侵入骨髓腔。由于骨膜被掀起和血栓性动脉炎，使骨皮质血供发生障碍致骨质坏死，大块死骨形成是化脓性骨髓炎的特点之一。发病约10天后开始出现坏死骨吸收和新生骨形成。存活的骨外膜和骨内膜受到炎症刺激增生骨化，包围死骨，称为骨包壳或骨柩。临床上发病急，可有高热、寒战等全身中毒症状，局部皮肤可红肿热痛。

慢性化脓性骨髓炎常因急性化脓性骨髓炎治疗不及时或不彻底所致，也可以一开始就是慢性过程。病程迁延，可反复急性发作，有的流脓窦道长期不愈。

慢性硬化性骨髓炎亦称Garre骨髓炎，常由低毒感染引起，主要表现为骨质硬化。好发于长骨骨干如胫骨、腓骨、尺骨等处。仅见局部软组织肿胀、疼痛，夜间加重。症状反复发作为其特征。

慢性骨脓肿（Brodie脓肿）为相对静止的局限性感染性病灶。多见于儿童和青年，常发生在胫腓骨上端、股骨下端、肱骨下端的干骺区，病变破坏区周围常有骨质增生硬化。临床症状轻微，疼痛多呈阵发性，可夜间加重。

【影像学表现】

（1）急性化脓性骨髓炎　①X线：骨髓炎发病7～10天内，骨质改变常不明显，可出现局限性骨质疏松，主要为软组织肿胀；其后，出现骨质破坏、死骨形成、骨膜新生骨，并伴有骨破坏区周的骨质增生。②CT与X线相比，CT更易发现骨内小的侵蚀破坏和骨周软组织肿胀，或脓肿形成，但常难以发现薄层骨膜新生骨。③MRI：MRI在显示骨髓水肿和软组织肿胀上，明显优于X线和CT，可显示骨质破坏前的早期感染。炎性病灶T1WI上呈低或中等信号，T2WI上呈不均匀高信号，死骨呈低信号。增强扫描，炎性病灶强化，坏死液化区不强化，脓肿壁强化。

（2）慢性化脓性骨髓炎　①X线：慢性化脓性骨髓炎主要表现为广泛的骨质增生，脓腔和死骨存在；骨膜新生骨显著，骨内膜增生致髓腔变窄、闭塞消失；骨外膜增生致骨干增粗，轮廓不规整；软组织以增生修复为主，形成局限性肿块，但在随访中，肿块逐渐缩小，不同于肿瘤。慢性硬化性骨髓炎主要表现为皮质增厚，髓腔狭窄或闭塞，骨质硬化，骨膜新生骨少，一般无死骨形成。慢性骨脓肿主要表现为局限性骨破坏，位于干骺端中央或略偏一侧，早期破坏边缘常较模糊，周围无明显骨硬化。随病变进展，周围出现反应性骨硬化，骨膜新生骨与死骨均少见。②CT：比X线更容易发现死骨和骨内脓肿。③MRI：可以很好显示炎症组织（脓肿、窦道或瘘管），有助于区分不典型骨髓炎与肿瘤。

【实例分析】

1. 现病史 患者，男，12岁，因外伤导致左侧股骨干骨折，遂行手术治疗，术后1周左大腿红肿，局部皮温增高，抗炎治疗后未见明显好转，3月前大腿中段局部出现渗液流脓，迁延不愈。

2. 行X线、CT、MRI检查 见下图。

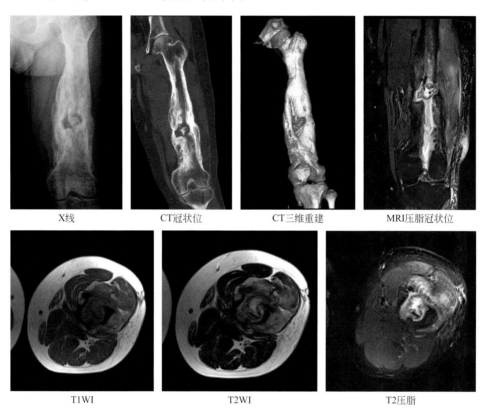

| X线 | CT冠状位 | CT三维重建 | MRI压脂冠状位 |

| T1WI | T2WI | T2压脂 |

3. 问题

（1）请描述该病的影像学表现并做出诊断？

（2）本病的鉴别诊断有哪些？

4. 参考答案

（1） ①X线、CT：左股骨形态不规整，骨皮质增厚，骨质密度不均匀，局部见小片状低密度灶，内可见小斑片状高密度影；左股骨周围软组织肿胀。②MRI：左股骨形态不规整，内信号不均匀，局部骨髓腔内见斑片状等长T1、长T2信号影，T2压脂呈高信号，边缘欠清，病灶周围软组织内见斑片状、片絮状压脂高信号影，边缘模糊。诊断为左股骨骨折术后并慢性化脓性骨髓炎。

（2）骨皮质或骨膜感染引起局限性不典型骨髓炎应与骨样骨瘤、硬化型骨肉瘤鉴别。骨皮质感染的破坏灶在磁共振T2WI上呈明显高信号，而骨样骨瘤一般为中等信号，此外，骨样骨瘤X线平片上瘤巢骨质破坏区呈透亮低密度影，其内可有钙化或骨化影，周边围绕高密度的骨质硬化环。硬化型骨肉瘤常有Codman三角存在，尤其周围有软组织肿块是其重要鉴别点。

骨关节结核

【临床与病理】

95%以上骨关节结核继发于肺结核，好发于儿童和青年。以脊椎结核发生率最高，约占50.9%；其次为关节结核；其他部位骨结核少见。

结核分枝杆菌经血行到骨或关节，易停留在血管丰富的骨松质和负重大、活动较多的关节（如髋、膝）滑膜内而发病。在病理组织学上，骨关节结核可分为干酪样坏死型和增生型。前者较多见，其特点是干酪样坏死和死骨形成。病变突破骨皮质时，在相邻软组织内形成脓肿，局部无红、热、痛，被称为"冷脓肿"或"寒性脓肿"。增生型较少见，以形成结核性肉芽肿组织为主，无明显的干酪样坏死和死骨形成。

脊椎结核是骨关节结核中最常见者，以腰椎最多，胸腰段次之，颈椎较少见。儿童以胸椎最多，成人好发于腰椎。

临床上，发病隐袭，病程缓慢，症状较轻。全身症状可有低热、食欲差和乏力。

【X线表现】

平片表现与类型有关。①中心型（椎体型）：多见于胸椎，椎体内骨质破坏。②边缘型（椎间型）：腰椎结核多属此型，椎体的前缘、上缘或下缘局部骨质首先破坏，再向椎体和椎间盘侵蚀蔓延，椎间隙变窄为其特点之一。③韧带下型（椎旁型）：主要见于胸椎，病变在前纵韧带下扩展，椎体前缘骨质破坏，椎间盘完整。④附件型：较少见，以脊椎附件骨质破坏为主，累及关节突时常跨越关节。以上各型均可产生椎旁冷脓肿，死骨较少见。

【CT表现】

CT具有下述优势。①更清楚地显示骨质破坏。②更易发现死骨及病理骨折碎片。③更明确地显示脓肿或骨碎片位置、大小，及其与周围大血管、组织器官的关系，以及突入椎管内的情况。

【MRI表现】

MRI是显示脊椎结核病灶和累及范围最敏感的方法。可发现X线、CT表现正常的早期椎体结核病灶，对观察软组织改变和向椎管内侵犯情况优于CT。被破坏的椎体和椎间盘T1WI呈较低信号，T2WI多呈混杂高信号，增强检查多见不均匀强化。脓肿和肉芽肿在T1WI上呈低信号，T2WI上多为混杂高信号，增强检查可见不均匀、均匀或环状强化，脓肿壁薄且均匀强化是其特点。

【实例分析】

1．现病史　患者，男，56岁，自述腰部疼痛2年余，以钝痛为主，休息时可减轻，行走及负重时症状加重。患者既往有肺结核病史。实验室检查血沉明显加快。

2．行CT、MRI检查　见下图。

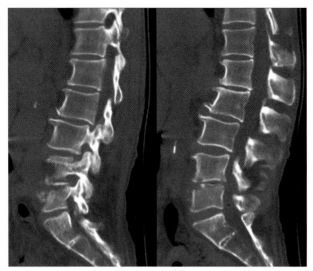

CT矢状位

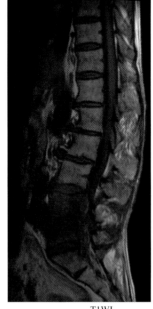 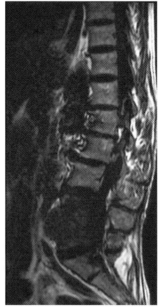 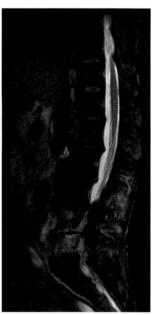

T1WI　　　　　　　　　T2WI　　　　　　　　　T2压脂

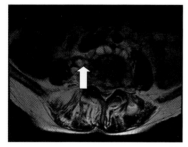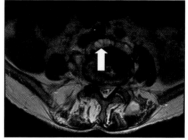

T2WI轴位(⇑示椎旁脓肿)

3．问题

（1）请描述该病的影像学表现并做出诊断？

（2）脊柱结核最常见的发病部位在哪里？

（3）脊柱结核应与哪些疾病进行鉴别？鉴别点是什么？

4．参考答案

（1）　①CT：$L_4 \sim L_5$椎间隙明显变窄，椎体相对缘可见骨质破坏。②MRI：$L_4 \sim L_5$椎间隙明显变窄，相应椎体信号改变，可见斑片状长 T1、长 T2 信号影，T2 压脂呈高信号，边缘不清，周围软组织内可见片状长 T1 信号影，边缘欠清。诊断为$L_4 \sim L_5$椎体及椎间隙改变，考虑脊柱结核并周围冷脓肿形成。

（2）脊椎结核是骨关节结核中最常见者，以腰椎最多，胸腰段次之，颈椎较少见。儿童以胸椎最常见，成人好发于腰椎。

（3）脊椎结核应与下列疾病鉴别。①化脓性脊椎炎：多单节或双节发病，破坏进展快，骨质增生硬化明显，骨赘或骨桥形成。②脊椎转移瘤：椎弓根破坏是常见的征象，且多为椎体广泛破坏后所累及，但转移瘤很少累及椎间盘和沿前纵韧带下蔓延，且不会形成椎旁脓肿。③椎体压缩骨折：常有明确外伤史，多累及一个椎体，呈楔状变形，无侵蚀性骨质破坏及椎间隙狭窄。

类风湿性关节炎

【临床与病理】

类风湿关节炎(rheumatoid arthritis, RA)是以多发性、非特异性慢性关节炎症为主要表现的全身性疾病，以对称性侵犯手足小关节为特征。国人患病率约0.3%，男女性之比为1:3，高发年龄为45 ～ 54岁。

本病的病因不明，多认为是在遗传易患体质的基础上加上环境因素而致病。遗传因素可能与人白细胞抗原-DR4（HLA-DR4）有关；环境因素主要为病毒或细菌感染。主要病理变化为关节滑膜的非特异性慢性炎症。初期以渗出为主，随后滑膜血管翳形成，并侵蚀软骨及骨等关节结构。患者常伴有滑膜炎、肌腱炎和腱鞘炎。临床上隐匿发病，对称性侵犯周围关节，以手（足）小关节为主，中轴骨受累少见。表现为手指关节梭形肿胀、疼痛。8% ～ 15%的病例为急性发病，有发热、不适、乏力和肝脾大等症状与体征，多见于幼年类风湿关节炎（juvenile rheumatoid arthritis，JRA）（指16岁以下发病者）。晚期由于腕、指等关节的滑膜炎侵蚀骨质并使韧带拉长和撕裂，表现为多关节畸形，如手指"尺侧偏移"、指间关节屈曲和过伸畸形，并常伴有肌肉萎缩。

本病可累及动脉、心包、心肌、心内膜等，还可引起胸膜病变、肺间质纤维化等。实验室检查类风湿因子阳性、血沉加快等。

【X线表现】

平片显示，手足小关节是最早、最常受累的部位，少数可侵犯膝、肘、肩等关节。中轴骨受累少见，其中以颈椎为多，可引起寰枢关节半脱位。

早期，手足小关节多发对称性梭形软组织肿胀，进而关节间隙变窄。骨侵蚀起始于关节软骨的边缘，即边缘性侵蚀，为RA重要的早期征象。尺侧腕伸肌腱鞘炎常引起尺骨茎突内缘特征性侵蚀。骨质疏松为RA重要特点之一，早期多位于周围小关节、邻关节区域，之后累及中轴骨、四肢骨，可有骨质软化。RA常有软骨下囊性病灶，呈多发、边缘不清楚的小透亮区。鹰嘴、肱骨远端、股骨颈或膝关节周围骨质偶见较大的囊性病灶，有人称之为假囊性RA，可继发骨折。

晚期，关节结构破坏导致骨和骨之间不正常接触，引起压迫性侵蚀，常见于持重的关节。另外，RA还可引起关节纤维性强直；骨性强直少见，一般见于腕和足中部。

【MRI表现】

MRI显示RA颇敏感，在侵蚀灶出现之前，即可出现炎性滑膜的强化。平扫加增强扫描，显示关节骨质侵蚀，比平片要敏感得多，主要能显示充填在侵蚀灶内的血管翳，表现为长T1、长T2信号，有明显强化，与关节内血管翳相延续，根据动态测量滑膜体积及骨侵蚀灶的改变可以判断病变的活动性。

【实例分析】

1.现病史　患者，女，40岁，双手疼痛、晨僵5年余，以双手、双膝关节为主。实验室检查：类风湿因子阳性、血沉加快。

2.行X线检查　见下图。

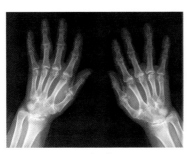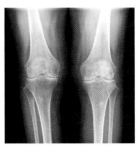

双手正位　　　　　　　　　　双膝关节正位

3．问题

（1）请描述该病的影像学表现并做出诊断？

（2）本病主要累及哪些部位？

（3）本病需要与哪些疾病进行鉴别？

4．参考答案

（1）X线表现为双手及双腕关节骨质密度不均匀，内可见小片状低密度影，边缘欠清；双手部分关节间隙明显变窄，双侧腕骨、尺桡骨远端形态不规整，局部关节面骨质破坏，双侧腕骨相互融合，其关节间隙消失；双侧膝关节部分骨质内密度不均匀，双侧膝关节间隙变窄。诊断为双手、双膝类风湿性关节炎。

（2）临床上隐匿发病，对称性侵犯周围关节，以手（足）小关节为主，中轴骨受累少见。

（3）类风湿关节炎应与下列疾病鉴别。①关节结核：多为单关节发病，关节软骨和骨质破坏发展相对较快且严重。②银屑病性关节炎：多有皮肤银屑病病史，好发于手足的远侧指（趾）间关节，以病变不对称和指（趾）骨的肌腱、韧带附着部骨质增生为特征。③Reiter综合征：常有泌尿系感染的病史，肌腱和韧带附着部对称增生为其特征。④痛风性关节炎：呈间歇性发作，以男性多见，半数以上先侵犯第1跖趾关节，早期关节间隙不变窄，发作高峰期高血尿酸为其特点，晚期形成痛风结节。

强直性脊柱炎

【临床与病理】

强直性脊柱炎（ankylosing spondylitis，AS）发生于10～40岁，以20岁左右发病率最高，男女性之比约为5∶1。发病隐匿，起初多为臀部、髋关节或大腿后侧隐痛，难以定位。活动期，骶髂关节、耻骨联合、脊椎棘突、髂嵴、股骨大转子、坐骨结节、胫骨结节和跟骨结节等疼痛及压痛。

实验室检查：急性期，部分病例可有C-反应蛋白升高，血沉加快。90%的病例HLA-B27阳性。类风湿因子多为阴性，故本病属于血清阴性脊椎关节病。

关节滑膜的一般病理学检查为非特异性炎症。免疫组织化学分析，AS的浆细胞浸润以IgG、IgA型为主，而RA则以IgM型为主，可资鉴别。骶髂关节常为最早受累的关节，并且几乎100%被累及，双侧对称性发病为其特征，是诊断AS的主要依据。

【X线表现】

平片显示，骨质破坏以髂侧为主，髂侧关节面模糊，之后侵蚀破坏，呈鼠咬状，边缘增生硬化，关节间隙假增宽，关节间隙变窄，最后骨性强直，硬化消失。骶髂关节炎的程度分为五级：0级，正常；Ⅰ级，可疑异常；Ⅱ级，轻度异常，可见局限性侵蚀、硬化，但关节间隙无改变；Ⅲ级，明显异常，为中度或重度骶髂关节炎，侵蚀、硬化、关节间隙增宽或狭窄，或部分强直，有以上一项或一项以上改变即可确诊；Ⅳ级，严重异常，关节完全骨性强直。

骶髂关节炎发病后，逐渐上行侵及脊柱，约74.8%脊柱受累。开始病变侵蚀椎体前缘上、下角（Romanus病灶）及骨突关节；Romanus病灶加重则椎体前面的凹面变平直，甚至凸起，形成"方椎"；炎症引起纤维环及前纵韧带深层发生骨化，形成平行脊柱的韧带骨赘，使脊柱呈竹节外观，即竹节状脊柱。晚期，骨突关节囊、黄韧带、棘间和棘上韧带均可骨化；广泛的骨化使脊柱强直，但其强度下降，轻微外伤即可导致骨折。寰枢椎侵蚀多发生于齿状突的前侧和背侧，寰枢椎半脱位较RA少。

肌腱、韧带及关节囊与骨的附着部可有与骨面垂直的骨化，呈粗胡须状，也可有骨侵蚀，即为附丽病，占AS患者的10.7%。坐骨结节、股骨大转子、脊柱的棘突和跟骨结节等为常见发病部位。

髋关节是最常受累的周围关节，占AS的37.9%。髋关节炎多双侧对称发作，表现为关节间隙变窄、关节面侵蚀、关节面下囊变、反应性骨硬化、髋臼和股骨头关节面外缘骨赘及骨性强直。其他周围关节少有X线改变。早期普遍性骨质疏松者预后多不良。

【CT表现】

CT检查比平片能更清晰地显示关节的轮廓和关节面侵蚀灶。

【MRI表现】

骶髂关节常有典型MRI表现。早期常显示相邻骨质水肿，关节间隙血管翳为长T1、长T2信号，明显强化，与侵蚀灶相延续。平扫加增强可确诊炎症，并可根据强化的程度来判断病变的活动性，此为最敏感的影像学方法。MRI发现强直后脊柱骨折比平片敏感，并能显示出脊髓受压情况等。

【实例分析】

1. 现病史　患者，男，26岁，双侧骶髂部疼痛半年余。体格检查：双侧骶髂关节处压痛，脊柱变直，侧弯前屈及过伸受限。实验室检查：HLA-B27阳性。

2. 行X线、CT检查　见下图。

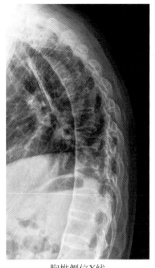 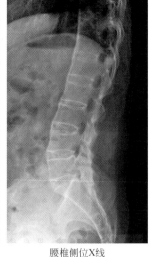 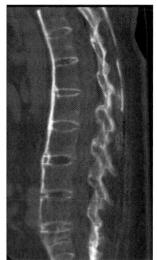

胸椎侧位X线　　　　　　腰椎侧位X线　　　　　　腰椎矢状位CT

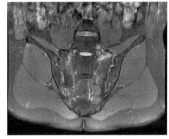 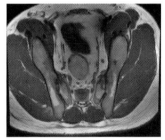

T2压脂　　　　　　　　　T2WI

3．问题

（1）请描述该病的影像学表现并做出诊断。

（2）本病最先累及哪个部位？

（3）本病如何与类风湿性关节炎鉴别？

4．参考答案

（1）双侧骶髂关节近关节面下可见斑片状高信号影，边缘模糊，近关节面端骨质较毛糙，呈虫蚀状改变；双侧骶髂关节对应关系尚可，关节间隙明显变窄；胸椎、腰椎生理曲度变直，椎体前纵韧带骨化，椎体形态略呈方形，脊柱成竹节样改变。部分椎间隙变窄。

（2）骶髂关节常为最早受累的关节，并且几乎100%被累及，双侧对称性发病为其特征，是诊断AS的主要依据。

（3）①强直性脊柱炎在男性当中多发，而类风湿关节炎女性患者居多。②强直性脊柱炎无一例外有骶髂关节受累表现，类风湿关节炎病人则很少有骶髂关节病变。③强直性脊柱炎为全脊柱自下而上的受累，类风湿关节炎只侵犯颈椎。④外周关节炎在强直性脊柱炎中为少数关节非对称性发作，以下肢关节为主，在类风湿关节炎则多为多关节对称性和四肢大小关节均可以发病。⑤类风湿关节炎，可以见到类风湿结节。⑥强直性脊柱炎的类风湿因子阴性，而类风湿关节炎的类风湿因子绝大多数是阳性的。⑦强直性脊柱炎以HLA-B27阳性居多，而类风湿关节炎则与HLA-D24相关。

股骨头缺血性坏死

【临床与病理】

成人的股骨头缺血性坏死的发病率远远超过儿童的股骨头骨骺缺血性坏死。病因有很多，常见的有创伤、皮质激素治疗和酗酒。股骨头缺血性坏死也是股骨颈骨折最常见的并发症，股骨头主要血供来源于股深动脉发出的旋股内侧动脉和旋股外侧动脉，两者在股骨颈基底部形成动脉环，此部位骨折可能会损伤血管导致股骨头血供减少。

股骨头缺血性坏死好发于30～60岁男性，50%～80%的患者最终双侧受累。主要症状和体征为髋部疼痛、压痛、活动受限、跛行及4字试验阳性；晚期，关节活动受限加重，同时还有肢体短缩，肌肉萎缩和屈曲、内收畸形。

股骨头缺血性坏死病理改变同骨梗死。病理上自坏死中心部位到正常活性骨质区域可分为四个带：细胞坏死带、缺血损伤带、充血反应修复带和正常组织。

【X线表现】

早期，股骨头内出现斑片状密度增高区，局部骨小梁结构可变模糊，以股骨头前上方多见，此时股骨头轮廓形态正常。这种密度增高区是在周围活性骨骨质疏松衬托下的相对性密度增高，为骨坏死区域。随着病变的发展，上述相对密度增高区域周边出现弯曲走行的更高密度硬化边，有时两者之间有低密度带。病灶形态可呈椭圆形、三角形或楔形，这是本病特征性改变。病变继续发展，病变骨强度下降，继续负重可造成邻近关节软骨下骨反复轻微骨折，此时X线片上可以观察到关节面下方与关节面平行的弧形低密度带，即为"新月征"，是诊断股骨头缺血性坏死的重要征象，也预示股骨头将塌陷。以蛙位投照易于显示。

如果继续负重，股骨头软骨下骨塌陷。骨小梁的断裂嵌插及骨质修复，股骨头局部密度变得更致密，而此时髋关节间隙无变窄。关节软骨下骨塌陷引起关节软骨受力不均匀而受损退变，关节软骨损伤退变，关节间隙变窄，继而出现典型的骨关节炎表现，是本病终末期表现。

【CT表现】

CT显示股骨头缺血坏死较平片略敏感。早期表现为股骨头内簇状、条带状和斑片状高密度硬化影，边缘较模糊。条带状硬化粗细不均，主要有三种走行：①沿正常股骨头星芒结构，自股骨头中心向周围延伸。②与正常股骨头星芒结构交叉走行。③伴行于股骨头边缘皮质下或表现为皮质增厚。三种走行方式可单独或同时存在。斑片状高密度硬化区多呈扇形或地图形，其内正常骨小梁结构模糊或消失，可呈磨玻璃样改变，周围多有高密度硬化条带构成的边缘，颇具诊断特征。不同形态的高密度硬化亦可交织融合。随病程进展，股骨头前上部高密度硬化周围和边缘部出现条带状或类圆形低密度区，内为软组织密度影。少数类圆形低密度区内可含有气体。条带状低密度区外侧多伴有并行的高密度硬化带，类圆形低密度区周围可伴有硬化缘和相邻骨皮质的局限性吸收缺失。低密度区所包绕的高密度硬化区随病程进展可逐渐变小，或呈高低混杂密度改变。

股骨头塌陷可发生于低密度区出现前后或同时，表现为股骨头皮质成角、台阶征、双边征、裂隙征和股骨头碎裂。由于股骨头塌陷多以承重的顶部明显，CT轴面像有时难以发现平片可显示的轻微塌陷，需冠状面或矢状面各向同性重组。"新月征"多显示于股骨头前侧皮质下；台阶征和双边征亦多发生于前侧皮质；裂隙征多出现于股骨头前上部高密度硬化区内，呈条状软组织密度线。

【MRI 表现】

大多表现为股骨头前上部边缘的异常条带影，T1WI上为低信号、T2WI上亦为低信号或内高外低两条并行信号带，与CT上的硬化带或并行的透光及硬化带相对应，即为"双线征"，为较特异的诊断征象。"双线征"中，外侧低信号带为增生硬化骨质所致，内侧高信号带为肉芽纤维组织修复的结果。条带影所包绕的股骨头前上部可呈三种信号特点：①正常骨髓信号。②长T1、长T2组织信号。③长T1、短T2组织信号。早期病变除周边低信号环外其他部位呈正常骨髓信号，晚期病变部位则呈低信号，提示骨髓脂肪被纤维增生组织或骨质增生硬化替代。

股骨头缺血坏死目前采用ARCO和Ficat分期。

根据ARCO可分为0～Ⅳ期。0期，X线片无明显异常，骨骼活检结果显示缺血性坏死；Ⅰ期，X线片无明显表现，骨扫描阳性或者MRI结果阳性，或两者都为阳性；Ⅱ期，X线表现为骨质疏松改变，无软骨下骨改变，关节间隙未见明显异常，MR可做出诊断；Ⅲ期，不同程度的骨质疏松改变伴软骨下骨骨折，出现新月征，股骨头形态及关节间隙改变；Ⅳ期，出现骨关节炎的表现。

Ficat分期：Ⅰ期，有相应的症状和体征，但X线片显示正常，核磁可见信号强度改变，骨髓水肿；Ⅱ期，X线片表现为骨密度降低，囊性变，骨硬化等，但股骨头形态正常；Ⅲ期，可见股骨头塌陷扁平，但关节间隙仍保持正常，在这期负重区出现塌陷，病程短，病变仅仅累及股骨头，关节间隙和髋臼侧未见异常；Ⅳ期，X线片可见关节间隙狭窄，髋臼有异常改变，本期股骨头坏死的终末期，股骨头已经丧失正常的形态，关节间隙变窄，髋臼局部骨质形成，髋臼有异常改变。

【实例分析】

1. 现病史　患者，男，60岁，双髋部疼痛2年余，双髋关节活动受限，既往饮酒史40年。

2．行X线、CT、MRI检查　见下图。

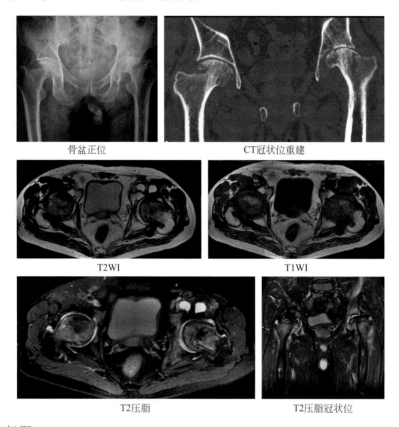

骨盆正位　　　　　　　　　　　　CT冠状位重建

T2WI　　　　　　　　　　　　　T1WI

T2压脂　　　　　　　　　　　　T2压脂冠状位

3．问题

（1）请描述该病的影像学表现并做出诊断。

（2）简述本病MRI表现中何为"双线征"，"双线征"的意义是什么？

（3）本病的分期有哪几种，请选一种具体简述？

4．参考答案

（1）　①X线、CT：双侧股骨头形态不规整，股骨头变小，关节面塌陷，近关节面下可见斑片状高密度影，边缘模糊；双侧髋关节对应关系欠佳，关节间隙变窄。②MRI：双侧股骨头形态不规整，股骨头变小，关节面塌陷，近关节面下可见斑片状压脂高信号影，边缘模糊，邻近髋臼内见斑片状压脂高信号影，边缘模糊；双侧髋关节对应关系欠佳，关节间隙变窄。诊断为双侧股骨头缺血性坏死。

（2）大多表现为股骨头前上部边缘的异常条带影，T1WI上为低信号、T2WI上亦为低信号或内高外低两条并行信号带，与CT上的硬化带或并行的透光及硬化带相对应，即为"双线征"，为较特异的诊断征象。"双线征"中，外侧低信号带为增生硬化骨质所致，内侧高信号带为肉芽纤维组织修复的结果。

（3）股骨头缺血性坏死目前采用 ARCO 和 Ficat 分期。

根据 ARCO，可分为 0～Ⅳ期。0 期，X 线片无明显异常，骨骼活检结果显示缺血坏死；Ⅰ期，X 线片无明显表现，骨扫描阳性或者 MRI 结果阳性，或两者都为阳性；Ⅱ期，X 线表现为骨质疏松改变，无软骨下骨改变，关节间隙未见明显异常，MRI 可做出诊断；Ⅲ期，不同程度的骨质疏松改变伴软骨下骨骨折，出现新月征，股骨头形态及关节间隙改变；Ⅳ期，出现骨关节炎的表现。

Ficat 分期：Ⅰ期，有相应的症状和体征，但 X 线片显示正常，核磁可见信号强度改变，骨髓水肿；Ⅱ期，X 线片表现为骨密度降低，囊性变，骨硬化等，但股骨头形态正常；Ⅲ期，可见股骨头塌陷扁平，但关节间隙仍保持正常，在这期负重区出现塌陷，病程短，病变仅仅累及股骨头，关节间隙和髋臼侧未见异常；Ⅳ期，X 线片可见关节间隙狭窄，髋臼有异常改变，本期是股骨头坏死的终末期，股骨头已经丧失正常的形态，关节间隙变窄，髋臼局部骨质形成，髋臼有异常改变。

骨　瘤

【临床与病理】

骨瘤是来源于骨膜组织的良性肿瘤，好发于颅骨、颜面骨及下颌骨，颅骨骨瘤最常见，一般无症状，病程经数年或数十年，若发生于颅骨内板可能引起颅内压增高和脑压迫症状，如头晕、头痛，甚至癫痫等；当肿瘤发生于颅骨外板时，可造成外貌畸形；若发生于下颌骨、口腔或鼻腔内常引起压迫症状；颅骨区外骨瘤有时可出现恶变。骨瘤瘤体发展缓慢，到一定年龄多能停止生长，一般无自觉症状。若肿块过大者，则出现畸形，或压迫邻近组织、器官，产生相应的症状，但无远处转移。

【X 线和 CT 表现】

（1）颅面骨骨瘤　一般为单发，少数为多发，可分为以下两型。①致密型：大多突出于骨表面，表现为半球状、分叶状边缘光滑的高密度影，内部骨结构均匀、致密，基底与颅外板或骨皮质相连。②疏松型：较少见，体积较大，自颅板呈半球状或扁平状向外突出，边缘光滑，密度似板障或呈磨玻璃样改变；起于板障者可见内外板分离，外板向外突出较明显，内板多有增厚；骨瘤突起时其表面的软组织也随之凸起，但不受侵蚀、不增厚。

（2）鼻窦骨瘤　额窦最常见，其次是筛窦，鼻腔和上颌窦较少见。

（3）四肢骨骨瘤　多为致密型肿瘤，突出于骨表面，基底部与骨皮质外表面相连，肿瘤表面光滑。

【MRI 表现】

致密型骨瘤在 T1WI 和 T2WI 上均呈边缘光滑的低信号或无信号影，其信号强度与邻近骨皮质一致，与宿主骨骨皮质间无间隙。

【实例分析】

1. 现病史　患者,女,45岁,自述额部局部突出,触之质硬。
2. 行CT检查　见下图。

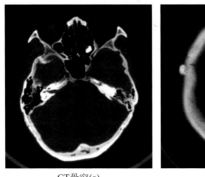 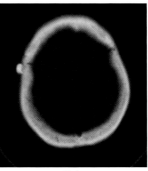

CT骨窗(a)　　　　　　　　　　CT骨窗(b)

3. 问题
（1）请描述该病的影像学表现并做出诊断。
（2）颅骨骨瘤需要与哪些疾病进行鉴别？
4. 参考答案
（1）CT表现为左侧筛窦内见结节状高密度影,边界清楚;右侧顶骨局部可见结节状骨样凸起,以宽基底与邻近骨质相连,边缘清楚。诊断为左侧筛窦内骨瘤,右侧顶骨骨瘤。
（2）①脑膜瘤:为颅内肿瘤,可刺激局部颅骨内板增厚或不规则的骨质增生,可看到脑内的肿瘤实体。②骨纤维异常增殖症:颅骨增生硬化范围较广且密度不均匀,可引起外板膨胀而内板不受累,病变密度不如骨瘤高。③肢端肥大症:颅骨增厚多位于内板,同时可见额窦增大、乳突过度充气、枕骨粗隆突出等改变。④畸形性骨炎:穹窿骨的破坏与硬化可同时存在,内外板都有增厚,板障增宽,常含不规则棉团状钙化,硬化期颅骨一致性增厚,无法区别颅骨结构。⑤颅骨内板增生症:多见于绝经后妇女,颅骨内板和板障呈波浪状、梭形增厚,边界清楚。⑥皮质旁骨肉瘤:密度比骨瘤低且不均匀,病变与邻近骨皮质分界不清。

骨 样 骨 瘤

【临床与病理】

本病多见于30岁以下的青少年。起病较缓,症状以患部疼痛为主,夜间加重。疼痛可局限于病变处,也可向肢体远端或周围扩散。疼痛可发生在X线征象出现之前。服用水杨酸类药物可缓解疼痛,为本病的特点。

肿瘤本身称为瘤巢，由新生骨样组织构成，呈放射网状排列，并伴有不同程度的钙化。任何骨均可发病，以胫骨和股骨多见，偶见于颅骨。肿瘤多发生于长管状骨骨干，85%发生于骨皮质，其次为骨松质和骨膜下，少数发生于骨的关节囊内部位。发生于脊椎者大多位于附件。

【X线表现】

依据肿瘤部位，其X线片上大致可分为皮质型、松质型和骨膜下型，均表现为瘤巢所在部位见骨破坏区以及周围不同程度的反应性骨硬化，骨质破坏区直径一般小于1.5cm，常可见瘤巢内的钙化或骨化影。

【CT 表现】

CT显示瘤巢所在的骨破坏区为类圆形低密度灶，其中央可见瘤巢的不规则钙化和骨化影，周边密度较低。骨破坏区周围有不同程度的硬化环、皮质增厚和骨膜反应。

【MRI表现】

肿瘤未钙化的部分在T1WI上呈低到中等信号、T2WI上呈高信号，钙化部分在T1WI和T2WI上均呈低信号，肿瘤增强后强化明显。瘤巢周围骨质硬化呈低信号。肿瘤周围的骨髓和软组织常有充血和水肿，呈长T1、长T2信号，并可有一定程度的强化。部分肿瘤甚至伴有邻近关节积液和滑膜炎症。

【实例分析】

1. 现病史　患者14岁，男，无明显诱因出现右肘关节疼痛，夜间加重。有时可向肢体远端或周围扩散。

2. 行CT检查　见下图。

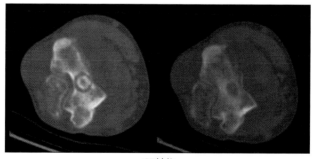

CT轴位

3. 问题

（1）请描述该病的影像学表现并做出诊断。

（2）本病有什么特征性的临床表现，常见的鉴别诊断有哪些？

（3）简述良恶性骨肿瘤的鉴别要点。

4．参考答案

（1）右肱骨下端见圆形密度减低区，直径 1 ～ 1.5cm，为一明显的透亮区，内见钙化影及骨化影，周围骨质密度不均匀，可见轻度硬化及密度减低区。诊断为右肱骨下端骨样骨瘤。

（2）本病症状以患部疼痛为主，夜间加重。骨样骨瘤需与以下疾病鉴别。①应力性骨折(疲劳骨折)：当骨折处骨质增生和骨膜反应明显时可类似骨样骨瘤，但应力性骨折者多有较长期的劳损史、有特定好发部位。②慢性骨胀肿：多见于干骺端，可有反复发生的炎性症状，骨破坏区可较大，内无钙化或骨化影。

（3）①生长方式：良性者生长慢，邻近组织受压移位；恶性者生长快，直接侵犯邻近组织。②骨质破坏：良性者呈膨胀性，与正常骨界限清楚；恶性者为浸润性，界限不清。③肿瘤骨：良性者无，恶性者有。④骨皮质：良性者连续，恶性者中断。⑤骨膜反应：良性者一般无骨膜反应，恶性者有骨膜反应或出现Codman三角。⑥软组织肿块：良性者一般没有软组织肿块，恶性者常有软组织肿块。

骨 肉 瘤

【临床与病理】

原发性骨肉瘤多见于男性，男女性之比约为1.7：1，好发年龄为11～30岁。骨肉瘤的恶性程度高，进展快，早期多发生肺转移。疼痛、局部肿胀和运动障碍是骨肉瘤的三大主要症状。实验室检查多数有碱性磷酸酶明显升高。

肿瘤的切面呈多样性。骨肉瘤肿瘤细胞具有形成骨样组织和骨质、软骨以及纤维组织的潜能，镜下观察主要成分是肿瘤性成骨细胞、肿瘤性骨样组织和肿瘤骨，还可见多少不等的肿瘤性软骨组织和纤维组织。骨肉瘤可发生于任何骨。国内统计资料显示最常发生于股骨(47%)，其次为胫骨 (26.3%)，其余依次为肱骨(7.1%)、颌骨(5.1%)、腓骨(3.8%) 及骨盆(2.7%)。肿瘤好发于长骨干骺端。

【X线表现】

X线平片检查，骨肉瘤有以下基本表现。

（1）骨质破坏　多始于干骺端中央或边缘部分，骨松质呈小斑片状骨破坏，皮质边缘可见小而密集的虫蚀样破坏区，在皮质内表现为哈弗斯管扩张而呈筛孔状破坏，之后骨破坏区融合形成大片的骨缺损。

（2）肿瘤骨　骨破坏区和软组织肿块内的肿瘤骨是骨肉瘤本体的表现，也是影像诊断的重要依据。肿瘤骨的形态主要有以下几种。①云絮状：密度较低，边界模糊，是分化较差的瘤骨。②斑块状：密度较高,边界清楚,多见于髓腔内或肿瘤的中心部，为分化较好的瘤骨。③针状：为细长骨化影，大小不一，边界清楚或模糊，彼此平行或呈辐射状，位于骨外软组织肿块内。其成因是肿瘤向软组织浸润发展时，肿瘤细胞沿供应肿瘤的微血管周围形成肿瘤性骨小梁。

（3）软组织肿块　肿瘤已经侵犯骨外软组织，肿瘤多呈圆形或半圆形，边界多不清楚。在软组织肿块内可见瘤骨。

（4）骨膜反应和Codman三角　骨肉瘤可引起各种形态的骨膜反应和Codman三角，两者虽是骨肉瘤常见而重要的征象，但并非特异，也可见于其他骨肿瘤和非肿瘤性病变。在X线片上，根据骨质破坏和肿瘤骨的多少，骨肉瘤可分为以下三种类型。①硬化型：有大量的肿瘤新生骨形成。X线见骨内大量云絮状、斑块状瘤骨，密度较高，明显时呈大片象牙质改变。软组织肿块内也有较多的瘤骨。骨破坏一般并不显著。骨膜反应较明显。②溶骨型：以骨质破坏为主。早期常表现为筛孔样骨质破坏，之后进展为虫蚀状、大片状。广泛的溶骨性破坏易引起病理性骨折。一般仍可见少量瘤骨及骨膜反应，如瘤骨显示不明确，X线确诊就较为困难。③混合型：即硬化型与溶骨型的X线征象并存。

【CT表现】

CT可清楚显示软组织肿块，常偏于病骨一侧或围绕病骨生长，有时可侵犯周围正常的肌肉、神经和血管而与之分界不清，其内常见大小不等的坏死囊变区。CT发现肿瘤骨较平片敏感，瘤骨分布在骨破坏区和软组织肿块内，形态与平片所见相似，密度差别较大，几十至数百HU或更高。CT能很好地显示肿瘤与邻近结构的关系、血管神经等结构受侵表现，肿瘤组织直接与这些结构相贴或包绕，两者之间无脂肪层相隔。CT能较好地显示肿瘤在髓腔的蔓延范围，表现为正常时的低密度含脂肪的骨髓为软组织密度的肿瘤所取代。增强扫描肿瘤的实质部分（非骨化的部分）可有较明显的强化。

【MRI表现】

骨质破坏、骨膜反应、瘤骨和瘤软骨钙化在T2WI上显示清楚，其形态与CT所见相似，但MRI显示细小、薄的骨化或钙化的能力远不及CT。大多数骨肉瘤在T1WI上表现为不均匀的低信号，而在T2WI上表现为不均匀的高信号，肿块外形不规则，边缘多不清楚，MRI的多平面成像可以清楚地显示肿瘤与周围围正常结构如肌肉、血管、神经等的关系，也能清楚显示肿瘤在髓腔内以及向骨髓和关节腔的蔓延。

特殊类型的骨肉瘤的MRI表现有如下两种。

（1）多发性硬化型骨肉瘤　又称为骨肉瘤病。少见，发病年龄小，大多于1～10岁发病。临床症状更为急剧，预后更差。影像学特点是全身多处同时或相继出现的硬化型骨肉瘤灶。

（2）骨旁骨肉瘤表面骨肉瘤　包括骨旁骨肉瘤、骨膜骨肉瘤和高度恶性表面骨肉瘤，其中前者最常见。骨旁骨肉瘤又称皮质旁骨肉瘤，多数分化较好，异型性较轻，预后多较好。肿瘤由肿瘤骨质、梭形细胞和软骨等构成，瘤骨形成较多且致密。其好发年龄为25～40岁，男女差别不大。一般发生在相当于干骺端的部位，多见于股骨远端的后部。X线平片表现为基底部附着于骨表面的骨性肿块，与骨皮质间可见一透亮间隙，一般不见骨膜反应。肿瘤较大者常有包绕骨干生长的倾向，此时透亮间隙不易显示。CT可清楚显示骨旁的骨性包块，一般无软组织肿块。肿瘤相邻骨皮质增厚，有时可见瘤骨侵入髓腔甚至基底部骨质被侵蚀破坏。MRI图像上骨性包块呈低信号，未钙化的肿瘤组织在T2WI上呈高信号，T1WI可清楚显示肿瘤对髓腔的侵犯。

【实例分析】

1. 现病史　患者，男，12岁。左小腿疼痛2月余，并伴有明显肿胀。体格检查：患处明显肿胀，压痛明显，皮温增高。

2. 行X线、CT、MRI检查　见下图。

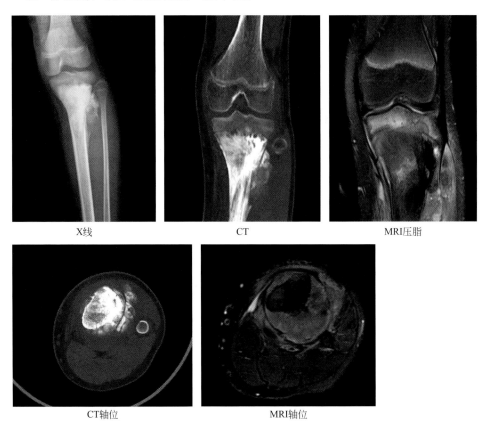

X线　　　　　　　　　　CT　　　　　　　　　　MRI压脂

CT轴位　　　　　　　　　　MRI轴位

3. 问题

（1）请描述该病的影像学表现并做出诊断。

（2）Codman三角的定义是什么？骨肉瘤好发的部位是哪里？

（3）溶骨性骨肉瘤与哪些疾病进行鉴别？

4. 参考答案

（1）　①X线、CT：左胫骨干骺端骨质欠规整，局部骨质密度不均匀性增高，部分骨皮质边缘模糊，局部可见骨质破坏，外缘可见骨膜反应，局部Codman三角形成，周围软组织内见云絮状、斑片状高密度肿块影。②MRI：左胫骨干骺端骨质欠规整，局部骨质信号不均匀，部分骨皮质边缘模糊，局部可见骨质破坏，外缘可见骨膜反应，局部Codman三角形成，向上累及骨骺，周围软组织内见斑片状压脂高信号影，边缘模糊。诊断为左胫骨上段骨肉瘤。

（2）若骨膜增生，病变进展，已形成的骨膜新生骨可被破坏，破坏区两侧的残留骨膜新生骨与骨皮质之间呈三角形改变，称为骨膜三角或Codman三角，此改变常为恶性肿瘤的征象。肿瘤好发于长骨干骺端，尤其以股骨远端和胫骨近端最多见。

（3）①骨巨细胞瘤：多见于骨端，发病年龄多在20～40岁。起病缓慢，症状较轻。X线表现为偏心性膨胀性骨破坏，骨破坏区内无新生骨。若进展较快，骨壳可不完整。②骨纤维肉瘤：发病年龄较大(25～45岁)，好发于骨干，呈溶骨性破坏。少见骨质增生，骨膜反应一般较少，破坏区内无肿瘤骨形成。③溶骨性骨转移：有原发灶，好发于躯干骨和四肢长骨骨端，常为多发性，较少出现骨膜反应和软组织肿块。

骨 软 骨 瘤

【临床与病理】

骨软骨瘤又名骨软骨性外生骨疣，是指在骨的表面覆以软骨帽的骨性突出物。骨软骨瘤是最常见的骨肿瘤，据国内统计，占骨良性肿瘤的31.6%，占全部骨肿瘤的17%。骨软骨瘤有单发和多发之分，单发多见，两者发病率之比为(8～15)∶1。多发性骨软骨瘤病又称遗传性多发性外生骨疣，为先天性骨骼发育异常，是由双亲传递的常染色体显性遗传病。

本病好发于10～30岁，男性多于女性。长骨干骺端是其好发部位，以股骨下端和胫骨上端最常见，约占50%。肿瘤早期一般无症状，仅局部可扪及一硬结。肿瘤增大时可有轻度压痛和局部畸形，近关节者可引起活动障碍，或可压迫邻近的神经而引起相应的症状，若肿瘤突然长大或生长迅速，应考虑有恶变的可能。

肿瘤由骨性基底、软骨帽和纤维包膜三部分构成。骨性基底可宽可窄，内为骨小梁和骨髓，外被薄层骨皮质，两者均分别与母体骨的相应部分连续。软骨帽位于骨性基底的顶部，为透明软骨，其厚度一般随年龄增大而减退，至成年可完全骨化。镜下所见软骨帽的组织结构与正常的骺软骨相似，表层细胞较幼稚，深层近基底部位的软骨基质发生钙化，通过软骨内化骨形成骨质。

【X线表现】

X线片上显示肿瘤包括骨性基底和软骨帽两部分。前者表现为自母骨骨皮质向外伸延突出的骨性赘生物，发生于长管状骨者，多背离关节生长，其内可见骨小梁，且与母骨的小梁相延续；基底部顶端略为膨大，呈菜花状，或丘状隆起，基底部顶缘为不规则的致密线。软骨帽在X线片上不显影，当软骨钙化时，基底顶缘外出现点状或环形钙化影。

【CT表现】

骨性基底的骨皮质和骨松质均与母体骨相延续，表面有软骨覆盖。软骨帽边缘多光整，其内可见点状或环形钙化。增强扫描病灶无明显强化。

【MRI表现】

肿瘤的形态特点与X线、CT所见相同。骨性基底各部的信号特点与母体骨相同；软骨帽在T1WI上呈低信号，在脂肪抑制T2WI上为明显的高信号，信号特点与关节透明软骨相似。由于MRI能清楚显示软骨帽，对估计骨软骨瘤是否恶变有一定的帮助，若软骨帽厚度大于2cm，则提示恶变。

【实例分析】

1．现病史　患者，男，25岁，自述2月前无意中触及左小腿内侧一质硬凸起物，无明显疼痛和其他不适表现，近2天来感觉凸起物略有增大，触压有轻微疼痛。体格检查：左小腿内侧可触及一质硬凸起物，无活动性，肿物处皮肤未见明显异常，有轻压痛。

2．行X线检查　见下图。

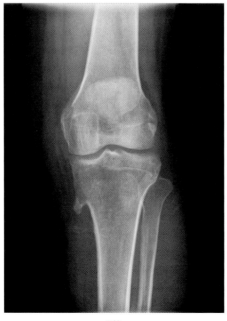

X线

3．问题

（1）请描述该病的影像学表现并做出诊断。

（2）本病的好发部位是哪里？

（3）本病需要与哪些疾病进行鉴别？

4．参考答案

（1）左胫骨上段内侧见一骨性凸起，以宽基底与邻近骨质相连，病变背离关节面生长。诊断为左胫骨上段内侧骨软骨瘤。

（2）骨软骨瘤可发生于任何软骨内化骨的骨，长骨干骺端是其好发部位，以股骨下端和胫骨上端最常见。

（3）骨软骨瘤需与以下疾病鉴别。①骨旁骨瘤：肿瘤来自骨皮质表面，其不与母体骨的髓腔相通。②表面骨肉瘤：不具有骨皮质和骨松质结构的基底部，基底部与母体骨没有骨皮质和骨小梁的延续。③皮质旁软骨瘤和皮质旁软骨肉瘤：鉴别点同前。

软骨肉瘤

【临床与病理】

软骨肉瘤是起源于软骨或成软骨结缔组织的一种较常见的骨恶性肿瘤。发病率仅次于骨肉瘤，占骨恶性肿瘤的16.1%，骨肿瘤的6.5%。依肿瘤的发生部位，可分为中心型和周围型，前者发生于髓腔，呈中心性生长，后者发生于骨的表面。该瘤也可分为原发性和继发性两种，中心型以原发性居多，少数为内生性软骨瘤恶变；周围型以继发性为多，常见的是继发于骨软骨瘤，尤其是多发性骨软骨瘤。

软骨肉瘤多见于男性，男女之比约为1.8：1。发病年龄范围较广。一般认为原发性者发病年龄较继发性者为低。凡软骨内化骨的骨骼均可发生，发病部位以股骨和胫骨最为多见。主要症状是疼痛和肿胀，并可形成质地较坚硬的肿块。分化较好的肿瘤为蓝白色，半透明，略带光泽，呈分叶状。切面上可见黄色的钙化灶和灰红色的软骨内骨化部分。肿瘤表面有纤维性假包膜，纤维组织伴随血管伸入瘤内，将肿瘤分隔为大小不等的小叶。软骨基质的钙化多沿血管丰富的小叶边缘区进行，故多呈环状，并可见以软骨内骨化方式形成骨质。

【X线表现】

平片显示，中心型软骨肉瘤在骨内呈溶骨性破坏，破坏区边界多不清楚，少数边缘可稍显硬化。邻近骨皮质可有不同程度的膨胀、变薄，骨皮质或骨性包壳可被破坏并形成大小不等的软组织肿块。骨破坏区和软组织肿块内可见数量不等、分布不均、疏密不一的钙化影，钙化影表现为密度不均的边缘清楚或模糊的环形、半环形或沙砾样，其中环形钙化影具有确定其为软骨来源的定性价值，也可见到斑片状的软骨内骨化征象。分化差的肿瘤可能仅见数个散在的点状钙化甚至不见钙化影。肿瘤的非钙化部分密度均匀，呈软组织密度。偶可见骨膜反应和Codman三角。

【CT表现】

可见骨破坏区、软组织肿块和钙化影、骨化影。由于CT有良好的密度分辨力并避免了组织的重叠，显示钙化的效果优于平片，有助于定性诊断。在CT上，软骨肉瘤的典型钙化仍是点状、环形或半环形。肿瘤非钙化部分的密度可不均匀，肿瘤内还可见到坏死、囊变等更低密度影。

【MRI表现】

T1WI上，软骨肉瘤表现为等或低信号，恶性度高的信号强度常更低；T2WI上，恶性度低的肿瘤因含透明软骨而呈均匀的高信号，但恶性度高的软骨肉瘤信号强度常不均匀。钙化和骨化均呈低信号。对软骨肉瘤的MRI动态增强扫描检查的研究表明，软骨肉瘤一般在注射对比剂后10秒内即出现强化，而软骨瘤的强化则发生得较晚，可依此进行两者的鉴别。

【实例分析】

1．现病史　患者，男，45岁，约1年前无明显诱因左髋部疼痛，未行任何治疗及检查。近3月来患者自述左髋部肿胀、疼痛明显，自己可以触摸到质硬肿块。体格检查：左髋部明显肿胀，触压疼痛明显，可触及质硬肿物，活动度较差。

2．行X线、CT检查　见下图。

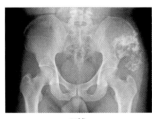 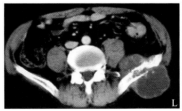

X线　　　　　　　　　　　　　　CT

3．问题

（1）请描述该病的影像学表现并做出诊断。

（2）本病需要与哪些疾病进行鉴别？

4．参考答案

（1）左侧髂骨翼可见溶骨性骨质破坏，边界不清楚，邻近骨皮质略膨胀，髂骨翼外下部可见软组织肿块，破坏区和软组织肿块内可见多发环形、半环形及不规则形钙化影，分布不均，密度不均，边缘较清楚。诊断为左侧髂骨软骨肉瘤。

（2）软骨肉瘤需与以下疾病相鉴别。①骨肉瘤：一般而言，如果肿瘤的主体部分或中心部分表现为瘤软骨钙化而边缘部分可见瘤骨时，以软骨肉瘤可能性大；反之，则骨肉瘤的可能性大。另外如软骨肉瘤内有大量致密钙化影而类似于硬化型骨肉瘤时，两者需鉴别，前者大块致密影是由点状或小环形影密集而成，密度较高，边界较清楚，骨膜反应较少，后者瘤骨呈斑片状或大块状，边界较模糊，并多见各种骨膜反应。②软骨瘤：低度恶性软骨肉瘤在组织学上有时难与软骨瘤区别。肿瘤部位与良恶性的判断有关，位于长骨、中轴骨、肩胛骨和骨盆等处的软骨瘤，尤其体积较大的，即使影像学表现为良性都应看作低度恶性肿瘤，位于手足短管骨的软骨瘤多为良性，极少恶性。

内生性软骨瘤

【临床与病理】

内生性软骨瘤多发生于11～30岁，男女比约为1.6：1，常发生在手足短管状骨。主要症状是轻微疼痛和压痛，位于表浅者见局部肿块。肿块表面光滑、质硬，局部皮肤正常。患部运动可有轻度受限，偶可合并病理骨折。多发性者有单侧发病的倾向，但也可同时累及两侧而以一侧为主，常合并各种畸形。多发性软骨瘤的恶变率高于单发性内生软骨瘤，前者的恶变率在5%～50%。若肿瘤生长迅速，疼痛加剧，常提示恶变。

肿瘤由软骨细胞和软骨基质构成。软骨细胞较少，细胞和胞核均较小，一般为单核，双核极少见，多直接分裂，为本病组织学的特征性表现。镜下对软骨瘤和软骨肉瘤的鉴别有时极困难，应密切结合临床和影像学表现。

【X线表现】

平片显示，病变常开始于干骺部，随骨生长而渐移向骨干。病变位于骨干者多为中心性生长，而位于干骺端者则以偏心性生长为主：内生性软骨瘤位于髓腔内，表现为边界清楚的类圆形骨质破坏区，多有硬化缘与正常骨质相隔。病变邻近的骨皮质变薄或偏心性膨出，其内缘凹凸不平或呈多弧状。由于骨嵴的投影，骨破坏区可呈多房样改变。骨破坏区内可见小环形、点状或不规则钙化影，以中心部位较多。

【CT表现】

可显示髓腔内异常软组织影，密度略低于肌肉，其内可见环形、点状或不规则钙化影。邻近皮质膨胀变薄，边缘光整、锐利，一般无中断，其内缘凹凸不平。增强扫描可见肿瘤轻度强化。

【MRI表现】

未钙化的软骨瘤呈长T1、长T2信号。已钙化部分均呈低信号，但MRI较难显示较小的钙化灶。

【实例分析】

1. 现病史　患者，男，49岁，因砸伤右手食指后疼痛伴肿胀20余天，来我院就诊。自述既往食指局部较对侧略增粗，无明显疼痛红肿表现。

2. 行X线检查　见下图。

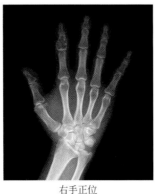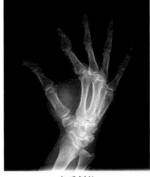

右手正位　　　　　　　　　　右手斜位

3. 问题

（1）请描述该病的影像学表现并做出诊断。

（2）本病最好发的部位是哪里？

（3）本病需要与哪些疾病进行鉴别？

4. 参考答案

（1）右手食指中节指骨形态不规整，见囊状膨胀性骨质破坏区，密度不均匀，内见小片状高密度影，并可见分隔，内侧局部骨皮质不连续。诊断为右手食指内生软骨瘤并局部骨折。

（2）内生性软骨瘤常发生在手足短管状骨。

（3）软骨瘤还需与以下疾患鉴别。①骨囊肿：极少见于短管状骨，也少见偏心性生长。骨破坏区内无钙化影。②骨巨细胞瘤：手足骨少见，多见于干骺愈合后的骨端。膨胀一般较显著，骨破坏区内无钙化影。③上皮样囊肿：常为外伤性植入性囊肿，多见于末节指骨远端。骨皮质膨胀，边缘光滑，其内无钙化。而内生软骨瘤少见于末节指骨。④血管球瘤：多发生于末节指骨，有明显的疼痛和触痛；早期仅有局限性骨质疏松，晚期可见边缘锐利的小圆形骨破坏区（＜1cm），但无钙化。

骨　髓　瘤

【临床与病理】

骨髓瘤为起源于骨髓网织细胞的恶性肿瘤，由于其高分化的瘤细胞类似浆细胞，又称为浆细胞瘤。本病有单发和多发之分，多发者占绝大多数，单发者少见（孤立性骨髓瘤），其中约1/3可转变为多发性骨髓瘤。晚期可广泛转移，但很少出现肺转移。少数可原发于髓外组织，如硬脑膜、垂体、甲状腺、胸腺、皮肤、纵隔等。

本病起于红骨髓，在髓腔内呈弥漫性浸润，也可为局限性。初期为髓腔内蔓延，骨外形正常，后期可破坏骨皮质，侵入软组织。瘤细胞可分为浆细胞型和网状细胞型，有时两型混杂存在。也可按免疫学方法分型，根据是否产生和分泌免疫球蛋白，分为分泌型和非分泌型两类，前者占90%以上，后者不到10%。本病约占骨恶性肿瘤的4.42%，老幼均可发病，40岁以上多见，男女之比约2∶1。好发于富含红骨髓的部位，如颅骨、脊椎、肋骨、骨盆、胸骨、股骨和肱骨近端等。临床表现复杂，骨骼系统上表现为全身性骨骼疼痛、软组织肿块及病理性骨折；泌尿系统上表现为急、慢性肾衰竭（骨髓瘤肾）；神经系统上表现为多发性神经炎。其他表现包括反复感染、贫血和紫癜。实验室检查可见红细胞、白细胞及血小板减少，血沉加快，高蛋白血症，高血钙，本周蛋白尿（约占50%），骨髓涂片可找到骨髓瘤细胞。

【X线和CT表现】

表现错综复杂，不同类型、不同部位表现各不相同。主要表现有 ①广泛性骨质疏松：以脊椎和肋骨明显。②多发性骨质破坏：生长迅速者，骨质破坏区呈穿凿状、鼠咬状改变，边缘清楚或模糊，无硬化边和骨膜反应，多见于颅骨、脊椎和骨盆等，以颅骨最多见和典型；生长缓慢者，破坏区呈蜂窝状、皂泡状改变，伴有骨膨胀性改变，多发生于长骨、肋骨、胸骨和肩胛骨。骨质破坏区可相互融合。③骨质硬化：少见，又称为硬化型骨髓瘤，可为单纯硬化或破坏与硬化并存，骨髓瘤治疗后也可出现硬化性改变。④软组织肿块：位于破坏区周围，椎旁软组织肿块很少跨越椎间盘水平至邻近椎旁，肋骨破坏后可形成胸膜下结节或皮下软组织肿块。⑤病理性骨折：常见于脊柱和肋骨，有时可因骨折来诊而发现本病。椎体后缘骨质中断或破坏，为肿瘤侵犯硬膜外的可靠征象。⑥X线表现正常：约占10%，意味着骨质改变尚轻或病灶过小。CT较X线平片更能早期显示骨质细微破坏、骨质疏松和骨外侵犯的程度，特别是脊柱、骨盆病变，以CT显示更清楚。

【MRI表现】

X线平片及CT不能显示骨破坏出现之前的骨髓改变，MRI对检出病变、确定范围非常敏感。骨质破坏或骨髓浸润区形态多样，可呈弥漫性、局灶性、不均匀性（颗粒状）浸润等，在T1WI上呈低信号，多位于中轴骨及四肢骨近端。病变呈多发、散在点状或颗粒状浸润时，在骨髓脂肪高信号的衬托下，T1WI上呈特征性的"椒盐状"改变。T2WI上病灶呈高信号。脂肪抑制T2WI或STIR序列上，由于骨髓脂肪信号被抑制，病灶的高信号较T2WI更明显。

【实例分析】

1. 现病史 患者，女，78岁，因腰部疼痛10月，发热伴双下肢水肿入院，体温最高到39℃；实验室检查：血小板$235×10^9$/L，血沉120mm/h，本周蛋白尿阳性。

2. 行头颅、骨盆X线检查 见下图。

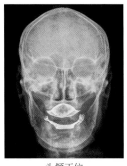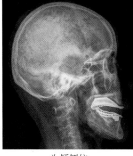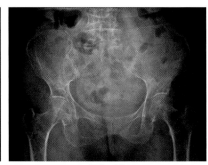

头颅正位 　　　　　　头颅侧位 　　　　　　骨盆正位

3. 问题

（1）请描述该病的影像学表现并做出诊断。

（2）有助于诊断本病的实验室检查是什么？

（3）本病需要与哪些疾病进行鉴别？

4. 参考答案

（1）头颅大小、形态尚可，颅顶区见多发小片状低密度区；骨盆组成的诸骨形态尚可，内可见多发小片状密度减低区，边缘欠清。颈椎、腰椎骨质密度不均匀，见小片状密度减低影。诊断为多发性骨髓瘤。

（2）实验室尿本周蛋白明显升高，有助于本病的诊断。另外实验室检查可见红细胞、白细胞及血小板减少，血沉加快，高蛋白血症，高血钙，骨髓涂片可找到骨髓瘤细胞。

（3）本病主要应与下列疾病鉴别。①骨质疏松：多见于老年人，尤其是女性，年龄越大越明显。X线平片及CT示骨皮质完整，无骨小梁缺损区，无短期内进行性加重趋势。脊柱表现明显而广泛，颅骨一般无异常改变。血、尿化验也与骨髓瘤不同。②骨转移瘤：转移瘤灶大小不一，边缘模糊，多不伴有骨质疏松，病灶间骨质密度正常。出现阳性椎弓根征（椎体破坏而椎弓根保留）、肋骨和锁骨破坏伴有膨胀现象，骨髓瘤多于转移瘤。转移瘤MRI表现为更粗大颗粒状或块状均匀异常信号，椎弓根受累多见，椎体可出现塌陷。③甲状旁腺功能亢进：好发于青壮年，骨质疏松常伴有骨膜下骨吸收和牙槽硬板骨吸收，颅骨有颗粒状细小透光区。实验室检查有高血钙和低血磷，尿中无本周蛋白，肾脏可多发结石。

骨巨细胞瘤

【临床与病理】

骨巨细胞瘤是一种局部侵袭性肿瘤，大部分为良性，部分生长活跃，也有少数一开始就是恶性。在我国骨巨细胞瘤是常见的骨肿瘤之一，占所有骨肿瘤的14.13%，居第三位，在良性骨肿瘤中仅次于骨软骨瘤，比国外资料的发病率高。

肿瘤主要由单核基质细胞和多核巨细胞构成，前者是决定肿瘤性质的细胞。根据单核细胞和多核巨细胞的数量比例和组织学特点，可分为三级。

（1）Ⅰ级　为良性。多核巨细胞数量多于单核细胞。

（2）Ⅱ级　为过渡类型。两种细胞数量均衡。

（3）Ⅲ级　为恶性。单核细胞数量多于多核巨细胞，后者数量少、体积小、细胞核数少，而单核细胞核大，有间变现象，排列紊乱。良性者与此相反。但组织学的分级不完全代表其生物学特性，有的镜下分化成熟的肿瘤，在临床上却表现为恶性。

国内资料显示该瘤男女发病率相近，男女之比为1.2∶1，好发年龄是20～40岁。骨骺愈合前的骨巨细胞瘤非常少见，可以说骨骺愈合是一个年龄界限。肿瘤好发于四肢长骨骨端和骨突部，即愈合后的骨骺部，尤其是股骨远端、胫骨近端和桡骨远端好发，三处发病占全部的60%～70%。主要症状是患部疼痛和压痛。骨质膨胀变薄时，压之可有捏乒乓球感，或有牛皮纸音。

肿瘤穿破骨皮质形成软组织肿块后，皮肤可呈暗红色，表面静脉充盈曲张。

【X线和CT表现】

平片上，肿瘤好发于干骺愈合后的骨端，骨质破坏多呈膨胀性、多房性、偏心性。骨壳较薄，其轮廓一般完整，其内可见纤细骨桥，构成分房状。有的肿瘤膨胀可很明显甚至将关节对侧的另一骨端包绕起来，这是该瘤的特征之一。肿瘤常直达骨性关节面下，以至骨性关节面就是肿瘤的部分骨性包壳，此亦为其特征之一。肿瘤有横向膨胀的倾向，其最大径线常与骨干垂直；骨破坏区与正常骨的交界清楚但并不锐利，无硬化边；骨破坏区内无钙化和骨化影；一般无骨膜反应，或仅在骨壳与正常皮质交界处可见少量骨膜反应，称为花萼样骨膜反应。CT可清楚显示骨性包壳。骨壳内面凹凸不平，肿瘤内并无真正的骨性间隔，说明平片上的分房征象实际上是骨壳内面骨嵴的投影。肿瘤内密度不均，可见低密度的坏死区，有时可见液-液平面。肿瘤与骨松质的交界多清楚，但无骨质增生硬化。对解剖结构较复杂的部位，CT能很好地显示上述特点，对侵袭性较强的肿瘤，CT也能显示其相应的特征，对诊断有很大帮助。

良、恶性骨巨细胞瘤在X线上并无明确差异，以下几点提示恶性。①有较明显的侵袭性表现，如肿瘤与正常骨交界处模糊，有虫蚀状、筛孔样骨破坏，骨性包壳和骨嵴残缺不全。②骨膜反应较显著，可有Codman三角。③软组织肿块较大，超出骨性包壳的轮廓。④患者年龄较大，疼痛持续加重，肿瘤突然生长迅速并有恶病质。

【MRI表现】

MRI的优势在于显示肿瘤周围的软组织情况，与周围神经、血管的关系，关节软骨下骨质穿破情况，关节腔受累，骨髓的侵犯和有无复发等。多数肿瘤在MRI图像上边界清楚，周围无低信号环。瘤体的MRI信号无特异性，在T1WI上呈均匀的低或中等信号，高信号区则提示亚急性、慢性出血。在T2WI上信号不均匀，呈混杂信号。MRI常显示液-液平面，比CT更清楚。增强扫描病灶可有不同程度的强化。

【实例分析】

1. 现病史　患者，女，20岁，自述右膝关节疼痛约1年，剧烈活动后加重，压迫后亦可有疼痛感。

2. 行X线、CT检查　见下图。

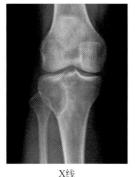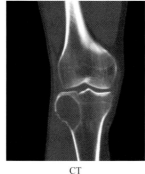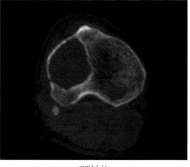

| X线 | CT | CT轴位 |

3. 问题

（1）请描述该病的影像学表现并做出诊断。

（2）本病好发的部位是哪里？

（3）本病需要与哪些疾病进行鉴别？

4. 参考答案

（1）右胫骨上段外侧见膨胀性骨质破坏区，边界较清楚，密度较均匀，邻近骨皮质变薄。诊断为右胫骨上段骨巨细胞瘤。

（2）肿瘤好发于四肢长骨骨端和骨突部，即愈合后的骨骺部，尤其是股骨远端、胫骨近端和桡骨远端好发。

（3）本病需与下述疾病鉴别。①骨囊肿：多在干骺愈合前发生，位于干骺端而不在骨端。骨囊肿膨胀不如骨巨细胞瘤明显且是沿骨干长轴发展。②软骨母细胞瘤（成软骨细胞瘤）：肿瘤多发生于干骺愈合前的骨骺，骨壳较厚且破坏区内可见钙化影。③动脉瘤样骨囊肿：发生于长骨者多位于干骺端，常有硬化边。发生于扁骨或不规则骨者与骨巨细胞瘤鉴别比较困难，前者为含液囊腔，液-液平面较多见，且CT可显示囊壁有钙化影或骨化影。

动脉瘤样骨囊肿

【临床与病理】

动脉瘤样骨囊肿为一原因不明的骨肿瘤，分原发性和继发性两种。

病灶主要由大小不等的血腔组成，其中充满可流动的暗红色血液，血腔内衬薄的成纤维细胞和多核破骨细胞型巨细胞，在囊壁之间为柔软而易碎的肉芽肿样组织，灰白、白色或棕色。其病灶的固体成分占全部病灶的一半以下，偶由固体成分组成（称为动脉瘤样骨囊肿实性变异）。继发性动脉瘤样骨囊肿是在骨内原有病变的基础上发生的，骨内原有的病变可以是良性的，也可以是恶性的。

各年龄均可发病，以10～20岁就诊最多，占80%。临床症状一般较轻，主要为局部肿胀疼痛，呈隐袭性发病。侵犯脊椎可引起相应部位疼痛，压迫神经则引起相应症状。

【X线表现】

好发于长骨干骺端，60%～75%见于股骨上端、椎体及附件。平片上，病灶呈膨胀性囊状透亮区，与正常骨界面清楚并可有硬化边；病灶可位于骨干的中央，也可偏心生长。膨胀显著者可有菲薄骨壳。囊内有或粗或细的骨小梁状分隔或骨桥，使病变成皂泡状外观。病灶可横向扩展，也可沿骨的长轴生长。发生在脊椎者，也有长骨病灶的特点，当发生压缩骨折后则失去特点，如同时发现附件膨胀性病变则有助于诊断。

【CT表现】

CT平扫病变多呈囊状膨胀性骨破坏，骨壳菲薄，破坏区内一般可见多个含液囊腔。有的可见液-液平面。囊腔间隔为软组织密度，并可见钙化影或（和）骨化影。增强扫描囊间隔强化而显示更清晰。

【MRI表现】

一般呈多囊状改变，37%～87.5%的病例囊内有多个液-液平面，在扫描前保持不动10分钟较容易显示。在T2WI上液平面上层一般为高信号，可能为血清液或高铁血红蛋白，下层为低信号，可能是细胞及碎裂细胞产物。但这种液-液平面也偶见于骨巨细胞瘤、骨囊肿和软骨母细胞瘤等。

【实例分析】

1. 现病史　患者，男，35岁，左膝关节疼痛6月余，走路时明显。体格检查：左膝关节未见明显红肿，有触压痛。

2．行X线、CT、MRI检查　见下图。

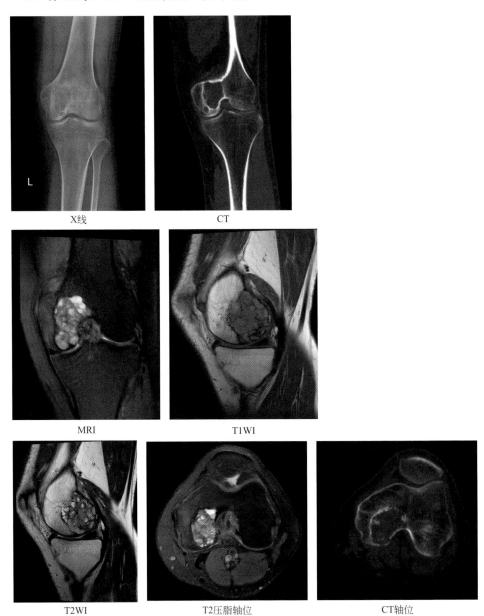

X线　　　　　　　　　　　CT

MRI　　　　　　　　　　　T1WI

T2WI　　　　　　　T2压脂轴位　　　　　　CT轴位

3．问题

（1）请描述该病的影像学表现并做出诊断。

（2）该病需要与哪些疾病进行鉴别？

4．参考答案

（1）①X线、CT：左股骨内侧髁可见囊状低密度灶，略呈膨胀性生长，病灶边缘尚清并硬化，相应骨皮质变薄，病灶内部见小片状高密度影。②MRI：左股骨内侧髁可见团片状异常信号灶，以长T1、长T2信号为主，内可见多房状改变，部分内可见液-液平面，病灶边界尚清。诊断为左股骨内侧髁动脉瘤样骨囊肿。

（2）本病应和骨巨细胞瘤鉴别，骨巨细胞瘤多见于干骺愈合后的骨端，与正常骨交界处多无骨质增生硬化，病灶内无钙化或骨化。此外，还应与骨囊肿和血管扩张型骨肉瘤鉴别。

非骨化性纤维瘤

【临床与病理】

非骨化性纤维瘤为骨结缔组织源性的良性肿瘤，无成骨活动。骨骼发育成熟时，有可能自行消失。

本病与纤维性骨皮质缺损有相同的组织学表现和发病部位。一般将小而无症状并仅限于骨皮质的病变称为纤维性骨皮质缺损。病灶大、有症状、病变膨胀并有骨髓腔侵犯者，称为非骨化性纤维瘤。

青少年好发，8～20岁居多，男稍多于女。多位于四肢长骨距骺板3～4cm处的干骺部，尤以胫骨、股骨和腓骨多见，随年龄增长逐渐移向骨干。发病缓慢，症状轻微或偶尔发现，局部可有酸痛、肿胀。

【X线和CT表现】

非骨化性纤维瘤依其部位可分为皮质型及髓腔型。皮质型多位于一侧皮质内或皮质下，呈单房或多房的透亮区，长轴多平行于骨干。长径为4～7cm，最长可达20cm。边缘有硬化，以髓腔侧明显。皮质膨胀变薄或中断，无骨膜新生骨及软组织膜反应及软组织肿块。髓腔型多位于长骨干骺部或骨端，在骨内呈中心性扩张的单或多囊状透光区，侵犯骨横径的大部或全部。密度均匀，有硬化边。CT上，病灶内密度低于肌肉组织，增强扫描无强化，能更清楚显示病灶在骨内的位置、周围骨结构及邻近软组织改变。

【MRI表现】

目前应用报道较少，表现为长T1WI、短T2WI信号，硬化边呈更低信号。

【实例分析】

1. 现病史　患者男，19岁，发现右肱骨肿物5月余，疼痛不适1月余，周围皮肤无红肿，无破溃，触压痛不明显。

2. 行X线、CT、MRI检查　见下图。

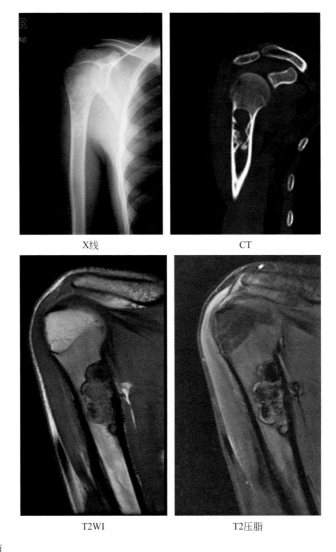

X线	CT

| T2WI | T2压脂 |

3．问题

（1）请描述该病的影像学表现并做出诊断。

（2）本病与纤维性骨皮质缺损的关系及鉴别是什么？

4．参考答案

（1）①X线、CT：右肱骨上段一侧皮质、髓腔内见一不规整片状低密度区，平行于肱骨长轴生长，病灶边缘可见硬化。②MRI：右肱骨上段偏内侧见斑片状异常信号影，压脂呈不均匀高信号，边缘可见条状低信号影，病灶沿肱骨长轴生长，边界尚清。诊断为右肱骨上段非骨化性纤维瘤。

（2）非骨化性纤维瘤与纤维性骨皮质缺损在病理组织学上表现相同，一般认为纤维性骨皮质缺损增大并侵犯髓腔时，称为非骨化性纤维瘤。纤维性骨皮质缺损，临床多无症状，多见于5～14岁，影像学上为局限于骨皮质内边界较清的透亮区，伴有薄层硬化边，皮质缺损区凹向骨髓腔但未明显膨入髓腔。非骨化性纤维瘤临床多有症状，表现为肿块或者病理性骨折，好发于15～20岁，影像学上为皮质内沿骨长轴分布且伴较厚硬化边的单囊或多囊状透亮区，向内膨胀突入髓腔但有硬化线与髓腔分隔，骨皮质外缘多数有较完整骨壳。

尤 文 瘤

【临床与病理】

尤文瘤又称尤文肉瘤，目前认为其可能为神经外胚瘤的一种类型。本病偶可发生于骨外软组织，称为骨外尤文肉瘤。肿瘤起源于髓腔，瘤组织富含小圆形细胞和血管，质地柔软，无包膜，常被纤维组织分隔成不规则结节状。瘤内可有出血、坏死及囊变。肿瘤易破坏骨皮质向周围浸润扩散，形成骨膜反应及软组织肿块。

本病约占骨恶性肿瘤的5%，发生部位与年龄及红骨髓的分布有关。好发年龄为5～15岁，5岁以前和30岁以后极少发生。20岁以前好发于长骨骨干和干骺端，以股骨、胫骨、肱骨和腓骨等多见；20岁以上好发于扁骨，以髂骨、肋骨和肩胛骨等多见。男性多于女性。全身症状常似骨感染，如发热、白细胞增多。局部症状以疼痛为主，局部肿块有时早于骨骼改变出现。早期可发生骨骼、肺和其他脏器转移。肿瘤对放射线极为敏感。5年生存率约40%。

【X线和CT表现】

肿瘤无特征性，发生于长骨骨干和干骺端者均可分为中心型和周围型，以骨干中心型多见且典型。病变区呈弥漫性骨质疏松样，呈斑点状、虫蚀样溶骨性骨质破坏，边界不清，其内常包含有斑片状骨质增生硬化。周围骨皮质呈筛孔样或花边样缺损。偶可表现为地图样大片骨质破坏，类似于溶骨型骨肉瘤。骨膜反应可呈葱皮样，可被破坏形成骨膜三角，骨表面可见细小放射状骨针。病变早期即可穿破皮质形成软组织肿块，内可有针状瘤骨，长短不一，较纤细。增强扫描肿瘤有不同程度强化。骨干周围型其皮质外缘常呈碟形破坏并圆周形或分叶状向外扩展，软组织肿块较大，与骨破坏不成比例。干骺中心型位于干骺端中央；干骺周型位于干骺端边缘，多呈溶骨性破坏并有软组织肿块和骨膜反应，极少数可侵及骨骺。发生于扁骨及不规则骨者，骨膜反应常表现为垂直于骨表面的密集、短小一致的细针状。肿瘤常刺激骨内或骨膜的成骨细胞形成反应性骨质增生，有的甚至很明显，致肿瘤区呈象牙样骨质硬化，因此根据骨破坏及增生的比例，尤文肉瘤可分为溶骨型、硬化型和混合型。

【MRI表现】

MRI显示髓腔内浸润、骨质破坏及骨外侵犯早于平片和CT，肿瘤呈不均匀长T1、长T2信号，皮质信号不规则中断，骨膜反应呈等T1、中短T2信号，病变周围软组织肿块呈长T1、长T2信号，瘤内还可见多发性细薄的低信号间隔。

少数病例可见骨内跳跃式转移。

【实例分析】

1．现病史　患儿，右上肢疼痛2月。

2．行X线检查　见下图。

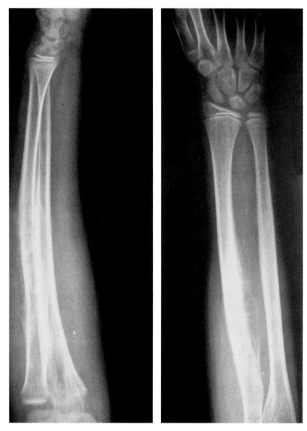

右尺桡骨正侧位

3．问题

（1）请描述该病的影像学表现并做出诊断。

（2）本病需要与哪些疾病鉴别？

4．参考答案

（1）右桡骨近段骨密度增高，骨髓腔变窄消失，骨皮质可见虫蚀状骨质破坏，相邻骨质旁见放射状及葱皮状骨膜反应生成，并可见骨膜三角，病灶周围软组织肿胀，其内未见明确新生骨生成。诊断为右桡骨近段尤文瘤。

（2）本病需与下列疾病鉴别。①急性骨髓炎：早期两者表现相似，但骨髓炎常有弥漫性软组织肿胀，而尤文肉瘤为局限性肿块；前者病史短，以周计，后者病史较长，以月计。前者多有明确急性病史，有死骨，骨破坏与增生此消彼长，在时空上关系密切，后者却无此关系。鉴别困难时，可用诊断性放射治疗来区分。②转移性神经母细胞瘤：多在2岁以前发病，尤其是在出生后半年内发病者更有鉴别意义。表现为长骨干骺端多发对称性骨破坏，颅骨多发小圆形或融合成大片状骨破坏。尤文肉瘤5岁以内发病少见，生后半年内发生者更少见。③骨肉瘤：一般位于干骺端，与尤文肉瘤多位于骨干不同。骨肉瘤的针状瘤骨粗、长、不规则，骨质破坏区和软组织肿块内常见肿瘤骨形成。

骨 转 移 瘤

【临床与病理】

骨转移瘤转移途径主要是血行转移，少数可直接由邻近的原发灶蔓延发病，如鼻咽癌侵犯颅底、口底癌侵犯下颌骨等。转移瘤可引起溶骨性破坏、骨质硬化或混合性改变。切面见瘤组织多呈灰白色，常伴有出血、坏死。镜下骨转移瘤的形态结构一般与其原发瘤相同。

身体任何恶性肿瘤都有发生骨转移的可能。有的很少转移至骨，称厌骨性肿瘤，如皮肤、消化道和子宫的恶性肿瘤等；有的则常发生骨转移，称亲骨性肿瘤，如前列腺癌、肾癌、甲状腺癌、乳腺癌、肺癌和鼻咽癌等。骨肉瘤、尤文肉瘤和骨恶性淋巴瘤也可发生骨转移。全身任何骨骼都可发生转移瘤，但以骨盆、脊柱、颅骨和肋骨等红骨髓集中的中轴骨最多见。一般而言，膝、肘以下骨骼骨转移瘤相对少见。

骨转移瘤的临床表现主要是疼痛，多为持续性，夜间加重。有时可出现肿块、病理骨折和压迫症状。实验室检查见成骨性转移者碱性磷酸酶增高、血清钙磷正常或偏低；溶骨性转移者血清钙、磷增高；前列腺癌转移者酸性磷酸酶增高。另外有体重减轻、贫血、发热和血沉增快等表现。

【X线和CT表现】

骨转移瘤的X线表现可分为溶骨型、成骨型和混合型，以溶骨型常见。CT显示骨转移瘤远较X线平片敏感，还能清楚显示局部软组织肿块的范围、大小以及与邻近脏器的关系。

溶骨型骨质破坏CT表现为松质骨或（和）皮质骨见低密度缺损区，边缘较清楚，无硬化，常伴有局限性软组织肿块，常并发病理骨折。发生于脊椎者，则见椎体广泛性破坏，常因承重而被压扁，但椎间隙多保持完整，椎弓根受侵蚀、破坏常见。成骨型转移较少见，多由生长较缓慢的肿瘤引起。转移瘤的成骨不是肿瘤细胞成骨，而是肿瘤引起的宿主骨的反应性成骨或者是肿瘤间质通过化生而成骨。常见的原发肿瘤大多是前列腺癌，少数为乳腺癌、鼻咽癌、肺癌和膀胱癌。成骨型转移常常多发，表现为松质骨内斑点状、片状、结节状或面团状高密度影，密度均匀，边界清楚或不清楚而逐渐移行于正常骨结构中，骨皮质多完整，骨轮廓多无改变，一般无软组织肿块，少有骨膜反应。发生于椎体时，椎体常不被压缩、变扁。

【MRI 表现】

MRI对显示骨髓组织中的肿瘤组织及其周围水肿非常敏感，因此能检出X线平片、CT甚至核素骨显像不易发现的转移灶。大多数骨转移瘤在T1WI上呈低信号，在高信号骨髓组织的衬托下显示非常清楚；在T2WI上呈程度不同的高信号，脂肪抑制序列可以清楚显示。多数成骨型转移在T1WI和T2WI上均呈低信号。

【实例分析】

1. 现病史　患者，女，78岁，右侧季肋区疼痛1年余，加重1月。平时体健，偶有咳嗽、咳痰，近1年来体重减轻15kg。

2. 行CT、ECT检查　见下图。

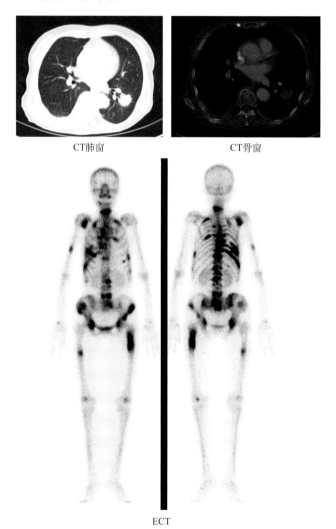

CT肺窗　　　　　　　　　　CT骨窗

ECT

3．问题

（1）请描述该病的影像学表现并做出诊断。

（2）恶性肿瘤中被称为亲骨型肿瘤的有哪些（最少说出4种）？

4．参考答案

（1）　①CT，左肺下叶可见团块状软组织密度灶，边缘欠规整，略呈分叶状改变，周围见短小毛刺影；右侧部分肋骨及胸椎椎体骨质密度不均匀，可见骨质破坏区；右侧胸膜腔内见弧形液体密度影。②ECT，双侧肋骨、多发椎骨、骨盆部分骨及双侧股骨内见斑片状放射性浓聚灶。诊断为左肺下叶肺癌并多发骨转移；右侧胸腔积液。

（2）常见的原发肿瘤大多是前列腺癌，少数为乳腺癌、鼻咽癌、肺癌和膀胱癌。

佝 偻 病

【临床与病理】

维生素D缺乏症是指由于维生素D及其活性代谢产物缺乏，引起钙、磷代谢紊乱，导致骨基质缺乏钙盐沉着，而引起佝偻病和骨质软化。

常见的原因有：饮食性维生素D缺乏、日光照射不足、消化道疾病、钙入量不足、先天性维生素D储备不足及生长过速等。佝偻病发生在生长中的长骨，主要病理变化为骺软骨和骺板软骨钙化不良，软骨细胞增生正常，而肥大软骨细胞不能进行正常的成熟和退变，导致软骨细胞柱增高、排列紊乱，从而骺板厚度增加，横径增宽，毛细血管不能正常生长，不能形成骨小梁，结果造成骺板及干骺端部分由未钙化或钙化不足的软骨及未钙化的类骨形成，使得干骺端呈杯口样变形。

佝偻病多见于出生数月到3岁的小儿，临床主要表现有神经精神症状、骨骼改变及肌肉松弛。临床依据病程可以分为初期、激期、恢复期和后遗症期。

【X线表现】

佝偻病X线检查主要表现有：骺板先期钙化带不规则变薄、模糊或消失；骺板增厚膨出，致干骺端宽大、展开，中央部凹陷呈杯口状；干骺端骨小梁稀疏、粗糙、紊乱，呈毛刷状影，自干骺端向骨骺方向延伸；骨骺骨化中心出现延迟，边缘模糊，密度低且不规则；骨骺与干骺端间距增宽；全身骨骼密度减低，皮质变薄，骨小梁模糊，并有病理性骨折；承重长骨弯曲畸形；胸部异常有鸡胸肋骨前端与肋软骨交界处膨大呈串珠状，称为串珠肋；头颅呈方形，囟门闭合延迟。治疗后恢复期X线表现为先期钙化带增厚，边缘清楚、规则，骨骺骨化中心相继出现。

【CT表现】

与X线表现相似。

【MRI 表现】

应用较少。

【实例分析】

1. 现病史　患儿，女，1岁，发现双腕畸形1月。
2. 行X线检查　见下图。

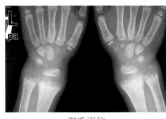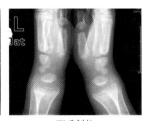

双手正位　　　　　　　　　　双手斜位

3. 问题

（1）请描述该病的影像学表现并做出诊断。

（2）本病最常见的病因是什么？

（3）请描述不同部位佝偻病的临床表现及影像学特点。

4. 参考答案

（1）双腕关节骨密度减低、骨小梁模糊、骨皮质变薄；尺桡骨远端干骺端先期钙化带不规则变薄、模糊，干骺端两侧膨大，呈杯口状改变，干骺端小梁稀疏呈毛刷状；骺板增宽，边缘模糊。诊断为双腕关节佝偻病改变。

（2）本病由维生素D缺乏引起。常见的原因有：饮食性维生素D缺乏、日光照射不足、消化道疾病、钙入量不足、先天性维生素D储备不足及生长过速等。

（3）临床主要表现有神经精神症状、骨骼改变及肌肉松弛。影像学特点为囟门晚闭、肋骨串珠、长骨弯曲、佝偻病手及足踝、"O"形腿或"X"形腿。

痛　　风

【临床与病理】

人群患痛风概率为2%～2.6%，随年龄增长而增高。急性痛风性关节炎的发病高峰为40～60岁，男女性之比约为6：1。

痛风分原发性和继发性两类，原发性者男性多见，为先天性嘌呤代谢障碍，而致血中尿酸过多；继发性者占5%～10%，血中尿酸浓度增高可由于细胞核酸大量分解而增多，如白血病、肿瘤化疗，也可因肾功能障碍、服用药物(如氢氯噻嗪)，抑制肾小管排泄尿酸等原因使其排泄减少。尿酸盐结晶沉积于关节软骨、软骨下骨质、关节周围结构和肾脏，结晶引起局灶坏死，而发生炎症反应，形成肉芽组织。尿酸盐沉积及其周围纤维化即为痛风结节。关节病变主要为软骨变性、滑膜增生和边缘性骨侵蚀，关节强直罕见。

本病临床上分为以下三期。

（1）无症状期　仅有高尿酸血症，可持续很长时间。部分患者可有尿路结石。

（2）急性痛风性关节炎期　起病急骤，多数在睡眠中因关节剧痛而惊醒，早期多侵犯单关节，以第1跖趾关节最为多见（50%～90%），其次为踝、手、腕、膝和肘等关节。一般历时数日至2周症状缓解。间歇期可从数月到数年，以后每年可复发1～2次或数年复发1次，随病情发展发作愈来愈频繁，受累关节亦逐渐增多。

（3）痛风性关节炎期　炎症不能完全消退，关节畸形僵硬。

【X线表现】

痛风发病5～10年内可无任何X线表现。早期仅表现为关节软组织肿胀，多始于第1跖趾关节；病情发展,骨皮质出现硬化或多处波浪状凹陷，或小花边状骨膜；之后关节周围软组织出现结节状钙化影（痛风结节钙化），并逐渐增多，邻近骨皮质不规则或分叶状侵蚀破坏；关节面不规则或穿凿状破坏，边缘锐利，周围无硬化，严重的多个破坏区相互融合，呈蜂窝状。

【MRI表现】

痛风结节信号多种多样，主要取决于钙盐的含量，一般T1WI为低信号，T2WI呈均匀高信号到接近均匀的等信号。增强后几乎所有病灶均匀强化，肌腱、韧带、肌肉甚至骨髓内病灶也有强化。

【实例分析】

1．现病史　患者男、65岁，双足疼痛多年，局部明显肿胀、红肿，以双足第1跖趾关节、左足第5跖趾关节为著。实验室检查：尿酸明显升高。

2．行CT、痛风双能量检查　见下图。

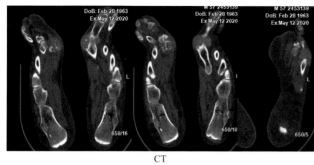 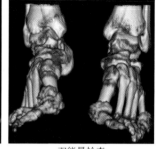

CT　　　　　　　　　　双能量检查

3．问题

（1）请描述该病的影像学表现并做出诊断。

（2）痛风首发的部位是哪里？痛风需要与什么疾病进行鉴别？

（3）什么是医患沟通？

4．参考答案

（1）①CT、双能量检查：双足第1跖趾关节、左足第5跖趾关节近关节面处骨质欠规整，局部骨质破坏，周围软组织内见斑片状、结节状高密度影，边缘欠清，双能量检查可见斑片状、结节状绿色影。②诊断：双足第1跖趾关节、左足第5跖趾关节级周围软组织内病变，考虑痛风并痛风结节形成。

（2）首发部位为第1跖趾关节。本病应与类风湿关节炎、假痛风鉴别。

（3）医患沟通，就是在医疗卫生和保健工作中医患双方围绕伤病、诊疗、健康及相关因素等主题，通过各种全方位信息的交流，科学地指引诊疗患者的伤病，医患双方形成共识并建立信任合作关系，达到维护人类健康、促进医学发展和社会进步的目的。医务人员对患者的关怀，起码要包括以下五个方面。平等和尊重的原则；真诚和换位的原则；依法和守德的原则；适度和距离的原则；克制和沉默的原则。

（崔运福　刘海荣　杨宇　张林）